第2版

わかりやすい
臨床中医
実践弁証
トレーニング

王 財源 著

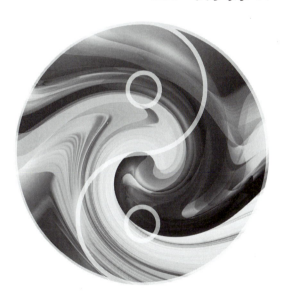

医歯薬出版株式会社

This book was originally published in Japanese
under the title of :

WAKARIYASUI RINSHO CHUI JISSEN BENSHO TORENINGU
(Illustrated, Differential Trainig for Diagnostics of the
Clinical Traditional Chinese Medicine)

OH, Zaigen
　Professor,
　Kansai University of Health Sciences

© 2003 1st ed.
© 2018 2nd ed.

ISHIYAKU PUBLISHERS, INC.
　7-10, Honkomagome 1 chome, Bunkyo-ku,
　Tokyo 113-8612, Japan

第2版 まえがき

　本書第1版は，伝統医学を学ぶ数多くの臨床家の先生方に，実践弁証の訓練書として使っていただきました．「東洋医学の用語が難しい」ということで，東洋医学の学習指導が難しく，東洋医学の科目を開講されている先生方にとっては，中国に淵源をもつ伝統医療文化を初学者に理解してもらうことは容易なことではありません．そのために東洋医学教育を進める上で，さまざまな工夫を凝らし，多くの伝統医学を学ぶ初学者に対して，惜しみない努力を発揮されて来られたことだと思います．とくに日本では中国や韓国，台湾と比較しても伝統医学教育の開講科目が少なく，本来，教育すべき伝統医学の教育水準は諸外国と比較しても十分だと言えない状態にあります．「専門用語が難しくて理解できない」「東洋医学独自のシステム化された身体の構造や蔵府や気血の解説ができない」「東洋医学のもつ哲学観についても，現行の教育では不十分である」等々の問題点が山積みされ，模索されているのではないでしょうか．

　現代西洋医学はあらゆる身体の現象を定量化したことにより，医療関係者であれば，誰にでも情報を提供できるように数値化し，身体の状況を知る仕組みを築きました．しかし，東洋医学は経験則に基づくことが少なくありません．質的変化で個体差を認識して治療するので，数値化されたもののみ偏重することなく，疾患が同じでも，個々の異なった体調の訴えや身体に現れた反応より，疾病の本質を抜本的に解決しようとする学問です．したがって，伝統医療と現代医学を比べると，両者間で疾患をみる方向性はずいぶん違うようです．ただし，疾患の種類によっては標準化された現代医学のシステムに委ねることも必要であるため，現代医学的システムの応用の可否を見極める能力も，東洋医学を学ぶ上では十分に理解しておくことが必要でしょう．

　第1版では，従来の設問形式で東洋医学に対する理解度を深

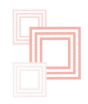

めるために『黄帝内経』などの文脈を記して，古典との整合性を学び，難しい用語などを克服してきました．今回の第2版では，設問を見直し，さらに症例を加えたことで，弁証の具体例を示しました．設問内容が理解できれば，症例を解くことができます．国家試験で症例を解くような設問が始まっていることを考えても，症例から気血，蔵府，経絡，四診を理解し，さらに症例と結びつけることができるように「慣れていく」ことが本書改訂の目的です．また，本書の最大の特徴は，実際の臨床現場における弁証訓練を目標に，設問より症例が解けるようにしていることです．

　いよいよ超高齢社会に向かって東洋医学の実力を発揮する時代が来ました．中国の伝統医療文化を起源として発展した日本の東洋医学が果たすべき役割，それは漢方薬や鍼灸治療を用いて健康寿命に貢献する一助の光明として，その使命を尽くすことにあります．本書が伝統医学を習熟するための一書として，その責務を果たすことができれば幸いです．最後に本書の改訂版に最後までご尽力を戴きました医歯薬出版の各位に御礼申し上げます．

2018年2月

まえがき

　中医学の弁証方法を用いて臨床を行う学生や鍼灸師，医師が増えつつあります．しかし，中医専門の教育機関も少なく，なによりも中医学が教育に生かされているとは限りません．筆者が大学で担当している教科では基礎理論を学び，弁証理論を用いて証を立て，臨床現場で遭遇するさまざまな疾患に対して対応できる臨床家の育成を目指しています．

　東京で学生諸氏が「弁証ができるようになる！」というテーマで，講習を行う機会にめぐまれました．そこで講習会用の資料を本学中医学研究会OBの協力を得て編集し，タイトルを「中医学の招待」と題し，勉強会でこの資料による弁証トレーニングを行いました．

　「中医学の招待」と題した資料の内容は，まず弁証の仕方や考え方について，「患者へ何を問い，どう考えるか」「患者より情報を引き出すコツ」などを述べ，さらに症例を用いて具体的に弁証をマスターすることを目的としたものでした．実はその時に用いられた「中医学の招待」が本書の生まれるきっかけとなりました．

　初学者にとって中医学の用語は難しい，中医学的な考え方も難しい，これは私たちの日常の生活で食養生や予防，また漢字への「なじみ」が薄いのか，なかなか親しむことができません．

　現代医学に生理学や病理学があるように，中医学にも生理学と病理学はあります．たとえば英語を学ぶ者が英単語を学び，文法を習得して文書を組み立て，他人に伝える努力をしようとします．中医学も同じことです．鍼灸医学，漢方医学を学ぶ者が，専門の用語を覚えて，東洋医学の生理と病理の知識を身につけて，人体の仕組みを学び，臨床に応用できるように技能を訓練します．

　医学部でも英語を学んで，現代医学の生理と病理また解剖学の知識をマスターしなければなりません．

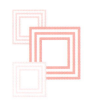

　本書はこれらの身近なことを少しずつでも，中医弁証ができるようになるためのマニュアルとして編集しました．用語に慣れるためには，「覚えるよりも慣れること，また使うこと」が大切です．そこで基礎理論よりトレーニングを始め，自然と中医学に親しめるようにしました．当初，中国の問題集を参考にしていましたが，中国の問題集をそのまま日本で使うことができません．日本での教育事情は中国のカリキュラムとは異なるためです．日本の教科書には中国の問題集を解くための十分な解説が少ないという点でした．そこで本書は学校協会指定教科書である「東洋医学概論」を付き合わせて，日本の教科書を参考に，設題をある程度まで解けるように改めて作り換えました．これは弁証を行う上の基礎知識を身につけ，自然に専門用語に親しめるように工夫し，家庭学習，「ひとりでも学べる弁証」のためのトレーニングとして出版する運びとなりました．

　本書の出版にあたり多くの人々にお世話になりました．上海中医薬大学の国際鍼灸センターの諸先生方，いろいろとご指導いただいた関西鍼灸大学の諸先生方，本学卒業生の天野聡子さん，並びに担当編集の医歯薬出版株式会社の吉田邦男氏にこの場を借りて謝辞を申し上げます．

2003 年 10 月

目　次

本書の特徴……………………………………xi
参考・引用文献………………………………xii

序　章
この症例が解けますか？

主訴記載がある症例の弁証………………………1
　第一段階・概念　弁証の解き方・導き方
　　のコツ……………………………………………2
　第二段階・導入　虚実・寒熱・表裏を成
　　立させること……………………………………2
　まずは主訴が記された以下の症例が弁証
　　できるか？　試してみよう!…………………3

第 1 章
診断ができるようになろう

1 弁証総論……………………………………10
　1. 「弁証」って何だ?……………………………10
　2. 二つの目線を持とう!………………………10
　3. 中医学はムズカシイ?………………………11
　4. 人類の宝を自分の力にしよう!……………12
　5. 弁証はどこから生まれたのか!……………12
　6. 「弁証」とは弁別すること…………………13
　7. 「本」と「標」…………………………………14
　8. 一事が万事，私たちの肉体…………………15
　9. 陽虚と陰虚……………………………………16
　10. 本虚標実とは…………………………………18
　11. 虚と実…………………………………………18

2 四診総論……………………………………20
　1. 体表から体内を観察する……………………20
　2. 体表へシグナルを送る仕組み………………20
　3. 四診は合参しよう……………………………21
　4. 弁証論治の意味………………………………22

3 弁証論治……………………………………23
　1. 弁証論治をしてみよう!……………………23

4 臨床における注意点……………………27
　1. 望診術で心得ておかなくては
　　いけないこと…………………………………28
　2. 聞診術で心得ておかなくては
　　いけないこと…………………………………29
　3. 問診術で心得ておかなくては
　　いけないこと…………………………………29
　4. 切診術で心得ておかなくては
　　いけないこと…………………………………30
　5. 治療に対して心得ておかなくては
　　いけないこと…………………………………31

第2章 中医学用語を克服しよう！

A 基礎理論に関係のある用語

1 気血津液 ……………………… 36
 Ⅰ 気 ……………………………… 36
  気の概念 …………………………… 36
  気の生成 …………………………… 37
  気の運動 …………………………… 37
  気の種類 …………………………… 38
   ◆原気(元気) ……………………… 39
   ◆宗　気 …………………………… 40
   ◆営気(栄気) ……………………… 41
   ◆衛　気 …………………………… 42
  気の作用 …………………………… 43
 Ⅱ 血 ……………………………… 45
  血の概念 …………………………… 45
  血の生成 …………………………… 45
  血の循環 …………………………… 46
  血の作用 …………………………… 46
  血と津の関係 ……………………… 47
 Ⅲ 津液 …………………………… 49
  津液の概念 ………………………… 49
  津液の生成 ………………………… 50
  津液の代謝 ………………………… 50
  津液の働き ………………………… 50
  津液と気の関係 …………………… 51

2 蔵　象 ……………………………… 67
 Ⅰ 蔵府概説 ……………………… 67
  蔵府概念 …………………………… 67
 Ⅱ 五　蔵 ………………………… 68

  ●心 ………………………………… 68
   生理作用 ………………………… 68
   五行との関係 …………………… 70
  ●肺 ………………………………… 72
   生理作用 ………………………… 72
   蔵府概念 ………………………… 76
  ●脾 ………………………………… 77
   生理作用 ………………………… 77
   五行との関係 …………………… 80
  ●肝 ………………………………… 82
   生理作用 ………………………… 82
   五行との関係 …………………… 86
  ●腎 ………………………………… 87
   気の生成 ………………………… 87
   五行との関係 …………………… 92
 Ⅲ 六　府 ………………………… 93
  生理作用 …………………………… 93
 Ⅳ 奇恒の府 ……………………… 96
  生理作用 …………………………… 96
 Ⅴ 蔵府と古典 …………………… 97
 Ⅵ 蔵府間の関係 ………………… 101
  蔵府概念 …………………………… 101
   ◆蔵象概論 ……………………… 105
   ◆単蔵府 ………………………… 106
   ◆二蔵府 ………………………… 109

3 病　因 ……………………………… 131
 Ⅰ 外感病因 ……………………… 132
  六気(淫) …………………………… 132
  (一) 風 ……………………………… 133
  (二) 寒 ……………………………… 136
  (三) 湿 ……………………………… 139
  (四) 燥 ……………………………… 141
  (五) 熱(火) ………………………… 143
  (六) 暑邪 …………………………… 146
 Ⅱ 内傷病因 ……………………… 147
  七　情(一) ………………………… 147
  七　情(二) ………………………… 148
  七　情(三) ………………………… 150

病因と飲食·················153
　　過労(虚労)の分類···········154
　　瘀血の概念·················161
　　瘀血の形成·················161
　　痰飲の基本概念·············170
　　痰飲の形成·················170

4 病　機·····················177
　　病機の概念·················177
　　気の病機···················180
　　血の病機···················186

5 防治原則···················191
　　防治原則の概念·············191
　　防治原則の役割·············192
　　正治と反治·················193
　　扶正と袪邪·················194
　　治則と標本緩急·············197

6 経　絡·····················201
　　経絡の構成·················201
　　経絡の機能·················203
　　十二経の走行···············204
　　経絡の長さ·················204
　　脈気の循環速度·············205
　　経脈の深浅·················205
　　気血の量···················205
　　奇経八脈の働き·············215

B 四診に関係のある用語

　　四　診·····················222

1 望　診·····················224
　　望診の意義視診·············224
　　神の種類···················225
　　色を望診する···············227

　　形体を望診する·············229
　　姿態を望診する·············231
　　舌を望診する···············239
　　舌と経絡の関係·············241
　　舌色で見分ける·············243
　　注意を要する舌·············246
　　舌と蔵府の関係·············248
　　舌と八綱との関係···········250

2 聞　診·····················257
　　聞診の意義·················257
　　聞診と音声·················259
　　聞診と呼吸·················260
　　聞診と臭い·················263

3 問　診·····················265
　　問診の意義·················265
　　十問歌·····················266
　　発　汗·····················270
　　気の不足を知る·············277
　　発熱の種類·················278
　　頭痛の種類·················280
　　血の不足を知る·············282
　　痛みの性質を知る···········284
　　便秘を分ける···············284
　　排尿障害···················289

4 切　診·····················290
Ⅰ 脈　診·····················290
　　脈診の意義·················290
　　脈状形成の原理·············293
　　脈状の種類·················296
　　脈状の四要素···············299
　　脈診の部位·················300
Ⅱ 按　診·····················310
　　按診の概念·················310
　　按診の意義·················310
　　按診の注意事項·············311
　　腹診の種類·················312

虚里のポイント……………………………………315
按診と圧痛……………………………………………315

第3章 症例トレーニング

1 主訴記載のない症例の弁証…………320

2 ケーススタディ・病証名から
　　症状を分析する……………………325

索　引………………………………………333

本書の特徴

○弁証ができるための基礎知識を習得し，多くの設問を解くことで，家庭でも個人学習が容易に出来るようにしました．また，弁証の必要性と考え方について，より具体的に理解しやすくし，弁証に親しめるようにしました．

○設問は東洋療法学校協会指定教科書である新版『東洋医学概論』を基本に，中国の高等医薬院校企画教材で用いられている例題集をリンクさせて，日本の教育実情に合わせて再編し，解答できるようにしました．

○設問は五者択一式で，わからないところは学校協会指定の教科書，参考書を用いれば解答が見つかります．

○教科書や参考書に記されている基礎理論のポイントを随所に記述することで問題を解きやすくしました．

○学校協会指定教科書の学習を終えたあとの自己点検，自己評価ができます．

○難しい用語について問題を解いていくことにより「慣れ親しむ」ことができます．

○設問のポイントには『黄帝内経』素問，霊枢，および『難経』などの古典文献中心に，古典のどこの部分に記述があるのかを記しました．

○「臓」，「腑」という用語を現代医学的な解剖学上の意味と混同を避けるために『黄帝内経』に基づき，「蔵」と「府」で統一しました．

○臨床上よく遭遇することの多い問題点をあげて注意事項を具体的に列記しました．

○四診と弁証の関係などを具体的に示し，四診診断の重要性に触れています．

○臨床あるいは学習上で疑問を感じる点についても問題として取り上げてみました．

○解答と問題を2色刷りにしたことで，赤い下敷きなどを用いて，暗記とトレーニング学習ができるようにしました．
（赤下敷きは各自でご用意下さい．）

参考・引用文献

1. 陳邦国 主編：全国中医院校各科課程習題集，中医基礎理論，上海中医薬大学出版社，2000.10
2. 王華，陳邦国 主編：全国中医院校各科課程習題集，鍼灸学，上海中医薬大学出版社，2000.10
3. 朱文鋒 主編：全国中医院校各科課程習題集，中医診断学，上海中医薬大学出版社，2000.10
4. 呉敦序 主編：中医基礎理論，上海科学技術出版社，1999.7
5. 印会河 主編：高等医薬院校教材，中医基礎理論，上海科学技術出版社，2000.9
6. 李昌 主編：高等医学院選用教材，中医診断学，科学出版社，2001.6
7. 項祺 主編：高等医学院選用教材，内経教程，科学出版社，2000.9
8. 超存我 主編：高等医学院選用教材，中医病因病機学，科学出版社，2000.8
9. 師建梅 主編：高等医学院選用教材，中医防治学，科学出版社，2000.8
10. 邱茂良 主編：高等医薬院校試用教材，鍼灸学，上海科学技術出版社，2000.9
11. 王琦 主編：中国腹診，学苑出版社，1998.4
12. 張介賓 著：景岳全書・上下巻，上海科学技術出版社，1985.5
13. 家本誠一：黄帝内経素問訳注，医道の日本社，2013.5
14. 家本誠一：黄帝内経霊枢訳注，医道の日本社，2013.10
15. 石田秀実 監訳，島田隆司，他 訳：現代語訳，黄帝内経・素問，東洋学術出版社，1997.5
16. 日本内経医学会：重廣補注黄帝内経素問，2004.12
17. 日本内経医学会所蔵，明刊無名氏本：新刊黄帝内経霊枢，2006,3
18. 石田秀実，白杉悦雄 監訳，松木きか，島田隆司，勝田正泰，他 訳：現代語訳，黄帝内経・霊枢，東洋学術出版社，2007.8
19. 石田秀実，白杉悦雄 監訳，前田繁樹，武田時昌，佐藤実，他 訳：現代語訳，黄帝内経・霊枢，東洋学術出版社，2007.3
20. 教科書執筆小委員会，社団法人東洋療法学校協会編：新版東洋医学概論，医道の日本社，2015.4
21. 教科書執筆小委員会，社団法人東洋療法学校協会編：東洋医学臨床論（はり，きゅう編），医道の日本社，1994.3
22. 神戸中医学研究会編著：中医臨床のための舌診と脈診，医歯薬出版，2002.1
23. 柯雪帆 著，兵頭明 訳：中医弁証学，東洋学術出版社，1996.11
24. 王財源：わかりやすい臨床中医臓腑学，第3版，医歯薬出版，2013.1
25. 王財源：わかりやすい臨床中医診断学，第2版，医歯薬出版，2016.6
26. 王財源：入門目でみる臨床中医診断学，医歯薬出版，2009.3

序章 この症例が解けますか？

主訴記載がある症例の弁証

　私たちは，中国伝統医学に基づいた診断学・四診という診察法を学校で学びました．そして臨床の研修現場で，顔や肌の色や，舌の色をみて望診を行い，聞診を意識して声の大きさや体臭に注意を払い，問診という問いかけによって患者さんの情報を集め，最後に脈やお腹をみさせていただく切診という技術で，そこに出現する体表部の反応をみて，希望をもって弁証に結びつけようとします．ところが，臨床現場で四診を実践しても，期待するほど四診より得られる情報から病証がみえないことも少なくありません．病証がみえなくては弁証ができないため，その後の治療原則や治療法も組み立てることができません．

　東洋医学を臨床で生かしきれていないのは何故でしょうか．それを車の部品の組み立て方を例にとり上げて説明しましょう．

　車は，異なった働きをする部品や，形状に違いがあるパーツを組み立てることで，初めて一台の車として完成します．弁証も同じことで，四診より得た異なった身体情報を組み立てることで病がみえるのです．当然，病証を知るための基本として，蔵府や気血津液，経絡の生理的な活動を習熟しておかなければなりません．基礎理論の習得は論理的に組み立てた弁証を論治するためのものです．

　以上のことを鑑みて，序章では，まず主訴を記載した症例から弁証トレーニングを行い，ここで症例を解くだけの能力が十分に養えているのかを自身で確認します．十分に理解ができていなければ，基本に戻って，基礎理論より四診に至るまでの各設問を解くことで，症例を弁証し，さらに，病因，病機より病証の組み立て方をトレーニングします．また，『黄帝内経』などに載る基礎理論の設問を解いていくことで，最終章の設問，主訴記載がない症例の弁証を行い，自己学習の成果を確認できれば，これからの学習を深める上でも，理解度の不足を補うことができるようになります．

第一段階・概念　弁証の解き方・導き方のコツ

　弁証の解き方の基本についてここで解説します．紙と鉛筆があれば，どなたにでもできます．まず，最初に，病状をよく理解できていなくてはなりません．その基本が下記の3点に集約できます．この三原則を整理することで弁証の基本概念が成立します．

① 病の勢いを知る．
② 疾病の性質を判断する．
③ 病の位置を確認する．

　疾病の勢い，性質，疾病の位置や疾病の深浅を整理することが弁証の基本となります

第二段階・導入　虚実・寒熱・表裏を成立させること

① 疾病の勢い・盛衰を知る

　疾病の性質の基本は，虚実を定めることです．問診で全身の倦怠感を訴えれば虚証と考えます．しかし，虚証という根拠を舌，脈，腹診などの臨床所見を用いて，正確に提示しなくてはなりません．たとえば虚証の患者さまに舌診をすると，胖舌や嫩舌があり，舌色が淡白色になります．脈は沈んで弱く，指で圧を加えても抵抗がなく，腹部も軟弱無力なものが一般的にみられます．反対に実証であれば，舌が老舌で，舌苔が認められ，脈に圧を加えると脈は著しく強く，腹部の抵抗感があります．また，虚証と実証が混じり合った虚実挟雑証や，虚証より実証に展開した本虚標実証，実証より虚証に転じた本実標虚証があります．

② 疾病の性質を判断する

　疾病の性質を定める基本とは，具体的には寒証か熱証を明らかにすることです．

③ 疾病の位置・深浅を確認する

　疾病の深さ，浅さの位置を定める基本は，表証，裏証，半表半裏証の3つが基礎となります．

虚証の分類　鑑別診断の要点			
気　虚	陽　虚	血　虚	陰　虚
疲労倦怠感 少気（息切れ） 自汗 頭暈（ふらつき） 目眩（くらくらする） 懶言 やる気が起こらない	気虚の症状を含む 身体や手足の寒冷感 多尿 尿の色が透明 顔面蒼白	顔面や口唇部が蒼白 四肢にしびれや痙攣 不眠 物忘れがひどい 眩暈（めまい） 月経不順 視力の低下	不眠　眩暈　しびれ 皮膚に艶がなくなる 顔面蒼白　五心煩熱 月経不順 身体がやせる 咽喉乾燥　潮熱 多尿で色は黄色
診断学的な所見			
舌は淡白 脈は虚　沈　弱　濡	舌は淡嫩 脈は沈遅	舌淡白 脈は細で無力 唇と爪は色が薄い	舌紅　少苔か無苔 脈は細数

本症例の問題には主訴があるので，比較的に弁証が容易です．さらに主訴を基盤にして症状と，診断学的な所見より，弁証名を導き出します．

まずは主訴が記された以下の症例が弁証できるか？　試してみよう！

症例1．27歳，女性，公務員
主訴：不眠症
　1か月前より，多忙で夜間時の寝付きが悪く，入眠障害が続く．また，少し眠ると目が覚める．寝汗や口や喉の乾き，めまい，耳鳴りがあり，身体がだるくて，長時間立っていることができない．時々，イライラして眠れない．
診察所見：舌質紅　無苔　細数脈

1 本証に見られる弁証名は次のどれか．
　A．痰熱証　　B．肝火上炎証　　C．心脾両虚証　　D．心腎不交証
　解答　D

2 本証の「寝汗」と関係しないのはどれか．
　A．盗汗　　B．夜間時の発汗　　C．陰虚　　D．陽虚
　解答　D

3 耳鳴りがよく現れる病証名はどれか．
　A．腎陰虚　　B．肺気虚　　C．心陽虚　　D．脾陽虚
　解答　A

4 口渇があらわれる東洋医学的所見はどれか
　A．陽　虚　　B．血　虚　　C．陰　虚　　D．気　虚
　解答　C

5 正しい組み合わせはどれか．
　A．陽虚―数脈　　B．陰虚―細脈　　C．気虚―浮脈　　D．血虚―洪脈
　解答　B

■ 弁証チャート図

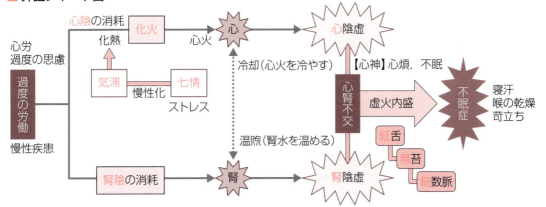

> **症例2. 48歳, 男性, 会社員**
> 主訴：運動麻痺
> 　6か月前ぐらいから下肢に力が入りにくい．歩いていても不安定で，しっかりと立つことができない．毎日，出勤時には，立ち姿勢で長い時間，電車に乗っていられない．体が重くてだるい，軽度の浮腫を伴い，胸部や腹部につかえがある．また，尿の色は混濁している．
> 診察所見：舌質紅　舌苔黄膩　脈は濡数または滑数

1 本証の弁証名はどれか．

　　A．湿熱証　　　B．肺熱証
　　C．脾胃虚弱　　D．肝腎陰虚証

解答　A

2 本証の病勢はどれか．

　　A．虚証　　　　B．実証
　　C．虚実挟雑証　D．いずれも属さない

解答　B

3 本証の病位はどこか．

　　A．肝胆　　B．心小腸
　　C．肺大腸　D．脾胃

解答　D

4 本証の病性はどれか．

　　A．寒　B．熱
　　C．表　D．裏

解答　B

5 本証の病因はどれか．

　　A．湿邪　B．風邪
　　C．燥邪　D．寒邪

解答　A

6 本証で誤っている組み合わせはどれか．

　　A．浮腫—湿　　B．黄膩—寒
　　C．数—熱　　　D．下注性—下肢の怠さ

解答　B

7 正しいのはどれか．

　　A．胸脇苦満は左下腹部に出現する．
　　B．小腹不仁は季肋下部の張りである．
　　C．裏急は心下部の振水音のこと．
　　D．心下痞はみぞおちのつかえである．

解答　A

8 滑脈の主病はどれか．

　A．湿証　　B．寒証
　C．風証　　D．燥証

解答　A

9 四肢のしびれが<u>起こらない</u>のは次のどれか．

　A．肝風の内動　　B．痰湿の阻絡
　C．気血の虚損　　D．風邪の侵襲

解答　D

■ 弁証チャート図

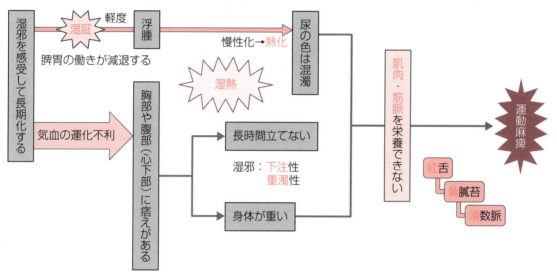

症例3．20歳，女性，事務員

主訴：顔面痛

数日前より突然，顔面部に痛みが走り，灼熱性の痛みで，顔に少しでも触れると痛みが増す．また，イライラして喉の乾き，便秘を伴う．

診察所見：舌質紅　舌苔黄で乾燥　脈弦数か洪数

1 本証の主な原因は次のどれか．

　A．肝鬱　　B．腎精不足　　C．心陰虚　　D．脾虚

解答　A

2 誤っているのはどれか．

　A．本証は神経系に属する．
　B．顔面には陽明経が走行する．
　C．イライラは肝陽を亢進させる．
　D．紅舌は寒証である．

解答　D

3 舌質が紅く，舌苔が黄色く乾燥している．次の何が現れているのか．

　A．瘀血阻絡　　B．運化不利　　C．津液の損傷　　D．寒湿困脾

解答　C

4 舌苔が黄色くて乾燥しているのは以下のどの舌象に最も現れるか．

　A．表熱証　　B．実熱証　　C．湿熱証　　D．虚熱証

解答　B

5 燥苔が見られるのは次のどれか答えなさい．

　A．気血の両虚　　B．外感風寒　　C．陰液の虚損　　D．水湿の内停

解答　C

6 本証に見られる弁証名は次のどれか答えなさい．

　A．心脾気血両虚証　　B．風寒犯肺証
　C．脾腎陽虚証　　　　D．肝火上炎証

解答　D

■ 弁証チャート図

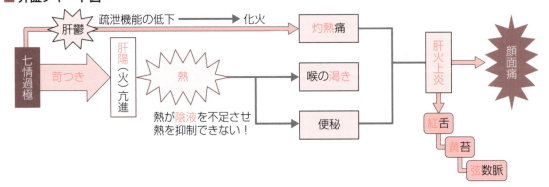

> **症例4. 38歳，男性，調理師**
> 主訴：脱毛症
> 　日常，頭皮の油脂が多く，毛髪が細くて軟らかい．数か月前より脱毛が始まり，仕事が多忙のために苛つくことが多く，気がついたら抜け毛が目立ち始めた．抜け毛は頭頂と前額角に著しく生じている．食欲は普通であるが，喉が渇く，また，頭には痒みあり，ときに耳鳴りや不眠を覚え，ここ1か月で4kgほど痩せ，脱力感が出ているので気にしている．

1 舌の色を答えなさい．
　A．紅　　B．青　　C．淡白　　D．紫　　　　　　　　解答　A

2 舌の苔の状態を答えなさい．
　A．腐苔　　B．少苔　　C．滑苔　　D．灰苔　　　　　解答　B

3 脈の状態を答えなさい．
　A．浮数脈　　B．沈滑脈　　C．細数脈　　D．実大脈　　解答　C

4 脳を滋養し，精神活動の基礎物質となるのはどれか．
　A．精　　B．気　　C．血　　D．津液　　　　　　　　解答　C

5 「気は血の帥，血は気の母」と言われる関係を最も表しているのは次のどれか．
　A．先天と後天　　B．効能と成分　　C．生化と運行　　D．性質と分布　　解答　C

6 上述の所見から考えられる弁証名を答えなさい．
　A．脾肺気虚証　　B．心肝血虚証　　C．肝腎陰虚証　　D．腎気不固証　　解答　C

■ 弁証チャート図

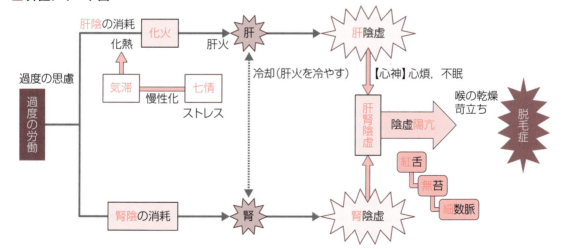

序章 この症例が解けますか？

> **症例5．32歳，女性，主婦**
> **主訴**：不妊症
> 　患者は結婚5年目で4度目の妊娠である．ただし，妊娠3か月以内に腰腹の酸痛（だる痛み），あるいは腹部の墜脹や崩漏があり，いつも自然流産をしている．日頃から腰と膝がだるく，特に活動後に症状が重くなる．
> **問診**：精神疲労，倦怠感，頻尿，尿量多い　**望診**：舌質淡，舌苔白　**切診**：脈沈弱

1 局部における気の停滞を答えなさい．

　A．気脱　　B．気鬱　　C．気滞　　D．気結

解答　C

2 思いすぎると気はどう動くか答えなさい．

　A．消える　　B．下がる　　C．上がる　　D．結ぶ

解答　D

3 呼吸の深さと係わる五蔵を答えなさい．

　A．肝　　B．心　　C．脾　　D．腎

解答　D

4 初期の倦怠感がみられる主な原因を答えなさい．

　A．陰虚　　B．血虚　　C．気虚　　D．陽虚

解答　C

5 本証の弁証名を答えなさい．

　A．肝陽上亢証　　B．肝気鬱滞証
　C．腎気不固証　　D．心脾気血両虚

解答　C

■ **弁証チャート図**

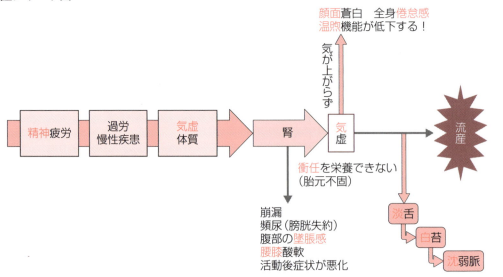

1. 弁証総論
2. 四診総論
3. 弁証論治
4. 臨床における注意事項

第1章　診断ができるようになろう!

1 弁証総論

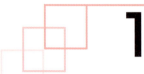

1 「弁証」って何だ？

　現代には素晴らしい医療技術があり，少量で大きな効果をひきだす薬品があります．しかし，我々鍼灸師にはこれらの最新技術は使えません．現代医学の中で我々に与えられている武器とは，鍼，もぐさ，そして自分自身，それだけなのです．鍼やもぐさはお金さえあれば手に入れることができます．しかし，いくら良い鍼を使っても，高級なもぐさを使っても，それを使いこなす技量がなければこれらの道具は生きてきません．単なる鍼灸道具を武器に変える技術，これが「手技」ですね．正しく道具を使うことは，学校の実習時間をはじめ，皆さんは努力されていることだと思います．そしてもう一つ，自分自身を武器に変える方法，それは自分自身を磨くこと．それが病に対する鍼灸師の最大の武器なのです．東洋医学の専門家として病気を診断する技術，それが「弁証」です．弁証とは鍼灸や漢方を使うための診断技術のことです．

2 二つの目線を持とう！

　さて，考えてみてください．患者さんに「高血圧は鍼で治りますか」と聞かれました．高血圧は何が原因で起こるのですか．コレステロール値が高く血管が細くなっている．あるいは血液粘度が上がっている．自律神経の調節がうまくいかずに交感神経が興奮した状態になっている．いろいろ考えられますね．このようなことを踏まえて，どのような配穴をしますか．鍼を使いますか．それともお灸にしますか．

　今，述べたことは，すべて現代西洋医学の内容です．もちろん，どういう病気なのかを知っていなくてはいけないし，医師の診断を理解できる最低限の知識は持たないといけません．皆さんが学校で学習した，解剖学，生理学，病理学の知識は，安全な刺鍼のためだけに必要な事項ではなく，他人の体を扱う以上，医療に携わる者として，基本的に知っていなければならない事項です．しかし，ここ

で大切なことは，現代医学の基礎医学からは現代西洋医学の診断，治療しか導き出せないという事実です．患者は東洋医学に委ねたくて我々を訪ねてくださるのです．すでに病院でもう診断を受けているのに，鍼灸師がまた同じ目線で診断していたのでは，鍼灸を受けにきた意味がありません．ですから，この患者さんの問いに対して「高血圧」という「病名」を東洋医学の「証名」に置き換える，そういう作業が必要になってきます．

　東洋医学的な治療をしていくならば，現代医学に基礎を求めても，東洋医学とは学問が別体系のため東洋医学的な診断，治療はできません．「高血圧」という病名は，東洋医学の証名ではなく，西洋医学の知識があっても，鍼や灸は武器にならなくて当たり前なのです．東洋医学にも，解剖学，生理学，病理学があり，これらの基礎を踏まえた診断学，治療学があります．東洋医学の基礎理論に基づかなければ，東洋医学の診断，治療が導き出せません．「高血圧」という症状の患者を，東洋医学という違う目線で診断し，証を立てる．そこに，西洋医学にはない治療が生まれてくるのです．

　中医学は西洋医学と同じように基礎理論から治療に至る一貫した流れを持っています．具体的には，蔵象学説（蔵府の形と生理機能），経絡学（経絡走行や経穴部位），病因病機学説（病理），弁証学（診断），配穴，手技（治療学）となります．そして，これらすべての根底には，陰陽五行学説（哲学）が流れています．医学の中に哲学が含まれるところが，中医学の特徴として挙げられるでしょう．本来，「弁証」とは哲学用語で，医学用語ではありません．

3　中医学はムズカシイ？

　世の中にはいろいろな専門用語がありますね．コンピュータの解説書に何が書いてあるかわからないとか，携帯電話を買ったら薄くて小さい電話に分厚い大きな解説書がついてきた，などということはよくあることです．解説書を書く側は何とか読みやすく，わかりやすくと思いながら工夫して書くわけですが，それでも読む方にとっては「ムズカシイ」し「ワカラナイ」ものなのです．これらを使いこなすには，何度も本を読み，何度も失敗しながら「こうすればうまくいくんだな」ということを見つけていくしかありません．

　中医学の本にも「ムズカシイ」ことがたくさん書いてあります．たくさんの特殊な用語が出てきます．ましてや漢字ばかりとなると，誰だって抵抗感があって当然です．しかし，皆さんはすでに「東洋医学」という教科で，そういう中医学用語を勉強してきました．授業も聞いたし，定期試験も受けてきました．でも「ワカラナイ」のはなぜでしょうか．それは，中学生からずっと英語を習い続けているのに，ほとんどの日本人が日常会話すらおぼつかない，というのに少し似ています．ただ，使い慣れていないだけのことなのです．要するに読み慣れる，聞き慣れる，使い慣れることが大切です．

4　人類の宝を自分の力にしよう！

　学校ではいろいろなことを学びました．狙ったところへ鍼が打てるようにもなりました．舌診も脈診も五行の運用も頭の中に入れました．さあ，これから臨床で頑張るゾ！　と決意したものの，いざベッドサイドで患者を前にしたときに，どのような手順で，どのように考え，何を問い，どのように検討するか，困っている人が多いのではないかと思います．知っているのに使えないのはなぜでしょうか．

　確かに脈がわかるようになるのも，舌がわかるようになるのも，効果の高い治療をするにも，ある程度の経験や勘が必要です．では，経験の浅い新人には鍼灸治療はできないのかというと，それは違います．中医学には先人たちが積み上げてきた知識と経験があるのですから，2000年以上の間，蓄積された人類の経験を，皆さんは自分のものとして利用していけばいいのです．確かに，鍼灸にはそれぞれの先生方の努力，才能，感性などに左右される部分が多分にありますが，決して特別な人にだけできる特別な技ではありません．我々は魔法使いではありません．医療である以上，誰にでもできること，誰にでも最低限の治療効果が出せることが必要です．そのために，先人たちは，良いこと（効果）も悪いこと（禁忌）も「経験」として後世に残し，伝える努力をしてきました．「弁証」ができるようになること．それは，その膨大な遺産を利用し，自分の力に変えていくことでもあります．

5　弁証はどこから生まれたのか！

　「弁証」という学問はどこから発生したのでしょうか？　ちょっと時間の旅に出てみましょう．その起源はすでに『黄帝内経』にあります．時は縄文時代，米づくりがまだ行われていなかった頃，すでに大陸では黄帝内経が成立していました．

　『黄帝内経』の著者は不明です．研究の結果，『黄帝内経』は成立までに約200年ほどの月日を要したのではないかと言われています．つまり，その間の様々な先哲らの文献や医家たちの経験をまとめた書物であるという見方が一般的と言えるでしょう．『黄帝内経』には主にこの時代の医療技術とそれを裏付ける思想が書かれています．

　この中に「邪気盛んなるは則ち実，正気奪われるは則ち虚」（邪気が体内で盛んなときは実，正気が奪われるときは虚である）．「陽虚するは則ち外寒し，陰虚するは則ち内熱す．陽盛んなるは則ち外熱し，陰盛んなるは則ち内寒する」（陽が虚すると寒を覚え，陰が虚すと熱を感じる）という記載があります．これは，寒熱や虚実に対する考え方を述べたものです．このように，「弁証」の起源はもうすでに2000年以上前の古典書『黄帝内経』にあるのです．

時代をもう少し下ってみましょう．時は弥生時代，卑弥呼が活躍し，人々は竪穴式住居に住んでいた頃，中国では三国志の英雄たちが大活躍していた時代，ちょうどその頃に張仲景によって書かれた『傷寒論』という有名な本があります．この書を書いた張仲景も，その著書の中で「その大要を究るに，陰陽，虚実，表裏，寒熱の八綱を出ることなし．もし能くその的を究れば，則ち三百九十七法が胸中に了然とするなり」と仲景自身の治療体系を記しています．つまり，古代から「弁証」という手法は重要な位置づけがなされていたのでした．以来ずっと，この手法は現代に至るまで変わることなく受け継がれてきました．そして，人間というブラックボックスを解明するための変わらぬ意味を持ち続けているのです．機械に頼らない，検査結果に頼らない，人が人を診断するための技術，それが「弁証」です．

6 「弁証」とは弁別すること

では，「弁証」について私たちの身近なことから考えてみましょう．

例えば，皆さんがレストランで食事を摂るときに，メニューを見てその中にある多くのお料理の中から自分が食べたいものをたった一つだけチョイスします．豚カツ定食，焼き肉定食，オムライス，ラーメンなど，メニューはたくさんあります．この中からわずか一品ないし，大食家であれば二品，注文します．時にはビール，お酒，ウーロン茶，ジュースも注文したりします．

そのときに，私たちの頭の中には，今まで味わってきた多くの味覚に対する情報，つまり「おいしい」「まずい」「かたい」「やわらかい」「くさい」「どろどろ」などの，経験から得た情報があります．それらを詳細に判断し区別して，体調やその日の気分，さらにふところ具合といった経済面にまで広げて，判断し，選びます．つまり「いま」の自分自身にあったベストな状態を選択しています．

例えば，「今日は，胃が重いなあ」と感じると，油のない軽い食物を選んで胃に対する負担を軽減しようとしたり，生ものの食べ過ぎで下痢をしていて体調が良くなければ，少しでも加熱したものを摂ろうとします．このように，私たちの体は知らない間に，本能的な脳の働きによって，生命を維持するための自動弁別を行って，体調をより良好な方向にと導いていく仕組みを持っているのです．

もう一つ，例を出しましょう．恋人に結婚の申し込みをされたときにはどうですか．何を考えるでしょうか．「何よりも性格第一」という人もいれば，「やっぱり収入よね！」という現実派もいれば，「一目惚れしちゃった勢いで」という人もいるかもしれません．反対に相手もやっぱり同じようなことを考えているのでしょうね．恋愛においても，自分の現在置かれている環境や，将来的なことを考えて，個人個人において最も適した人物を選択します．

次に，これを人体で考えてみましょう．

夏の暑いときに海水浴へ行きました．海に入ったあとで，冷たいミルク金時を

食べました．ところが，この後しばらくして腹痛が起こりました．このときに私たちはどのような行動に移りますか．

　当然，冷えてしまったことが原因であることはわかりますね．夏の暑さから逃れるために体を冷やしたことが原因となっています．体は知らない間に陽（熱）の高まりを抑えるために，冷たいものを取り入れることによって，体の状態を陰（寒）に傾けようとしたのです．しかし，冷し過ぎたために腹痛が起こったので，次に温めることによって体調の回復を願うわけです．海から出てきて砂浜で暖をとり，さらにお腹を温めて症状を緩和させることで対処しようとします．私たちはこのように，自分でも知らないうちに自分自身の体を弁証して治療の手段を探っています．

　「弁証」とは，発生している病気がどのタイプのものであるかを分析して「痛み」「シビレ」「だるさ」「めまい」などの結果として出現する様々な現象について，根本的な原因を探り，「何が原因でこの症状が起こったのか」という因果関係を証明することにあります．先ほどの腹痛は「寒」が原因で発生しているので「熱」を加えることによって改善しようとした，つまり，私たちは自分自身で八綱弁証の寒熱弁証を知らない間に用いて対処していたのですね．言い換えれば，これは証を立てるまでの弁別をしたということです．このように，弁証とは，一言で言えば「タイプ」を分けていく作業でもあります．

　「腰が痛い」と訴える人がいました．ではその原因は何か，どこから来ているのか，どのような生理的機能が，どのように低下して起こっているのかを考えていくと，腰痛の原因が見えてきます．すると，腰痛の原因が決して腰にあるとは限らない場合が出てくることもあるわけです．

　「弁証」とは，古代中国人から引き継がれてきた数多くの経験と，長い長い時の流れの中で生み出された，病気を具体的な形で弁別分類して，因果関係を学問的に証明するための技法なのです．

7　「本」と「標」

　患者さんはいろいろなことを訴えてきます．話が前後したり，あとで思い出して「こっちも，あっちも」ということがままあります．たくさん話を聞いてあげたがために，私たちが患者から得る情報が多岐にわたり，どこが一番悪いのか明確にならない場合も多いのです．そのようなことを防ぐために，ここでは「本」と「標」に対する考え方を述べましょう．「本」とは，根本や本質のこと，「標」とは枝葉末節を意味しています．

　例えば，寒くて風邪をひきました．そのために咳や痰が発生し，発熱が起こりました．これを「標」と「本」に置き換えて考えてみましょう．「本」は何で「標」はどの部分をいうのか，区別がつけられますか．この場合，風邪が「本」であり，そのために出現した咳，痰，熱は「標」となります．「標」は様々な現

象として体の外に現れてくるものをいいます．例えば，そのほかに，筋肉が痛くなったり頭痛が発生したとしても，これらは全部「標」であり，その根本は風邪から発生しているのです．臨床では「標」の部分が目につきやすいために局所ばかり触りたくなりますが，現象面にとらわれることなく「本」を見極めて治療することで「標」を治めていくことを考えましょう．

8 一事が万事，私たちの肉体

　「標」から「本」を探るとはどういうことか，考えてみましょう．
　膝が痛いと訴えてきた患者さんがいたとしましょう．レントゲンを撮ると，紛れもなく変形が起こっていました．現代医学では「変形性膝関節症」という病名がつけられ，痛みは変形によるものであると診断します．骨が変形してしまったものは元へ戻すことができませんから，変形に対してではなく痛みに対しての対処療法，例えば湿布処置，電気治療などが行われるのが普通です．
　中医学ではどうでしょうか．「変形が認められた」という事実から「変形が起こった原因」を追求していきます．では，どのように考えていくのか，展開してみましょう．
　まず「膝の骨が弱った」のは，これは当然，骨密度が減少している現れです．では，その原因は何ですか．老化によるものか，スポーツなどによって局所的なストレスを負荷されたものか，あるいは外傷，例えば，骨折がきっかけで変形を起こしたのか，過労があったのか，など「骨が弱った」事実に対して「なぜか」という因果関係を探っていきます．中医学では特に「骨が弱った理由」という点を重要視するのです．これらは「病因」と呼ばれています．一言で言うと「病因に対して抵抗力を失った体質である」ということです．負荷に耐えうることができない筋力，骨密度の低下による骨の変形という事実は，筋肉や骨組織が気血の不足によって滋養できていないことを表しています．従って，これらを養い続けている蔵府を中心に症状を展開していきます．「膝」「骨」「老化」「過労」などのキーワードを見つけたならば，その根本となっていると考えられる蔵府を絞ります．この場合は「腎」ですね．これら諸症状が起こった根本原因の一つに腎蔵象が関係していると判断します．
　では，腎が関係していると考えたならば，その考えを裏付ける証拠を患者の体から探します．ほかに何か"腎"に関係する症状は出ていないでしょうか．例えば，全身の倦怠感，下肢に力が入らない，無気力，顔色が悪い，脈に力が無い，舌色が淡白であるなどです．四診によってこれらの症状が確認できたならば，「気虚である」ということが言えます．全身倦怠感，下肢の無力感などは典型的な「気虚」の症状ですし，顔色が悪いということは，気虚によって気の機能の一つである"推動作用"が低下して，血液を運んで広げることができないからです．血液の運搬力が弱いということは，脈に力が無いことからもわかりますね．気が

脈内を充足していないのです．舌色が淡白であるのも，舌まで血が送られていないことを表しています．ここで大切なことは貧血により顔面の色が悪いということではなく，推動作用が低下したことによるものであるということです．貧血つまり血虚による顔面蒼白とは違います．もし，血虚と判断を下す場合には，さらに詳しい「血が虚している（不足している）」ことに対する情報が必要となります．

では，まとめてみましょう．先ほど腎が関係しているのではないかという判断をしました．そして体質は「気虚」であるということが四診から言えそうです．「気虚」が「腎」で起こっているのではないかということから，膝の変形が起こった原因は「腎気虚証」であることが浮かび上がってきます．そして，脈差，脈状，舌上の状態より具体的に裏付けられました．

これらのことから「腎気虚証」がこの症状の始まりであるとわかりました．根っこが弱ければ，幹や枝は根を中心として育っているのですから，結果としてどんな大木も段々弱っていきます．ですから，今は「膝が痛い」という症状が一番に出ていますが，そのうちに「腎気虚」を原因とする様々な症状を引き起こす可能性があるという予測が立つわけです．

今，説明したことを難しい言葉で言うと「蔵府弁証」であり「虚実弁証」と言います．このように，それぞれのパーツ（弁証）を組み立てることで証決定へと結び付けていきます．

肉体に出現する症状は，多くの形で「現象」となって出現しますが，実際にはその根本は一つですので，たくさん出ている症状に惑わされないようにしましょう．

根っこを見つけられなければ，一つ叩けば次が出るというように「もぐらたたき」状態になっていきます．猫がネズミを追いかけている状態では根本的な解決方法は見つかりません．これは「痛いとこ治療」であり「対処療法」にしか過ぎません．湿布を貼ったり，電気を当てたりすることと何ら違いはありません．方法が鍼具に変わっただけのことです．部分的な症状から体全体の状態を見ていくことが中医学では必要なのです．ですから診断上の四診方法，蔵府生理，五行の関係などは弁証を組み立て，証明するためのパーツなので，しっかりと覚えておくことをお勧めします．

9　陽虚と陰虚

次に寒熱症状をプラスして考えてみましょう．八綱のうちの虚実弁証で「虚証」であることがわかりました．さらに寒熱弁証からは「寒証」であるということがわかりました．それがどの蔵府で起こったか，つまり「蔵府弁証」からは「腎」であることがわかりました．では，この患者さんの弁証は何ですか．答えは「腎陽虚証」です．つまり

〈腎虚〉＋〈寒証〉＝〈腎陽虚〉

となります．陽虚とは「陽が虚」である状態を言います．陽が虚したのですから陰が出てくる，つまり「冷え」の症状が出てきます．冷えの症状のあるときには「陽虚証」という判断をします．「冷え」があるということは「虚寒証」ということであり「陽虚」ということです．さらに陽虚が起こっている蔵府の特定ができた場合には蔵府の名前を頭につけます．つまり「腎で陽虚が起きている」という弁証を中医学的用語でいうと「腎陽虚証」となります．ですから，腎陽虚の特徴的な症状は，「寒くなると痛む」(寒痺)という特徴のある，腰痛や膝痛などが挙げられます．

では「熱」ならばどうですか．蔵府は同じ「腎」で考えてみます．寒熱弁証から「熱証」，虚実弁証から「虚証」であるとわかりました．この患者さんの弁証は何ですか．答えは

〈腎虚〉＋〈熱証〉＝〈腎陰虚〉

となります．先ほどの逆を考えればいいわけですね．「陰が虚」になったために，体の状態が「陽証」に傾き「熱」の症状が出てきたのです．これを虚熱とよび，虚熱の症状があるときには「陰虚証」という判断をします．この場合，風邪をひいたときの「熱がある」というのと，「陰虚」の「熱がある」とは，少しニュアンスが違うことを知っていてください．体の中に熱があると，体内の水が失われていきます．夏の暑い日に水たまりの水が蒸発していくイメージです．陰陽で分けると，気は陽，血や津液などは陰に属します．ですから，この状態を「陰虚」というのです．陰虚を起こした場合の熱症状とは，口渇，便秘，皮膚が乾燥して痒いなどの症状が挙げられます．さらに，蔵府が特定されると，その蔵府に特徴的な症状，例えば，腎陰虚ですと，骨の滋養困難，難聴，不眠などの症状が現れてきます．

このように，中医学では表に現れてきた一つの症状は，氷山の一角であると認識します．言い換えれば，一つの症状が現れたということは，その体の奥にはもっとたくさんの症状が隠れていて，それらはいつか現れてくるだろうという「予測」を立てるわけです．ですが，どんなにたくさんあろうとも，これらの根っこは一つです．

今，目に見えても見えなくても，これらすべての症状に対しての根っこを治療していくので，中医学では局所にふりまわされることが少ないのです．

「未病を治す」という言葉があります．これは単に，病気にならないような治療をしましょう，という意味ではありません．この未病とは，これら体の奥に隠れている症状のことを言います．根っこを叩く治療とは，弁証の結果，今，症状として現れてはいないけれども，いつか出てくるだろうということが予測される病を，根っこの治療をすることで出てくる前に治していく，ということです．ですから，この言葉は中医学の治療を端的に表した言葉であることがわかります．

痛いところに鍼をしていくと，鍼の数も当然多くなります．弁証が立てられたならば，根っこの治療だけで済みます．このことを先人たちは，「少にして精」（少ない刺激で最大の効果を生む）と言い，正しく弁証をすれば，必要以上の鍼を打つことはないと教えています．現在でも，臨床ではなるだけ少ない鍼の数で患者の負担を軽く，しかも大きい効果を出す治療をしていこうという努力がなされています．

ことわざで「坊主憎けりゃ袈裟まで憎い」という言葉がありますね．憎い人がいればその人物と関わるすべてに憎しみをもつことを例えたものです．しかし，袈裟は憎んでも全く意味がありません．袈裟とは肩凝り，腰痛，便秘，眼精疲労など，私たちの肉体に出現する様々な症状です．問題は「憎き坊主」です．こいつを叩かなければ，袈裟への憎しみは取れないわけです．この根本への治療改善をしよう，「源を探れ」これが中医学の大切な考え方です．

10　本虚標実とは

「標」と「本」に虚実がからむ場合があります．例えば，頑固な肩凝りで悩んでいる．治療後は楽になるけど，またすぐ元に戻ってしまう，と訴えがありました．四診の結果，手の少陰心経が虚したことによって，手の太陽小腸経が実しているのではないか，という弁証が立ったとしましょう．心経と小腸経は表裏関係にあります．ですから，局所の肩を触っても，経絡弁証で太陽小腸経を瀉法しても，根本に心経が虚しているという事実があると，またすぐに元に戻ってしまいます．「本虚標実」とは，根本的な虚証が現象的な「実」を生み出したときに用いる考え方です．病の根本がどこにあるのかを探ることによって，出現している症状の原因を明らかにする，きちんと弁証が立てられると，このようなこともわかってきます．

11　虚と実

中医学では，病理変化によって出現した体質の変化を「虚」と「実」の二つの言葉で表します．虚とはエネルギーの不足の状態を指します．実とは逆にエネルギー過剰を指します．詳しく説明していきましょう．

「虚」は正気の不足を主とする病理反応です．抵抗力の減退によって病気にかかりやすくなり，エネルギー不足により体内の生理的な機能の低下を引き起こします．中医学では"邪之所湊，其気必虚"（邪気が生体の内部に侵入できるのは，必ずやその生体の正気が弱っている）と言われています．

一方，「実」は邪気が亢進して旺盛な状態を主とする病理反応です．過剰なエネルギーによって生体に異常を引き起こし，体内に病理産物を作り出します．そ

の病的産物の蓄積によって病的な現象が出現します．

　また，もう一つ，生体が充分な抵抗力を保ち，体内で邪気と戦える体力があり，邪気との闘争をしているため出現する病的状態を言います．例えば，風邪のひきはじめに熱が出る，あるいは，腫れて炎症のある状態が「実」です．

　このように，虚実は体の状態を示す重要なバロメータなのです．日常の生活において，常時，私たちは虚あるいは実のいずれかの症状に遭遇しているわけです．

　鍼灸や漢方薬の治療では，このような虚証もしくは実証のいずれかの症状に遭遇した場合に，補瀉法を用いて治療していきます．虚の状態においては補法を，実の状態には瀉法を用いて生体のコントロールをしていきます．不足すれば補い，過剰であれば取り除くという考え方は，中医学を学ぶ私たちの臨床実践の中において必須不可欠な指針の一つです．

2 四診総論

1 体表から体内を観察する

　中医学では「体の表面は体内の異常を映し出す鏡である」と表現しています．古典においては『霊枢』邪気蔵府病形篇という書物に"十二の経脈と三百六十五絡の気血はすべて顔面にあがって空竅に走る"と記載されています．全身の十二経絡を流れる気血は，経絡を通じてすべて顔面の孔に上がっていきます．顔面の孔，すなわち，目，鼻，口，耳などは五蔵それぞれの気が抜ける穴（空竅）であると説明したものです．このことから，中医学では，五蔵六府の異常は頭部や顔面部，また，舌部に出現すると考えていることがわかります．それほど顔面部と蔵府の関係は密接なのです．また，もう少し広い考え方をすると，蔵府と体表部は密接につながっているので，体表を「鏡」と表現しています．これは，現代西洋医学において《内臓－体壁反射》といい，生理学的に証明されている事実です．

　このように，中医学では，人体は蔵府に異常が起こると経絡を介して体表へ連絡するというシステムを持っていると考えています．望診や切診が意味を持つのは，この「内なるものは必ず外に現れる」という考え方に基づいているからです．

　四診とは，体内から送られたシグナルを体表で受け止める方法です．

2 体表へシグナルを送る仕組み

　経絡は「体内流注」と「体外流注」に区別されます．皆さんは体の表面を走る経絡，つまり「体外流注」はよく知っていますね．体表に並ぶ経穴の暗記に苦労したことと思います．体外流注のほかに，経穴を持たない経絡，つまり，体の内部を走り，所属する蔵府に属し，関連する蔵府に絡する経絡を「体内流注」と言います．経絡は五蔵六府から出る異常信号を体表に送っています．また，体外から受けた異常は，経絡を通していずれ蔵府へ波及していきます．では，このシステムについて説明しましょう．

　蔵府から出た異常信号は，まず体内流注を経由します．ここでは気血津液とい

うメッセンジャーが働いています．体内流注は所属する蔵府に属し，他の関連する蔵府に絡しながら一巡したのちに，体表流注へと流れていきます．ここで，初めて経絡は体表へ顔を出すのです．

　具体的に言うと，体内流注とは，地下鉄に相当します．始めは地下を走り，ある所からトンネルを出て，初めて光りに照らされながら，外気を直接吸い込んで地上を悠々と走り出します．蔵府と十二経絡との関係もこれと同様の考え方をします．体表と体内を連絡する線路が経絡で，線路を走っている列車は気血津液です．内部の駅が五蔵六府で，外部の駅が体表部です．

　中医学では，このような仕組みで，体の内部情報は経絡を通じて体表部に出現するという考え方をします．メッセンジャーの気血津液は当然ながら蔵府で作られています．もしこれらの生成過程において異常が発生した場合に，蔵府機能の低下によって生理的な働きに何らかの異常を認めると，痰が発生したり，気が滞ったり，瘀血が発生したりします．つまり，線路が何らかの理由によって塞がれたり，列車の馬力が落ちたり，ということが体内で起きるのですね．事故が起きた以上，事故原因を究明していく必要があります．「事故が起きているよ」という信号が，痛みや咳などの症状，経穴の反応，トリガーポイント，脈の強弱や浮沈，顔色，爪の色など，あらゆるところに出ます．ですが，このような情報を時間をかけて，たくさん集めればいいかというと，そうではありません．意味のある情報を正確に集めなければ，情報の山に埋もれてしまいます．限られた臨床の時間の中で，必要な情報を，的確に集める．この方法を「四診」と言います．

3　四診は合参しよう

　四診には〔望・聞・問・切〕の四つの方法があります．先人たちは，このうちの一つだけに偏った診察方法に固執して，その情報だけで診断し，証を立てることを戒めています．脈診だけで判断したり，舌診だけで判断したり，反応のある経絡や経穴，硬結の部位だけを触って判断し，配穴することをしてはいけないということです．正確な情報を手に入れようと思えば，情報源はいくつかないと判断のしようがないからです．四診を合わせて検討することを「四診合参（ししんごうさん）」と言います．従って，弁証を行う際には，患者自身が訴えている症状，四診から得られた情報，そして術者が立てた弁証が，すべて矛盾することなく一致する必要があります．

　例えば，患者が頭痛で，最近，全身倦怠で無力感が著しい，と訴えたとします．患者の脈を拾ったら力がなく弱い，舌を見ると色は白い，顔色も悪く，血色がない．腹診をしてみたら，特に下腹部が軟弱で，爪甲をみると淡白色でした．このような，患者の体が発している信号から，いわゆる気虚の状態により推動作用の低下が起こり，血を脈内や舌内に運搬できないために，血色や脈の力になって現れたと考えられます．また，症状として現れている倦怠無力感からも虚証で

あることがわかります．すると，頭痛は，頭部まで血が上がらないことが原因で起こっているのではないかと考えられます．このように，出現している症状，四診から得られた情報を合わせて初めて「気虚である」という弁証が成り立つのです．四診のない弁証は勝手な思い込みにしか過ぎません．

症状は体表に「形」になって出現します．そして，私たちの肉眼では見えない「形のないもの」を四診でカバーして証明します．これが中医診断学の最も大きな柱です．偏った診察は誤った情報を生み出します．四診と弁証は両輪ですから，矛盾なく歯車が合うことが大切です．

4 弁証論治の意味

〔望・聞・問・切〕の四つの診察情報を収集したら，次に分析をしていきます．弁証の「弁」とは分析，判断，識別という意味です．「証」とは証拠，証明するといった意味を持ちます．弁証法を用いて情報を分析，判断し，四診情報から弁証が正しいことを証明していきます．現在，比較的よく使用される弁証方法として，八綱弁証，蔵府弁証，気血津液弁証などがあり，漢方では六経弁証，鍼灸では十二経絡弁証から是動病や所生病を判断して，証決定に導いていきます．証が立てば，これに対しての治療方針となる治療原則が生まれます．この流れを「弁証論治」と言います．これらの手順は，「理・法・方・穴・術」に基づいて進めます．

診察から治療までの流れ
  ① 四診　→望・聞・問・切……治療に必要な情報を得る
  ②「理」→八綱弁証，蔵府弁証，気血津液弁証，経絡弁証，六経弁証などから弁証を立てる．……得られた情報を基に，病因と病機を探る
  ③「法」→治則，治法……弁証に基づき治療方針を立てる
  ④「方」→処方（配穴）……治療方針に沿って処方をつくる
  ⑤「穴」→なぜその配穴なのかを述べる（穴性など）
  ⑥「術」→鍼・灸の選択，補瀉方法や手技の選択

3 弁証論治

1　弁証論治をしてみよう！

　「理・法・方・穴・術」という流れに沿って，弁証論治をしてみましょう．弁証論治とは，集めたデータを組み立てて弁証をし，組み立てた弁証が正しいかどうかを証明していく方法です．

　患者さんが「最近とても疲れてね．休んでもなかなか戻りません．特に，今週はひどいんですよ」と言いました．この話だけを聞くとどうですか．気虚っぽいなあと思いますね．

　ではまず，舌診を行いました．舌質は淡白，舌苔は白苔でした．次に，この人はどのような脈をしているか，想像できますか？　そうですね．沈んで弱い脈だろうという予測がつきます．どうしてですか．舌が淡白であることは，十分な気血が舌に充足できていないことの現れだからです．頭の方まで血を押し上げる力，即ち，気の推動作用が落ちているのではないかと考えます．そして，推動作用が弱いことを，脈診で証明していきます．こういう予測を立てた上で脈診をします．脈診をしてみた．なるほど，沈んでいる，弱いなあ，ということがわかれば「気虚である！」という弁証が成り立つということになります．患者の体から，沈弱脈，淡白舌という反応を探しあてたということは「気虚である」という弁証の裏付けを取ったということです．この逆も言えますね．先に，脈を診た．沈んで弱いなあ．舌は白くないだろうか．やっぱり淡白舌だ．「歯痕つき」ともなれば確定的ですね．これで，この患者は「気虚」であるということが証明されたわけです．

　では「気虚」である患者の顔色はどうでしょうか．想像できますか？　答えは血色のない蒼白な顔色であろうということですね．こういうことを念頭において観察します．顔に血色がないということは，血液循環が悪いのではないかと考えられます．血液は体温を運搬する役割も担っています．では，冷えはないかな？　手足を触ってみます．すると確かに冷えています．そういえば，舌苔も白でした．段々，一つひとつが，つながってきましたね．

　今度は「冷えがある」ことから，何が頭に浮かびますか？「陽虚じゃないか

な？」．では次に「陽虚」であることを証明する症状はほかにないか，探してみます．便について問いかけたところ「下痢」であるという答えが返ってきました．そのほかに，元々，冷房に弱くて夏でも足が冷たい，たびたび消化不良を起こし，げっぷがよく出ると言いました．ここまで来ると，蔵府も頭にちらつきますね．どの蔵府に陽虚が発生しているのでしょうか．「脾」ですね．つまり脾陽虚だろうということです．

では，なぜこの患者さんは脾陽虚を起こしたのでしょうか．まだ病因は明確にはなっていませんね．「下痢の原因は思いあたりますか」と尋ねてみました．すると，先週末，旅行へ行って，美味しいお刺し身を肴に，冷えたビールをたらふく飲んだことが明らかとなりました．つまり，これは体質が陽虚証であるのに，暴飲暴食によって脾を患い，さらに，冷たいものを多量摂取したことによって症状を悪化させてしまった，ということです．さて，弁証をまとめてみてください．「飲食不摂生を原因とする脾陽虚証」ですね．

では，この患者さんは，このままではどのようになっていくのかを考えてみましょう．

「脾陽虚」なのですから，脾や胃の持つ蔵府の生理機能を頭に浮かべてください．脾は昇清降濁作用，運化作用，統血作用を持っています．そして胃には，水穀の受納，腐熟という機能があります．これらの機能の低下を起こしているのですね．運化作用の低下は消化不良を引き起こし，さらに湿を運搬できないために体内に湿を停滞させて，げっぷや痰を発生させる原因となります．昇清降濁機能の低下は，摂取した飲食物から栄養素を吸収できず，全身に回せなくなります．残った糟粕も腸へと運べなくなります．ここで注目すべきことは「運べなくなると，どうなるか？」ということです．このように，一つひとつの作用について広げて考えていきます．すると，さらに他の関連症状まで推測することができます．

さて，治療です．鍼を持つのはまだですよ．本来，体質が陽虚であるとわかったならば，陽気を補うことを考えて，温煦作用を妨げない生活をして，弱っている脾胃に負担をかけないようにする．つまり，温かい消化の良いものを食べ，お風呂で温め，衣類にも注意するなど，生活に少し注意をしていれば，鍼灸治療が必ず必要とは限りません．

このように，患者さんからお話を聞きながら，四診で確認を取って，弁証が立ったならば，今度は，今，なぜこういう症状が出ているのかということを，術者の側からお話をさせていただきます．もちろん，患者さんは「脾陽虚ですね」ではわからないわけですから，上手にわかるようにお話をしてください．

鍼灸治療は

《主訴に対する治療／標治》＋《体質に対する治療／本治》

を組み合わせていきます．このようなインフォームドコンセントをして，患者さんの納得が得られた上で治療に入ります．話の流れで，治療の途中に，あるいは終わって着衣後に，生活上の諸注意をします．弁証さえできていれば，「お風呂

に入っていいですか」とか「何を食べてもいいですか」「運動してもいいですか」というような質問に的確に答えられるはずです.

　このように生活法を説き，足りない部分を治療で補うようにしていくのが本当の意味での中医学の治療です．しかし，頭でわかっていても，患者さんはなかなか実践に移してくれないことの方が多いものです．ですから，それを見据えて治療をしていきます．

　さて，もう一度，弁証論治の流れについてまとめましょう.

四　　診	弁　　証
①患者さんの問診を行う	→ ①八綱を決めていく 　　（特に寒熱，虚実，表裏について）
②切診や望診で確認を取っていく	→ ②気血津液の状態を考えていく
③随伴している症状を聞いていく	→ ③蔵府生理を考えてみる
④症状が起こったきっかけを聞く	→ ④病因病機を考えてみる
⑤反応点や経絡の観察を行う	→ ⑤経絡弁証を行う
	⑥証を決定し，治療原則を立てる
	⑦配穴処方，手技を決定する

① まずは，患者さんのお話を聞くところから始めます．主訴について一つひとつ問診を行いながら，脈を拾って，舌を観察し，腹部を診察します．ここまでで，まず出てきた結果を寒熱や虚実のいずれかに当てはめて八綱を成立させます．

② 次に，八綱を踏まえて気血津液の状態を考えていきます．特に，虚証であれば，気虚，血虚，陽虚，陰虚の決定をします．次に，寒熱症状があるかないかがポイントとなります．

③ さらに，詳しく随伴している症状について問診をしていきます．お話の中から該当する蔵府を探します．一つとは限りません．あれもこれもという場合は，特に主訴について関連している蔵府をまず探しましょう．そして，蔵府が決定したならば，蔵府のどの生理機能の低下が原因しているかを考えていきます．これを蔵府弁証と言います．

④ なぜ，その蔵府の機能が落ちたのか，病因について考えていきます．病因はわからないこともありますし，何をして悪くなったというのがはっきりしている場合もあります．これを病因弁証と言います．

⑤ 蔵府が決定したら，その蔵府に関係する経絡や背部兪穴，腹部募穴などの観察を行います．痛みがある場合は，一番痛い部位の確認をしておきます．これを十二経脈弁証と言います．

⑥ いろいろな弁証を組み合わせて，最終的な証を決定します．同時に，治療原則を出します．

⑦ 最後に，刺激の量と質，穴性などを考慮し，配穴処方を立て，手技を決定

します．

　中医学では四診から治療までを「理・法・方・穴（薬）・術」の順番に進めます．

　「理」は弁証を立てること，これまで述べてきたように，なぜその病が起こったのかを考え，理論の裏付けを四診に求めながら決めていきます．

　「法」とは治療原則（法則）のことです．弁証が出たら，何を補い，何を瀉すのか，治療方針を決めます．

　「方」とは処方のことです．治療原則に基づいて，鍼灸では配穴，薬では処方を組み立てていきます．

　「穴」（薬）とは配穴や薬の処方に基づき，説明をしていきます．主穴はどれか，従穴はどれか，標治と本治を考えて組み合わせ穴などを説明します．

　「術」とは手技のことです．お灸にするか，鍼にするか，鍼の補瀉などを決めます．

　これが，四診から配穴決定までの大まかな流れです．

4 臨床における注意点

　この章のはじめに，鍼灸師の武器は自分を磨くことだと書きました．診断の技術，治療の技術が素晴らしいに越したことはありません．これらを向上させる努力はし続けなくてはなりません．自分を磨くこと．それは，治療者である前に一人の人間として磨きをかけることでもあります．病院から放り出された人，転々と病院や治療院を回っている人，追い立てられるように朝，家を出てくるご老人，あるいは往診に行くと，ご家族の方は仕事に出られていて，寝たきりの方が一人でお留守番をされているところもあります．治療院の主役は我々ではなく，このような弱い立場の人々です．人の命をお預かりする仕事に係わるなら，人の痛みや弱さを分かち合い，命を真正面から受け止められる人であってほしいと思います．病気だけを理解できてもだめなのです．他人の臓器と取り替えることができるほど，現代医学は進歩しました．それでも鍼と灸しか持たない我々は医学の片隅で必要とされています．高度化し細分化した現代医学がどこかへ置き忘れてきてしまったものは何でしょうか．我々に求められているものの答えはそのあたりにありそうです．

　もう一つ，治療と同じくらい大切な仕事があります．鍼灸には，中国でも日本でも「権力による弾圧」という歴史があります．先人たちは大きな圧力の中で技術を残し，伝えてくれました．華佗や扁鵲やたくさんの医家たちがしてきたと同じ仕事を，我々が現代において引き継ぎ，次世代へ伝えていかなければなりません．「私にしかできない特別な治療」など，その人の命とともに滅びます．素晴らしい治療ほど後世に残してください．それぞれの時代を生きた医家たちの著作が，今なお輝き続けている意味を考えてみましょう．自分が努力して身につけたものは，惜しみなく後輩に与えてください．新しい感性がきっと新しい時代へつなげる仕事をしてくれます．

　人はいつの時代においてもブラックボックスです．人を人として理解する努力をしていきましょう．学問の中に哲学がある．そういう素晴らしい道を皆さんは選んだのです．陰陽五行だけが哲学ではありません．

　病人がお金に見えるようでは良い治療はできません．良い治療をしようと思うと時間もかかり，手間もかかります．家族を養い，治療院を維持しようと思うと

やっぱりお金もかかります．理想と現実の間で揺れながらも自分を磨く努力をし続けてください．

ここからは，人間として当たり前のことを述べようと思います．当たり前のことが当たり前にできる治療家になってください．中医学でいう「神」や「魂」を大切にできる人であってほしいと思います．

1 望診術で心得ておかなくてはいけないこと

1）ジロジロと必要外に見つめすぎない

今まで教科書でしか見たことのない疾患，体つき，歩行など，臨床現場では数多くの症例を目にします．特に臨床に入り始めの学生さんは，病人を見ることがあまりなかったでしょうから，珍しいものを見るような態度は厳に慎みましょう．患者さんの体つきや歩行を含めた諸動作を観察するときには，患者さんに声をかけながら，あるいは介助を行いながら意識して観察を行います．舌診などを行うときにも必ずひとこと承諾を得るようにします．

鍼灸治療を行う場合には，当然ながら患者さんに脱衣を要求することが多くなります．罹患部位，筋肉の膨隆などの変化，皮膚の状態を観察するときには，絶対に患者さんに不安や嫌悪感を与えないようにします．部位によっては見られたくないところがあることを忘れずにいてください．

当然，視覚を通じて得た情報は他者には漏らしてはいけません．皮膚がきたない，化粧が異常に分厚い，ほくろやあざがある，ケロイドや古傷の痕，大きな手術痕，時には刺青が入っていることもあります．このような患者さんは，治療に来ているのだけれども脱衣を拒否することがあります．たとえ背部兪穴が使えなくても，脱衣をせずとも，肌が出せる範囲での治療を組み立てればよいことです．無理やり脱がしたり，見たりすることのないようにしましょう．また，このような様々な患者さんの体の特徴などをスタッフ間や全く関係のない者に対して，話題としてむやみに漏らしてはいけません．守秘義務に徹してください．

2）個人的な感情を交えてはいけない

患者さんの中には，社会的な地位の高い人や，中には物品をくれる人がいます．時には，若くてきれいな人，可愛い人，かっこいい人がいます．汗だくだったり，体臭があったり，湿疹や水虫などの皮膚病があったりして，術者が触れるのに抵抗を覚えるときもあります．施術者も人間ですから，面白い話をしてくれる人の問診は長かったり，無愛想な人は早めに切り上げたり，言語障害，お年寄りなどゆっくりしか話せない人にイライラすることもあります．人間は多種多様です．できる限りいかなる人にも公平に診ることに徹します．患者さんに対して好き嫌いがあったり，それゆえに治療内容が変わるようなことは許されません．

2　聞診術で心得ておかなくてはいけないこと

1）臭いから得た情報は，患者さん本人の希望がないのに話さない

　　　　　患者さんの体臭がきつい，口臭がある，あるいは，例えば職業にかかわるような特別な臭いが認められた場合に，いきなり本人に告げると気分を害する場合があります．もともと患者さんは，口には出されなくても，ご自身が気にしていらっしゃる場合も多いのです．ただし，飲酒をして来院されたときには，酒気が漂いますので，他の患者さんの気分を害する恐れがあります．事情を話して改めて来院してくださるよう指示してください．また，飲酒している患者さんに対しては，基本的に鍼灸治療は禁忌ですので注意してください．

2）呼吸が荒かったり，患者さんの声が小さい場合には，性格などに触れてはいけない

　　　　　虚証タイプの患者さんが来院した場合には，声に力や張りがなく，聞き取り難いことがあります．イライラしてはいけません．また，このような場合に本人の性格など，込み入ったことに対する発言に気をつけましょう．

3　問診術で心得ておかなくてはいけないこと

1）患者さんから知った情報は絶対に漏らさないように

　　　　　術者には患者さんを守るための守秘義務があります．これは患者さんとの信頼関係を保つために，絶対に守らなくてはいけません．宗教，心情，尊敬する人や好きな人，好みの異性，家庭内の事情，会社での立場など，ご自分からお話しされることもあります．このようなときには，聞き手に徹して「こころ」の中を吐き出してもらうのも一つのカウンセリング効果です．また，術者側が狙ったような治療効果が出ない場合に，何かあるなと感じて，もう一度お話を詳しくお伺いすることがあります．例えば，食事はきちんと取っていると答えたはずが，拒食症で食べた後，吐き出していたとか，睡眠は取れていると答えたにもかかわらず，実は，大量の睡眠薬を服用していたというような事実が発覚することがあります．このように，術者は弁証や治療の流れの中で，結果として言いたくなかったであろう個人的な問題を暴露してしまうことがあります．このような場合，我々に信用を寄せてくださるからこそ，言いたくもなかった個人的なことまでお話ししてくださるのです．興味半分で患者さんを話題のターゲットにすることを厳に慎まなくてはなりません．信頼関係が崩れてしまっては治療効果はありません．

　　　　　また，早く良くなった患者さんと，なかなか治らない患者さんとの間に気まずい雰囲気が漂っては，また別の患者さんに影響することを忘れないようにしてください．東洋医学的な所見を公開し，必要に応じて現代医学に委ねましょう．

　　　　　患者さんは「東洋医学で治してもらう」ことを前提として鍼灸治療に来られます．そのために，患者さんには東洋医学的な所見からの治療方針を示してもらう

情報公開の権利があります．また，専門的な治療が必要となる場合には，ケースバイケースで専門医に委ねて，共同で治療を進めていきます．

2) 患者さんに対して治療方針を公開する

鍼灸治療を行う上で「何をされるのか」「何本ぐらい刺されるのか」「電気はかけられるのか」「お灸はするのか」「何のために局所から離れたところに鍼を刺すのか」．このように患者さんの不安はたくさんあります．我々は「鍼灸のプロ」であり，ゆえに患者さんは信用してくださっているわけです．たいていの場合，何をされているのかわからなくても，信頼関係という一言で，慣れるまで無言で付き合ってくださるケースが多いようです．今は昔と違って，マスコミなどで患者さんに情報が豊富に提供されている事実を知っておきましょう．鍼灸師の中には「理屈はいらない，この一発で治る！」「私を信じていればよい！」というような，お偉い態度をとる先生もいなくはないのですが，これでは患者さんの人権もあってないようなものです．できる限り手の内は公表して，患者さんが納得するインフォームドコンセントを行い，治療への同意とご協力をお願いします．

3) 不必要なことは問わない

患者さんのプライベートな問題や，生活の中にまで必要以上に入ってはいけません．越権行為は法律的にも禁止されていますので慎んでください．例えば，好きな人はいるのか，性生活は何回ぐらい，誰か憎んでいないかなど，それから子供の成長，成績の良し悪し，生活態度などに対しての，必要外の説教などには気をつけましょう．ただし，患者さんからの相談は，基本的にはできる限り聞き手に徹して，相談相手になることが望ましいと思われます．しかし万が一，それが交通事故などの裁判中や調停中の問題であったりすると，後で巻き添えをくらうことがあります．よく状況を判断して対応してください．

4　切診術で心得ておかなくてはいけないこと

1) 患者さんは術者を信頼して体に触れることを許している

鍼灸の治療を行う上で，私たちは患者さんの反応点を探って診察の一つとしています．患者さんは裸体で無防備である事実をよく知っておいてください．触れる以上は必ず「断りを入れること」を忘れずにいましょう．足の経穴，胸の経穴，背中の経穴，手の経穴など，臨床家は必要に応じて経穴の反応を探って，診断点として観察したり，治療点としているので「すみませんが」などの一言を患者さんにかけてから触れるようにしましょう．

例えば「お腹をみせてください」とか「背中を触りますよ」と一言かけるのと，いきなり触れられることとは精神的な状態に違いがあります．あまりにも目のやり場に困るようなら，大判のタオルを掛けるなどして，必要な部分だけを出して触っていきます．患者さんが女性であれば，どんなご高齢であっても，子供であってもレディーとして扱ってあげてください．男性の患者さんにも必ず「失礼しま

す」というお声かけをしましょう．男性の体は女性よりも体温が高い場合が多いです．手が冷たいと嫌がられますから，必ず温めてから触るようにしましょう．

2）強く押さえ過ぎると圧痛を起こしやすい

押すことにより発生する圧痛が，時には患者さんに不愉快な思いをさせます．たいていのツボは押すと痛いのです．反応点を押す力の加減にも工夫をしてください．左右の反応点でみるとか，上下左右を触れてみて，明らかな陥凹，索状物（さくじょうぶつ），硬結，緊張などを観察することも大切です．局所の腫れが認められて疼痛が伴っている場合にはなおさらですので気をつけたいものです．

3）冬季には必ず手を温めてから触れること

冬季は夏場と違って患者さんの体は冷えていることが多いです．このようなときに，いきなり術者が冷たい手で触れると患者さんもビックリしますので，手を温めてから患者さんに対応することを忘れないでください．

4）術者の手は清潔にしておくこと

患者さんの肉体に触れる以上は，施術者の手は清潔にしておきましょう．食事の後や，植物や薬物に触れた後には異臭が残ることがあります．衛生的な手で対応してください．手指消毒用の吹きつけ式のアルコール（ウエルパス®など）はできることなら患者さんの前でシュッとやる，オートクレーブ後の袋は患者さんの見えるところ，あるいは音の聞こえるところでビリッと破る，ディスポ鍼は患者さんの前で開封するというのは，清潔感を患者さんに印象づけるための臨床的なテクニックです．清潔感というのはとても大事ですから気をつけましょう．

5　治療に対して心得ておかなくてはいけないこと

1）消毒は厳密にする

消毒は厳密に行うこと．綿花はベタベタになり過ぎて患者さんに不快感を与えないようにしましょう．出血があった場合は止血するまで何度も綿花を替えます．肝炎をはじめ，ウイルスキャリアの患者さんがいます．自分がキャリアであることを知らない患者さんも多いです．自分を守るためにも，患者さんを守るためにも，厳守しましょう．

2）無理に深く刺すことは控えめに

解剖学的に無理に深く刺入することは避けて，刺鍼安全深度を守り，過誤を防ぎましょう．

3）患者さんの体調が著しく低下しているときには治療を避ける

肉体労働の直後や大病後の鍼灸治療は控え，治療によるショック状態を防ぎましょう．治療後帰宅してから患者さんの状態が悪くなったときに，原因が鍼灸になくても，患者さんは「はりをしたからかな」と思うことがあります．よく問診をして，脈をみて，おかしいなと思うようなら，事情を説明して「今日はやめましょう」とお断りする勇気も大切です．どうしても今日しなくてはいけない治療

などありません．また来ていただけばいいことです．上手にお断りすれば信頼関係にもつながります．私たちが相手にしているのは，かけがえのない命と肉体であることを忘れないでください．

4) リラックスした状態での治療を行う

仰臥位，伏臥位などの姿勢を長時間保つ場合には，筋肉が緊張を起こさせないようにしましょう．クッションやタオルを上手に使って体位の調節をします．背中の曲がったお年寄りや腰痛のひどい患者さんなどは，同一の姿勢を長時間とるのが苦痛な場合があります．ベッドに上がっていただく前に「うつ伏せは大丈夫ですか」など，確認をとって，一番楽な姿勢になっていただいてから治療に入りましょう．

治療中に「大丈夫ですか」「痛くないですか」「熱くないですか」というお声がけは，必要以上にすることはありません．伏臥位の患者さんは話しかけられると，かえって迷惑です．痛ければ顔をしかめたり，手足を動かしたりします．患者さんの状態を観察してわかってあげることが大切です．それから，寝てしまった患者さんは，時間の許す限り寝かせてあげましょう．抜鍼のために起きていただかなくてはならない場合は，末梢の方から静かに抜いて，少し冷たい綿花などで拭いたり，かぶせてあるタオルを動かしたりすると起きてくれます．気持ちよかったと思わせてあげるのが，治療の第一歩です．

5) 患者さんの人権を重視して丁寧な態度で望む

術者は指導的な立場ですが，常に礼節を守って粗暴さのないようにしましょう．言葉づかい，衣服のめくり方，タオルの掛け方，切皮のときの押手や鍼管の叩き方，鍼の抜き方，刺鍼前後の揉捻など，すべてにおいて丁寧に扱います．

6) 患者さんの反応を的確に認識せよ

ベッドで患者さんが気分が悪くなるなど，その他の異常な反応を見過ごさないようにしましょう．いつもと同じツボ取りでも，同じ刺激量でも，貧血などを起こすことがあります．その日によって患者さんの状態は違うものです．

7) 貴重品は個人の責任でしっかりと保管していただく

貴重品の紛失，盗難が起きないよう，患者さん自身の自己管理をお願いします．患者さんの希望で保管を要請されたときには，必ず第三者を交えて確認をしましょう．「ここに入れてください」というように，患者さん本人に入れていただき，なるだけ術者は貴重品に触れないようにします．

8) カルテには情報を漏らすことなく書き込むこと

四診より得た情報はカルテに詳細に記入し，経過，治療方法，配穴なども書き込んでおきましょう．患者さんが話された言葉は，できるだけ患者さんの言葉で書きます．痛みの表現などは人それぞれです．医師の診断があった場合には，その情報も書き込んでおきます．

9) 術者の体調不良は施術時の判断ミスにつながる

術者の体調不良，あるいは身体上に疾患が発生した場合には，施術は中止しましょう．まず，自分の体調に気をつけることは臨床家として基本中の基本です．

二日酔いや食べ過ぎによる体調不良，下痢や頭痛，女性であれば生理痛など病気でなくても調子が悪いときにはミスも多くなります．ちょとした判断ミスで刺入深度，施灸時の事故，抜鍼忘れなど，場合によっては医療紛争となることもあります．気をつけましょう．

ちょっとした風邪でも，自分は大丈夫でも患者さんに移してしまうことがあります．逆に，自分の体力が落ちているときに，患者さんから風邪を移されることもあります．肺炎，結核となればなおさら厄介です．開業をしていると休むことは勇気が要りますが，そういうことがないように普段からの心がけが大切です．

10) 国の違い，人種の違いなどによる鍼灸治療の拒否はできない

人種間，社会的地位などによって，鍼灸治療を望む者を拒否することは倫理上許されませんので，気をつけましょう．お国の文化の違いで，患者さんのおっしゃっていることの理由がわからないときには素直に「なぜですか」と尋ねてみましょう．お互いの理解が大切です．

11) 眼球部，会陰部，睾丸への刺鍼は避ける

一般的に使用頻度の低い経穴は，患者さんの不安感を誘うので気をつけましょう．特に眼部への刺鍼は，内出血が起こりやすいです．眼球やその他の組織損傷を引き起こさないようにしましょう．顔面部の内出血は特に目立ちますから，無理に刺鍼することのないようにしましょう．

12) 清潔感と整理整頓に気をつけよう

シーツの血痕や，黄ばんだタオル，ほこりだらけのスリッパ，整理の行きとどいていない鍼具などは衛生的なイメージを損なうので，常に整理整頓，清潔を心がけるようにしましょう．術者が汗をかいていたり，手が汗ばんでいたり，汚れた白衣を着ていたのでは，患者さんに不快感を与えます．それから，平日の食べ物には気をつけておかないと，翌日，口臭が残ります．昼食のラーメン，カレーなども要注意です．口臭は自分で気がつかないことが多いです．診療前に歯磨きをするなど工夫しましょう．

第2章 中医学用語を克服しよう！

A. 基礎理論に関係のある用語

1. 気血津液
2. 蔵　　象
3. 病　　因
4. 病　　機
5. 防治原則
6. 経　　絡

A. 基礎理論に関係のある用語

気血津液

本章で学ぶ内容

　気血津液は人間のあらゆる機能を促進させる活力源です．肉体的には，蔵府を栄養したり，筋肉や皮膚を潤したり，骨格をしっかりとさせたりします．精神的には，脳に血を送って働きを促し，精神状態の安定をはかります．

　また，車のガソリンや，ラジエーターの水のような生理的な潤滑油としても働いています．身体を発育させ，関節を滑らかに動かし，呼吸運動や心拍，さらには消化，吸収，排泄などの生理活動も気血津液によって助けられています．

　この項目では，これらの生成，運行，働き，さらには気血津液相互間の関係や蔵府との関係をまとめます．

I 気

知っておこう‼
気の概念

①気は自然万物の基礎となる物質であり，それらを構成し，活動を支える基本物質である．
②人間も自然万物の一員である．気は人体を構成し，生命活動を維持している基本物質である．

I 該当するものを一つ選びなさい.

1 中医学理論において気の基本概念はどれか.

A. 人体の生理機能を表すもの
B. 世界を構成する基本物質
C. 人体を構成する基本物質
D. 人体の生命活動を維持する営養物質
E. 人体を構成し，かつ人体の生命活動を維持する最も基本となる物質

● Wang Point
気はエネルギーとして働き，生命活動を活発にして，体内の新陳代謝と関わります.

解答　E

気の生成

①気は先天の精，水穀の精気と自然界の精気（二つ併せて後天の精という）の三つが結合してつくられる.
②気の生成の基本条件
・源である先天の精，水穀の精気，自然界の精気が充足していること.
・蔵府が正常に機能していること. 特に肺，脾胃，腎の生理機能に関係している.

1 気の生成と密接な関係のある蔵府はどれか.

A. 心肝脾　　B. 肺肝腎　　C. 肺脾腎
D. 心肺腎　　E. 肝脾腎

解答　C

● Wang Point　後天の精，先天の精，天空の気が交わって，いろいろな種類の気が作られています.

2 体の機能を発現させる中心となっているのはどれか.

A. 脾胃　　B. 心腎　　C. 肺肝　　D. 脾腎　　E. どれでもない

解答　A

● Wang Point　原気（元気），宗気，営気，衛気すべてに関係するのは後天の精であることから考えてみます.

3 気の生成にはあまり関わっていない蔵府はどれか.

A. 心　　B. 肺　　C. 脾　　D. 胃　　E. 腎

解答　A

● Wang Point　後天の精，先天の精，天空の気のどれにも関係していない蔵府を考えてみます.

気の運動

①気の運動のことを気機という.
　気は止まることなく全身の蔵府，経絡，組織，器官を流れ，活動を発現し維持する.
②気の運動は昇・降・出・入が基本である.

③気の運動には特に肺，脾胃，腎が関係している．
④気の運動の障害を気機不暢という．
- 気滞…局部に滞りができ，気の運動が阻害された状態．
- 気逆…気の運動が必要以上に上昇している状態．
- 気陥…気の運動が必要以上に下降している状態．
- 気結…気が運動しなくなった状態．気鬱ともいう．
- 気閉…全く運動していない状態．

1 気の運動を阻害したり，運動できていないことを総称して何というか．

A. 気機不暢　B. 気結　C. 気閉　D. 気逆　E. 気虚

解答　A

2 気が動かず結びついたことを何というか．

A. 気逆　B. 気陥　C. 気結　D. 気滞　E. 気脱

解答　C

☯ **Wang Point**　例えば便秘のことを"大便秘結"といいますが，気が気結すると同じように"流れがつまる"現象が起こります．

3 気の動きが失調して起こるのはどれか．

A. 気逆　B. 気陥　C. 気滞　D. 気結　E. すべて起こる

解答　E

☯ **Wang Point**　気の働きが止まる，流れが悪くなる，昇降出入ができなくなるなど，いろいろな状態を考えてみましょう．

4 蔵府の気が昇降するのに最も重要な蔵府の組み合わせはどれか．

A. 心肝腎　B. 肺脾腎　C. 脾肝肺
D. 肺肝胃　E. 心肝肺

解答　B

☯ **Wang Point**　粛降と宣発作用が中心に起こります．

知っておこう！ 気の種類
気はその働きや，分布部位によって，いくつかの種類に分けられる．
①原気（元気）　②宗気　③営気（中気，胃気，穀気，谷気）　④衛気

◆◇◆ 原気（元気）

1 人体の生命活動の原動力となるものはどれか．
　　A．営気　　B．衛気　　C．原気（元気）
　　D．宗気　　E．穀気（谷気）

解答　C

🜂 Wang Point　気の根本です．

2 蔵府の気や経絡の気の基礎となっているのはどれか．
　　A．原気（元気）　B．宗気　　C．営気　　D．衛気　　E．中気

解答　A

🜂 Wang Point　蔵気も経気もその基礎は一つです．

3 人体の成長や発育を促進し，蔵府を動かし，一切の生命活動の原動力になっている気はどれか．
　　A．原気（元気）　B．宗気　　C．営気　　D．衛気　　E．谷気

解答　A

🜂 Wang Point　腎と関係している気です．

4 生命物質の根源である，腎に納められている気はどれか．
　　A．宗気　　B．原気（元気）　　C．衛気　　D．中気　　E．営気

解答　B

🜂 Wang Point　「肺は気の主，腎は気の根」といわれます．

5 "元気の根"とはどれか．
　　A．脾　　B．胃　　C．肝　　D．腎　　E．三焦

解答　D

🜂 Wang Point　腹診で下腹部（臍下丹田）を触る根拠です．

6 原気（元気）は何によって化生されるか．
　　A．腎の精気　　B．水穀の精気　　C．先天の精
　　D．後天の精　　E．飲食した水穀

解答　A

🜂 Wang Point　原気は先天の精を材料に，腎の精気によって変化して原気になります．

7 原気（元気）が運行する上で正しいものはどれか．
　　A．十二経脈だけに流れる
　　B．奇経八脈だけに流れる

C. 血脈だけに流れる
D. 三焦の働きにより経絡を介して全身に注ぐ
E. 督脈と任脈だけに流れる

解答　D

🌀 Wang Point

元気の分布については「…頼三焦循行全身．…」（三焦を頼って全身を循行する：三焦によって全身をめぐる）という記述があったり，「…通過三焦循行全身．…」（三焦を通って全身を循行する：三焦は元気の通り道である）という記述があったりします．これは，古典の文章をどう解釈するかによって違ってきているわけです．参考文献をあげておきます．皆さんはどう解釈をしますか．自分はどういうふうに捉えるか考えてみるのも学問の楽しさです．

『難経』三十一難
「…三焦者，水穀之道路，気之所終始也．…」（三焦は水穀の道路であり，気の終始する所なり．）
『難経』三十八難「…三焦…有原気之別焉，主持諸気，…」（三焦は原気の別ありて，諸気を主持する）
『難経』六十六難
「…三焦者，原気之別使也．主通行三気，経歴於五蔵六府．原者，三焦之尊号也．故所止輒為原，五蔵六府之有病者，皆取其原也．」
（三焦は原気の別使なり．三気を通行し，五蔵六府に経歴することを主る．原は三焦の尊号也．故に止まるところを原となし，五蔵六府に病のある者，みなその原を取るなり．）

◆◇◆ 宗　気

1 自然界の精気と水穀の精気を主要な組成としている気はどれか．

A. 原気（元気）　B. 宗気　C. 営気　D. 衛気　E. 中気

解答　B

🌀 Wang Point　胸中で作られます．

2 水穀の精気と天空の清気からできるものはどれか．

A. 元気　B. 営気　C. 宗気　D. 衛気　E. 中気

解答　C

3 宗気の生成はどの蔵と関係があるか．

A. 肺脾　B. 肺心　C. 肺腎　D. 肺肝　E. 脾腎

解答　A

🌀 Wang Point　昇清作用の特徴が関係しています．

4 宗気の集まるところはどこか．

A. 気道　B. 咽喉　C. 胸中　D. 気海（気街）　E. 臍下

解答　C

5 胸中に集まり，上は気道を走り，下は気街に注ぐ気はどれか．

A. 原気（元気）　B. 宗気　C. 営気　D. 衛気　E. 肺気

解答　B

> ☯ **Wang Point** 『霊枢』海論篇に，前胸部，両乳間のあたりを膻中と総称し，膻中は気海（＝気街）である，とあります．これが経穴名に膻中という名前が付いた由来です．胸中に集まる宗気は肺の呼吸作用を助けることで心の推動作用を助けています．

6 「上気海」とはどこのことか．

　A．気道　　B．膻中　　C．丹田　　D．心　　E．肺

解答　B

> ☯ **Wang Point** 上気海（＝膻中），中気海（＝気海），下気海（＝関元）という呼び方があります．

7 声や呼吸の強弱に関係する気はどれか．

　A．営気　　B．衛気　　C．宗気　　D．原気（元気）　　E．穀気

解答　C

8 具体的に呼吸運動を行い，血行を促進させている気はどれか．

　A．心気　　B．肺気　　C．宗気　　D．営気　　E．衛気

解答　C

> ☯ **Wang Point** 宗気は上焦に分布し，心肺の活動を支えている気です．呼吸運動を行い，心拍動を規則正しく行わせることで血行促進に関与しています．

9 臨床上「虚里」の拍動を観察すると盛衰がわかる気はどれか．

　A．中気　　B．営気　　C．衛気　　D．原気（元気）　　E．宗気

解答　E

> ☯ **Wang Point** 虚里の動とは心尖部の拍動を意味します．腹診をするときに確認する項目ですね．

10 どれが失調すると血行瘀滞が発生するか．

　A．営気　　B．衛気　　C．宗気　　D．中気　　E．穀気

解答　C

◆◇◆ 営気（栄気）

1 全身を営養し血液を化生する作用を持つ気はどれか．

　A．原気（元気）　　B．営気　　C．宗気　　D．衛気　　E．穀気

解答　B

> ☯ **Wang Point** 後天の精から得られる陰の気のことをいいます．血の成分として全身を流れ，身体を養っています．

2 営気はどこを通って全身に送られるのか．

　A．十二経脈　　B．十二経別　　C．十四経脈
　D．十五別絡　　E．任脈と督脈

解答　C

☯ Wang Point 全身を栄養している気のことです．

3 営気の生理機能は何か．

A．血液の構成成分である　B．体温調節をしている
C．蔵府を温煦している　　D．外邪を防衛している
E．生命活動の原動力となっている

☯ Wang Point
営血ともいわれています．

解答　A

4 営気と衛気の共通する作用はどれか．

A．源が同じである
B．性質が同じである
C．特徴が同じである
D．同じ場所にある
E．同じ働きをする

☯ Wang Point
脾で作られています．

解答　A

5 営衛の働きの区別が説明できていないものはどれか．

A．脈中を行くものと脈外を行くもの
B．清柔なものと強剛なもの
C．内を守り，陰に属するものと，外を衛るものと陽に属するもの
D．腠理を営養するものと，腠理の開閉を主るもの
E．どれでもない

解答　D

◆◇◆ 衛　気

1 一般に防衛という特性を持つ気はどれか．

A．営気　B．衛気　C．原気（元気）　D．宗気　E．中気

解答　B

☯ Wang Point 後天の精から得られる陽の気のことをいいます．体表で活動している気です．

2 睡眠中でも身体を守るために働いている気はどれか．

A．衛気　B．宗気　C．中気　D．原気（元気）　E．営気

解答　A

☯ Wang Point 外邪の進入を防ぐ働きをしています．

3 肺が主っていて，肺と密接な関係のある気はどれか．

A．宗気　B．穀気　C．衛気　D．原気（元気）　E．営気

解答　C

4 昼は陽を行き，夜は陰を行く気はどれか．

　A．原気（元気）　B．真気　C．営気　D．衛気　E．宗気

解答　D

5 蔵府を温煦し，皮毛を潤し，毛穴の開閉をしている気はどれか．

　A．原気（元気）　B．宗気　C．営気　D．衛気　E．肺気

解答　D

6 腠理の開閉に働く気はどれか．

　A．原気（元気）　B．宗気　C．営気　D．衛気　E．中気

解答　D

🌓 **Wang Point**　衛気は，外邪の進入を防ぐ働きのほかに，肺の宣発作用により汗を出したり，毛穴を閉じて体温を保たせたりして，体温調節に関わっています．

知っておこう！ 気の作用

気にはいろいろな作用がある．これらが失調するといろいろな病理現象を引き起こし，病の原因となる．
①推動作用　②温煦作用　③防衛作用
④固摂作用　⑤気化作用　⑥営養作用

---

1 蔵府や経絡の活動を活発にしている気の作用はどれか．

　A．温煦作用　B．推動作用　C．防衛作用
　D．固摂作用　E．気化作用

解答　B

🌓 **Wang Point**　気には五つの作用があります．営養作用を加えて六つとすることもあります．いずれにしても，中医学の人体に対する考え方の基本です．

2 体内の液体物質を漏らさないように運行するのは気のどの作用か．

　A．推動と温煦　B．防衛と固摂　C．推動と固摂
　D．気化と推動　E．気化と温煦

解答　C

3 人体の成長や発育に影響したり，老化を早めてしまうのは，気のどの機能の失調が原因と考えられるか．

　A．推動作用　B．温煦作用　C．防衛作用
　D．固摂作用　E．気化作用

解答　A

☯ Wang Point　身体は気血津液が全身をめぐり滋養されることで健全な働きを行います．この機能が消失すると，早老化現象が起こりやすくなります．

4 風邪を引きやすいのは気のどのような機能が下がったことを表しているか．

　　A．推動作用　　B．温煦作用　　C．防衛作用
　　D．固摂作用　　E．気化作用

解答　C

5 悪寒がして，温かいことを好む．気のどの機能が失調しているか．

　　A．推動作用　　B．温煦作用　　C．防衛作用
　　D．固摂作用　　E．気化作用

解答　B

☯ Wang Point　陽虚のときに減退する作用です．

6 血液が脈外へ漏れないようにしているのは気のどの作用か．

　　A．推動作用　　B．温煦作用　　C．防衛作用
　　D．固摂作用　　E．気化作用

解答　D

7 自汗，出血，遺精などの症状がある．気のどの機能が減退したのか．

　　A．推動作用　　B．温煦作用　　C．防衛作用
　　D．固摂作用　　E．気化作用

解答　D

☯ Wang Point　「固摂」とは「漏れ出すことを止める」という仕事のことです．従って「漏れ出る症状」が続くときは，この作用が減退しています．

8 気の固摂作用に関係のないものはどれか．

　　A．出血を抑制する　　　B．汗が出過ぎないようにする
　　C．おりものを抑制する　D．尿が出過ぎないようにする
　　E．五蔵の位置がずれないようにしている

解答　E

9 気は血を固摂している．最も関係のある蔵府はどれか．

　　A．心　B．肝　C．脾　D．肺　E．腎

解答　C

☯ Wang Point　固摂作用には脾蔵象が大きく関わっていることを理解しましょう．

10 蔵府の働きによって物質が汗や尿に転化される過程では，気のどのような作用が関係しているか．

    A．推動作用　　B．温煦作用　　C．防衛作用
    D．固摂作用　　E．気化作用

解答　　E

11 津液の代謝異常の病変を起こすのは，気のどの作用が失調したものか．

    A．推動作用　　B．温煦作用　　C．防衛作用
    D．固摂作用　　E．気化作用

解答　　E

12 気の作用でないものはどれか．

    A．推動　　B．防衛　　C．固摂　　D．気化　　E．滋潤

解答　　E

Ⅱ 血

知っておこう！ 血の概念
①血は営養に富んだ滋潤作用のある赤い液体である．
②脈内を行き，全身を循環し，蔵府や体の四肢末節にまで営養物質を提供する生命活動を支える基本物質である．

知っておこう！ 血の生成
①血は津液と営気（水穀の精微）から作られる．
②主として血の生成には，後天の精を扱う脾胃が関わっている．

1 血液を化生するのに最も基本となる物質はどれか．

    A．営気　　B．腎精　　C．津液　　D．水穀　　E．水穀の精微

解答　　E

2 血の生成と最も密接に関係する蔵府はどれか．

    A．肝　　B．心　　C．脾　　D．肺　　E．腎

解答　　C

☯ Wang Point　飲食物から取り出された後天の精から作られます．血の材料は津液と営気です．

3 血液の生成に深く関係している組み合わせを選べ．

　　A．脾胃　　B．心肝　　C．肺腎　　D．心肺　　E．脾肝

解答　A

> **知っておこう！**
> **血の循環**
>
> ①血は脈管の中を漏れることなく全身に輸布される．
> ②血が正常に運行される条件
> 　・血液が充足していること
> 　・脈管中に滞りがなく，通暢されていること．
> 　・各蔵府の生理機能が正常であること．
> 　特に，心，肺，肝，脾の働きと密接に関係している．

1 血液を動かしている基本となる動力はどれか．

　　A．心気　　B．肺気　　C．中気　　D．肝気　　E．脾気

解答　A

☯ **Wang Point**　推動作用を促すポンプです．

2 血液の運行に最も密接に関わっているのはどれか．

　　A．心　　B．肺　　C．脾　　D．肝　　E．腎

解答　A

3 血の流れが悪いことと直接関係しないものはどれか．

　　A．心　　B．肺　　C．脾　　D．肝　　E．腎

解答　E

☯ **Wang Point**　腎は納気を主る．腎は気の倉庫です．

4 血液の正常運行に必要ではないのはどれか．

　　A．心気の充実　　　　B．充分な血液量
　　C．脈道の通暢　　　　D．三焦の通利
　　E．肺肝脾の正常な機能

解答　D

> **知っておこう！**
> **血の作用**
>
> ①血は全身の蔵府や組織を営養し滋潤する．
> ②血は神志の活動の主要な基礎物質である．

1 脳を滋養し，精神活動の基礎となる主要な物質はどれか．

A. 精　B. 気　C. 血　D. 津　E. 液

解答　C

🌓 Wang Point　精神も営養されなければ正常な活動ができません．

2 蔵府を滋養し，精神を安定させ，顔の色艶を保つのに関わっているのはどれか．

A. 精　B. 気　C. 血　D. 津液　E. 水穀の精微

解答　C

知っておこう！ 血と津の関係

①気は血の帥である．
- 気能生血…営気は血を生成する源となる．
- 気能行血…気の推動作用は血が循行する動力になる．
- 気能摂血…正常な血液循環を統摂している．

②血は気の母である．
- 血能生気…血は気を生成するための営養を供給している．
- 血能載気…血は気に守られて全身をめぐっている．

---

1 「気は血の帥，血は気の母」といわれる関係を表しているのはどれか．

A. 先天と後天　B. 性質と分布　C. 生化と運行
D. 効能と成分　E. どれでもない

解答　C

🌓 Wang Point　血を作って推動を行っています．

2 出血症状の治療のとき，補気を用いる根拠となる理論はどれか．

A. 気は血を生成することができる（気能生血）
B. 気は血を動かすことができる（気能行血）
C. 気は血を固摂することができる（気能摂血）
D. 血は気と共に動いている（血能載気）
E. 血は気を養っている（血能養気）

🌓 Wang Point
血を漏らさないようにする働きです．

解答　C

3 大出血のとき，治療原則として益気固脱（気をふやして固める）を用いる根拠となる理論はどれか．

　　A．気は血を生成することができる（気能生血）
　　B．気は血を動かすことができる（気能行血）
　　C．気は血を固摂することができる（気能摂血）
　　D．血は気と共に動いている（血能載血）
　　E．血は気を生成することができる（気能生気）

解答　C

4 血虚症の治療のとき，益気（気をふやす）を考える根拠となる理論はどれか．

　　A．気は血を生成することができる（気能生血）
　　B．気は血を動かすことができる（気能行血）
　　C．気は血を固摂することができる（気能摂血）
　　D．血は気と共に動いている（血能載気）
　　E．血は気を生成することができる（血能生気）

解答　A

5 瘀血症の治療のとき，補気して行気（気を動かす）することを考えた．根拠となる理論はどれか．

　　A．気は血を生成することができる（気能生血）
　　B．気は血を動かすことができる（気能行血）
　　C．気は血を固摂することができる（気能摂血）
　　D．血は気と共に動いている（血能載気）
　　E．血は気を生成することができる（血能生気）

◐◐ Wang Point
推動作用を促します．血を巡らせることです．
気の滞りで発生しますので流れを促進させます．

解答　B

6 気逆が起こり吐血した．生理的理論はどれか．

　　A．気は血を生成することができる（気能生血）
　　B．気は血を動かすことができる（気能行血）
　　C．気は血を固摂することができる（気能摂血）
　　D．血は気と共に動いている（血能載血）
　　E．血は気を養っている（気能養気）

◐◐ Wang Point
気の逆流する現象により発生します．

解答　B

III 津液

津液の概念

① 津液は人体の正常な水液の総称である．
② 津は陽性の水分であり，主として体表の皮膚や孔竅などに分布する．
③ 液は陰性の水分であり，主として，骨や髄，脳，蔵府などを潤している．

1 体表の皮膚や孔竅に散布され，滋潤しているものはどれか．

A. 精　B. 気　C. 血　D. 津　E. 液

解答　D

🌓 **Wang Point**　津とは陽性の水分をいいます．

2 脳髄を栄養し，関節を滑らかに動かす主要な物質はどれか．

A. 精　B. 気　C. 血　D. 津　E. 液

解答　E

🌓 **Wang Point**　液とは陰性の水分をいいます．

3 液が注ぎ込む部位ではないのはどれか．

A. 蔵府　B. 関節　C. 孔竅　D. 脳　E. 髄

解答　C

🌓 **Wang Point**　現在では津液と一言で表すことが多いですが，本来は病証に応じて区別して用いられる言葉です．厳密には津と液の働きは違います．関節に流れるもの，体表面を潤すもの，五蔵内に流れるものなど，しっかりと区別しておきましょう．

4 津の散布がされない主要な部位はどれか．

A. 皮膚　B. 孔竅　C. 肌肉　D. 関節　E. 血脈

解答　D

5 津液の働きではないものはどれか．

A. 外邪より体を防衛している
B. 血液の原料になる
C. 代謝により生まれた物質である
D. 気によって全身に運ばれる
E. 体の陰陽の平衡を調整している

解答　A

第2章 中医学用語を克服しよう（A．基礎理論に関係のある用語）

> **知っておこう！ 津液の生成**
>
> 津液（しんえき）は飲食物を中の水分が脾胃，小腸，大腸を通過しながら吸収されたものである．

1 津液の生成にはあまり関わっていない蔵府はどれか．

A．脾　　B．胃　　C．肺　　D．小腸　　E．大腸

解答　C

☯ **Wang Point**　肺は「水液輸布」には関係しますが，生成にはあまり関与していないですね．

> **知っておこう！ 津液の代謝**
>
> 1）津液の輸布
> 　津液の輸布には，脾の運化，肺の粛降，腎の主水，三焦水道を通り，全身に散布される．
> 2）津液の排泄
> 　津液は汗，尿，呼気，大便などに変えられ排泄される．

> **知っておこう！ 津液の働き**
>
> ①津液は（厳密にいうと津と液）皮膚や孔竅を潤し，蔵府，骨髄，脳髄，関節などを滋養する．
> ②血の基本成分の一つとなり，血に化生する．
> ③体の陰陽バランスを調節する．
> ④代謝の結果，いらないものを汗や尿に変えて排泄する．

1 津液の輸布は蔵府の総合作用によって行われる．関係している蔵府はどれか．

A．心肝脾肺　　B．心肝腎三焦　　C．肺脾腎三焦
D．肝肺腎三焦　　E．脾腎心三焦

解答　C

2 人体において水液代謝を主っている蔵府はどれか．

A．肺　　B．脾　　C．腎　　D．三焦　　E．膀胱

解答　C

3 津液の輸布に最も関係のない蔵府はどれか．

A．肝　　B．心　　C．脾　　D．肺　　E．腎

解答　B

1 気血津液

4 津液が輸布される主要な通り道はどれか．

A. 脈管　B. 経絡　C. 腠理　D. 三焦　E. 分肉

解答　D

☯ Wang Point　古くは水液の通路として役割を果たしていました．『素問』と『霊枢』に出てきます．

5 津液が排泄される経路と関係のないものはどれか．

A. 汗　B. 尿　C. 大便　D. 呼気　E. 嘔吐物

解答　E

6 津液の範疇に属さないものはどれか．

A. 涙　B. 涎　C. 胃液　D. 腸液　E. 水湿

解答　E

☯ Wang Point　水湿は停滞した津液から内生してきます．

知っておこう！　津液と気の関係

①気能生津…津液を作るために蔵府を正常に動かしている．
②気能行津…気は津液の輸布，排泄の動力となっている．
③気能摂津…気は津液が漏れ出ないように統摂している．

---

1 臨床において，行気と利水を同時に行う場合の根拠となる理論はどれか．

A. 気は津液を生成することができる（気能生津）
B. 気は津を動かすことができる（気能行津）
C. 気は津を固摂することができる（気能摂津）
D. 津は気と共に動いている（気能載津）
E. どれでもない

☯ Wang Point
流れを促進させることを目的に行います．

解答　B

2 臨床において，多汗，漏汗を治療する場合に用いられる補気の根拠となる理論はどれか．

A. 気は津液を生成することができる（気能生津）
B. 気は津を動かすことができる（気能行津）
C. 気は津を固摂することができる（気能摂津）
D. 津は気と共に動いている（気能載津）
E. どれでもない

☯ Wang Point
固摂作用を促進させます．

解答　C

3 津液を生成する基礎物質であり，動力にもなるものはどれか．

A. 気　　　B. 水穀　　　C. 水飲
D. 水穀の精気　　E. どれでもない

解答　A

🔵 Wang Point　気のどの作用が関係するか理解しましょう．

4 気が津液を固摂できずに起こる症状の範疇に入らないものはどれか．

A. 多汗　B. 多尿　C. 漏汗　D. 遺尿　E. 遺精

解答　B

🔵 Wang Point　津液に属するものと属さないものをしっかりと区別しておきましょう．

5 「奪血した者は無汗である」の生理的理論はどれか．

A. 肝腎同源　B. 乙癸同源　C. 津血同源
D. 精血同源　E. どれでもない

解答　C

6 血と津液に共通する作用はどれか．

A. 滋潤と営養作用
B. 精神活動の基礎物質を作る
C. 体の陰陽平衡を調節する
D. 代謝により生まれた物質である
E. どれでもない

解答　A

7 「痰を治療するには気を治療すればよい」の根拠となる理論はどれか．

A. 気は津液を生成することができる（気能生津）
B. 気は津を動かすことができる（気能行津）
C. 気は津を固摂することができる（気能摂津）
D. 津は気と共に動いている（気能載津）
E. どれでもない

🔵 Wang Point
祛痰を治療原則に考えます．

解答　B

II 該当するものを二つ選びなさい．

1 気の主要な源はどこか．

A. 先天の精気　B. 後天の精気　C. 陰陽の精気
D. 五行の精気　E. 天地の精気

解答　A・B

2 気の生成過程において重要な働きをする蔵府はどれか.

　　A. 心　　B. 肺　　C. 脾　　D. 胃　　E. 腎

　　　解答　　C・D

3 人体の気が生成される主要な条件はどれか.

　　A. 蔵府の機能が正常であること
　　B. 源となる物質が充足していること
　　C. 精気が充足されていること
　　D. 血液が充足されていること
　　E. 津液が充足されていること

　　　解答　　A・B

4 気機の昇降に関わっているのはどれか.

　　A. 肝　　B. 胆　　C. 脾　　D. 胃　　E. 腎

　　　解答　　C・D

　☯ **Wang Point**　昇清作用と降濁作用を併せて昇降作用といいます.

5 気の運動ができずに結聚したものはどれか.

　　A. 気滞　　B. 気逆　　C. 気鬱　　D. 気結　　E. 気脱

　　　解答　　C・D

　☯ **Wang Point**　気滞とは気の流れが悪くなること. 気鬱や気結は気の流れが停止してしまった状態です.

6 陰と陽の関係にあるのはどれか.

　　A. 原気(元気)　　B. 宗気　　C. 営気　　D. 衛気　　E. 中気

　　　解答　　C・D

7 原気(元気)を充足するのに必要なのはどの蔵府の気か.

　　A. 心気　　B. 肝気　　C. 脾気　　D. 肺気　　E. 胃気

　　　解答　　C・E

　☯ **Wang Point**　腹が減っていたのでは力が出ないよね.

8 宗気(そうき)の主要な組成はどれか.

　　A. 腎中の精気　　B. 水穀の精気　　C. 自然界の精気
　　D. 蔵府の精気　　E. 先天の精気

　　　解答　　B・C

　☯ **Wang Point**　天地の気が混じり合って作られます.

第2章 中医学用語を克服しよう（A．基礎理論に関係のある用語）

9 宗気が生成されるのに関係する蔵府はどれか．

A．心　B．肝　C．脾　D．肺　E．腎

解答　C・D

10 宗気の主要な働きはどれか．

A．言語を主る　　　　B．体を温煦する
C．心の拍動を調節する　D．気道を保ち呼吸を行う
E．心脈に気血を送る

解答　D・E

11 宗気の分布と密接な関係がある蔵府はどれか．

A．心　B．肝　C．脾　D．肺　E．腎

解答　A・D

12 血の生成の過程で主要な働きをする蔵府はどれか．

A．心　B．肺　C．脾　D．腎　E．胃

解答　C・E

13 血液の組成成分はどれか．

A．原気（元気）　B．宗気　C．営気　D．精　E．津液

解答　C・E

14 血の生成と運行に関係する気の作用はどれか．

A．推動作用　B．温煦作用　C．防衛作用
D．気化作用　E．固摂作用

解答　A・D

15 血液を正常運行しているのは，気のどのような協調作用によるものか．

A．推動作用　B．温煦作用　C．防衛作用
D．固摂作用　E．気化作用

解答　A・D

16 血液を正常運行させるために働く重要な因子はどれか．

A．心は血脈を主る　B．肝は蔵血を主る
C．脾は統血を主る　D．肺は百脈を調節する
E．腎は封蔵を主る

🌓 Wang Point
コントロールする働きと貯蔵する働きがありますよね．

解答　B・C

17 津液の生成と輸布に関係する気の作用はどれか.

　　A. 推動作用　　B. 温煦作用　　C. 防衛作用
　　D. 気化作用　　E. 固摂作用

解答　A・D

18 津液の排泄調節に関係する気の作用はどれか.

　　A. 推動作用　　B. 温煦作用　　C. 防衛作用
　　D. 気化作用　　E. 固摂作用

解答　A・E

19 出血症を治療するとき, 補気を用いるのはなぜか.

　　A. 気は血を生成することができる（気能生血）
　　B. 気は血を動かすことができる（気能行血）
　　C. 気は血を固摂することができる（気能摂血）
　　D. 津は気と共に動いている（気能載血）
　　E. 血は気を養うことができる（血能養気）

● Wang Point
止血を行って血を補充していきましょう.

解答　A・C

20 瘀血を形成するのはどれか.

　　A. 気逆　　B. 気陥　　C. 気滞　　D. 気脱　　E. 気虚

解答　C・E

● Wang Point　瘀血は, めぐりが悪くなって起こるものと, 蔵府の機能低下によって起こるものがあります.

21 気と血の関係を概括している言葉はどれか.

　　A. 気は血の帥である
　　B. 血は気の母である
　　C. 気は血を生成できる（気能生血）
　　D. 血は気と共に動いている（血能載気）
　　E. 血は気を養うことができる（血能養気）

解答　A・B

Ⅲ ○×で答えなさい.

1 気血津液学説は人体を構成している基本物質の生成, 輸送, 排泄を研究した学説である.

解答　×

2 気血津液は蔵府の生理作用の産物であり, 蔵府を動かす基礎物質である.

解答　○

3 人体を構成する基本物質は気, 血, 津液の三つだけである.

解答　×

ヒント　先天の精を忘れないでほしい.

		解答
4	気の運動が生み出す気の生理のことを気機という．	×
5	天空の気とは自然界の清気のことである．	○
6	気の固摂作用は体内の陰液を保護している．	○
7	衛気は先天の精が化生したものである．	×
8	気化とは気が昇降出入する運動のことである．	×
9	精，血，津液は気が気化したものである．	○
10	五蔵の精気は精神活動の基礎物質になる．	○
11	後天の精気とは飲食物から得られる精である．	○
12	脾胃は気機の昇降の中枢である．	○
13	気が昇降浮沈の運動ができずに結聚したものを気滞という．	×
14	原気（元気）の根は腎にあり，脾胃とは無関係である．	×
15	原気（元気）は命門の水，命門の火の両方と関係がある．	○
16	原気（元気）は三焦を通って全身に流布される．	○
17	原気（元気）は腎の精気が化生したものであり，水穀の精気に培育されている．	○
18	蔵府の気は蔵府の機能や活動を維持する基礎物質である．	○
19	宗気は自然界の精気と先天の精気が結合してつくられる．	×
	💡ヒント　昇清作用	
20	気血の運行と呼吸の二つの働きには営気が作用している．	×
21	宗気の生成と心肺脾の三蔵は密接に関係している．	×
22	脾肺の働きは宗気の生成に直接関係している．	○

		解答
23	営気と衛気の大きな区別は営気は脈外を行き，衛気は脈中を流れることである．	×
24	営気は十二経脈を通って全身へ送られ，五蔵を貫き六府に絡している．	×
25	営気と衛気は共に後天の精からつくられる．	○
26	水穀の精微は営気を生成する重要な基礎物質である．	×
27	生命物質の中で最も基本的で，最も重要なものは営気である．	×
28	血は人体の精神活動の主要な基礎物質である．	○
29	脾の統血作用と肝の蔵血作用は血液を固摂し，貯蔵する重要な要素である．	○
30	血や津液が生成される過程で，気の推動作用と気化作用は密接に関係している．	○
31	血の生成と肺は無関係である．	×
32	血液は肝に帰蔵するので，肝は血府と呼ばれる．	×
33	宗気は膻中に集まる．	○
34	営気と衛気が正常に協調していると「昼は働き，夜は寝る」ことを維持できる．	○
35	気の推動作用だけが血液の正常運行を維持できる．	×
36	気の固摂作用は血や津液などの液体物質の正常な運行と排泄に関係している．	○
37	気は血を動かしてしまうので，臨床上，出血症の治療のときには補気をしてはいけない．	×
38	人体の中で最も基本であり，最も重要な気は水穀の精気である．	×
39	一般に，腎は血液の運行とは直接無関係であるといわれている．	○
40	気の血に対する固摂作用は，出血を防止する作用がある．	○
41	原気（元気）の根源は腎である．	○

42	気の津液に対する固摂作用は，汗が出るのを促進する作用がある．	解答 ×
43	気は温煦し，血は滋養する．	解答 ○
44	津液の生成は小腸と大腸が主に関係している．	解答 ×
45	津液は三焦を通って全身へ輸布される．	解答 ○
46	気血津液のそれぞれの生成は，水穀の精微と関係がある．	解答 ○
47	津と液を比較すると，津は粘稠で液は稀薄で清である．	解答 ×
48	血は気の母であり，血は気と共に動く．	解答 ○
49	津液は脾，胃，小腸，大腸の総合作用により生成される．	解答 ○
50	体内の津液が多くなり過ぎると，排泄するために下痢になる．	解答 ×
51	血は気を生むので，大出血のときには気脱に至ることがある．	解答 ○
52	気が水を動かせないときは，行気あるいは補気の治療を行う．	解答 ○
53	「血と汗は同源である」ので，大出血の後の病人は無汗である．	解答 ○
54	蔵府の気機の昇降運動には肝，肺，腎が最も重要な働きをする．	解答 ×
55	気の防衛作用が正常であれば，外邪に襲われることはあまりない．	解答 ○
56	尿の排泄には多くの蔵府が関係しているが，膀胱が最も重要な働きをしている．	解答 ×

💡ヒント　貯蔵するところと排泄するところをしっかりと区別しておきます．

57	津液は豊富な栄養物質を含んでいる．	解答 ○
58	代謝産物は汗や尿などになって体外に排泄される．	解答 ○
59	体内の津液は気の固摂作用の働きによって正常な排泄が制御されている	解答 ○
60	気の固摂作用が強くなりすぎると，月経が止まったり，尿が出にくくなる．	解答 ×

Ⅳ 当てはまるものすべてを答えなさい.

1 人体を構成している基本物質はどれか.

A. 精　B. 気　C. 血　D. 津　E. 液

解答　A～E

2 気は何に由来しているか.

A. 父母から受け継いだ先天の精気
B. 飲食物から得る水穀の精気　　C. 蔵府の生理効能
D. 自然界の精気　　　　　　　　E. 後天的な鍛練

🔵 Wang Point
気は天の気，人の気，地の気があわさって作られます.

解答　A・B・D

3 気の由来と生成に関係しているものはどれか.

A. 先天的に受け継いだもの　B. 後天的な飲食による栄養
C. 自然環境　　　　　　　　D. 肺と腎の機能
E. 脾と胃の機能

解答　A～E

4 気の生成と密接に関係している蔵府はどれか.

A. 脾　B. 胃　C. 肺　D. 腎　E. 三焦

解答　A・B・C・D

5 気の生理機能はどれか.

A. 推動作用　B. 温煦作用　C. 防衛作用
D. 固摂作用　E. 気化作用

解答　A～E

🔵 Wang Point　『難経』八難「気者，人之根本也.」どの働きが欠けても病変が起こります.

6 気の推動作用を表しているものはどれか.

A. 人体の成長発育を促進している
B. 蔵府の機能や活動を発現している
C. 血液の運行を促進している
D. 津液の輸布を促進している
E. 水液代謝を促進している

🔵 Wang Point
推動作用が落ちると「停滞する」という病変が起こります.

解答　A～E

7 気の固摂作用が働いているものはどれか.

A. 血液　B. 汗液　C. 唾液　D. 二便　E. 精液

解答　A～E

☯ Wang Point　固摂作用が落ちると「漏れ出る」という病変が起こります．

8 気の気化作用が働いているものはどれか．

　　A．生命活動に必要な物質を生成する
　　B．体内には無用なもの，あるいは有害なものを排泄する
　　C．気血津液を相互に転化させる
　　D．体内物質の転化
　　E．体内物質の量的な転化

| 解答 | A〜E |

☯ Wang Point　気化作用には大きく二つの働きがあります．一つは気血津液精が互いに転化する働き，もう一つは尿や汗を作り排泄することをいいます．

9 人体において気化作用が失調すると影響を受けるものはどれか．

　　A．気血津液の新陳代謝　　B．飲食物の消化吸収
　　C．汗の排泄　　　　　　　D．体温を一定に保つ
　　E．大，小便の排泄

| 解答 | A・B・C・E |

10 気の流れが失調した病理表現を何というか．

　　A．気滞　　B．気虚　　C．気逆　　D．気陥　　E．気脱

| 解答 | A・C・D・E |

☯ Wang Point　気虚とは気の量的な不足（生成不足，消耗過多など），あるいは気の5つの作用の機能減退を起こした状態をいいます．

11 気の作用が失調すると起こるものはどれか．

　　A．血液が上逆する　　B．血液が脈外へ漏れる
　　C．血行が悪くなる　　D．津液が停滞する
　　E．小便の異常

☯ Wang Point
気の作用の失調とは「気虚である」ということです．

| 解答 | A〜E |

12 気の種類を分類する根拠は何か．

　　A．基本的な概念　　B．特徴のある作用　　C．組成成分
　　D．分布する部位　　E．歴代の医家の認識

| 解答 | B・C・D |

13 原気（元気）の生成と密接に関係している蔵府はどれか．

　　A．肺　　B．腎　　C．脾　　D．胃　　E．三焦

| 解答 | B・C・D |

1 気血津液

14 宗気の生成と運行に関係している蔵府はどれか.

A. 心　B. 肺　C. 脾　D. 胃　E. 腎

解答　A・B・C・D

15 宗気の盛衰と関係するものはどれか.

A. 呼吸の強弱　B. 血液の運行　C. 声に力がなくなる
D. 腠理の開閉　E. 津液の輸布

解答　A・B・C

16 宗気の分布する部位はどこか.

A. 心脈　B. 肺脈　C. 咽喉　D. 胸中　E. 気街

解答　A〜E

17 衛気の働きはどれか.

A. 体を温める　　　B. 腠理を栄養する
C. 腠理の開閉を行う　D. 皮膚を栄養する
E. 津液を生成する

解答　A・B・C・D

18 気が正常に働くと現れる働きはどれか.

A. 肺の宣発粛降（せんぱつしゅくこう）　B. 脾の昇清（しょうせい）　C. 腎陽を温める
D. 肝の疏泄（そせつ）　E. 大腸の伝導（でんどう）

解答　A〜E

19 血液の生成に関係しているのはどれか.

A. 心　B. 肝　C. 脾　D. 胃　E. 腎

解答　C・D・E

20 血液の運行に関係しているものはどれか.

A. 心　B. 肺　C. 肝　D. 脾　E. 腎

解答　A・B・C・D

☯ **Wang Point**　それぞれの蔵府生理（蔵象論）を参考にしてください.

21 血液の運行に必要な条件はどれか.

A. 営気が充分にあること
B. 津液が滞りなく流れていること
C. 血液が充分にあること
D. 脈が通暢していること

E. 蔵府の機能が正常であること

解答　C・D・E

22 充分な血液を漏らさず輸布するのに重要な因子はどれか．
A. 心は血脈を主る　　B. 脾の統血を主る
C. 肝は蔵血を主る　　D. 肝は疏泄を主る
E. 肺は百脈を主る

解答　B・C

23 津液の生成と密接に関係しているのはどれか．
A. 脾　B. 胃　C. 小腸　D. 大腸　E. 三焦

解答　A・B

24 津液の輸布に特に密接に関係しているのはどれか．
A. 肺　B. 脾　C. 腎　D. 膀胱　E. 三焦

解答　A・B・C・E

25 津液の排泄に特に密接に関係しているのはどれか．
A. 肺　B. 脾　C. 腎　D. 膀胱　E. 三焦

解答　A・C・D・E

🔵 Wang Point　排泄と運化を混同しないでね．

26 健康な人の津液の正常な排泄方法はどれか．
A. 汗　B. 呼気　C. 尿　D. 大便　E. 嘔吐物

解答　A・B・C・D

27 津が主に分布しているところはどこか．
A. 血脈　B. 肌肉　C. 皮膚　D. 脳髄　E. 孔竅

解答　A・B・C・E

28 液が主に注ぐところはどこか．
A. 関節　B. 蔵府　C. 脳髄　D. 皮膚　E. 孔竅

解答　A・B・C

🔵 Wang Point　津と液は分布するエリアが違います．

29 津液の作用はどれか．
A. 皮膚を潤滑にする　　B. 関節の滑りを良くする
C. 脳髄を栄養する　　　D. 血液の組成成分である

E. 神を栄養している

解答　A・B・C・D

30 津液の生成，輸布循環，排泄は気のどの作用が関係しているか．

A. 推動作用　　B. 温煦作用　　C. 防衛作用
D. 固摂作用　　E. 気化作用

解答　A・B・D・E

31 血の営養と滋潤の作用を現しているのはどれか．

A. 顔色が紅潤である　　B. 肉体が壮実で豊満である
C. 皮膚の艶がいい　　　D. 毛髪が黒々している
E. 感覚と運動に関わる

解答　A〜E

V　当てはまる言葉を書きなさい．

1 人体の成長と発育，運行を促進しているのは気のどの作用か．

解答　推動作用

2 津液を汗や尿に変える気の作用は何か．

解答　気化作用

3 失禁は気のどの作用が落ちると起こりやすいか．

解答　固摂作用

4 蔵府の活動を発現させ，生命活動の原動力となる気は何か．

解答　元気（原気）

5 腠理の開閉を主る気は何か．

解答　衛気

6 全身を栄養し，血液を化生している気は何か．

解答　営気

7 両親から受け継ぎ，子孫へ受け渡す，腎に納められている生殖物質を何というか．

解答　先天の精

8 飲食物から摂取され，営気のもととなる営養物質を何というか．

解答　後天の精

9 肌を守り，外邪を防衛する作用を持つのはどんな気か

解答　衛気

10 津液の生成不足に最も密接に関係しているのはどの蔵府か．

解答　脾胃

11 尿の生成と排泄に最も密接に関係しているのはどの蔵府か．

解答　腎

12	汗の排泄と最も密接に関係しているのはどの蔵府か.	解答	肺
13	宗気を積聚しているのはどこか.	解答	胸中（膻中）
14	衛気が分布しているのはどこか.	解答	脈外
15	営気が分布しているのはどこか.	解答	脈内
16	全身の気機（気の機能）の中心はどこか.	解答	脾胃
17	気を直接調節し，全身の気の昇降出入に影響を及ぼしているのはどの蔵府か	解答	肺
18	感情に敏感に反応し，気滞，気鬱などを起こす蔵府はどこか.	解答	肝
19	気の運動を阻害し，運動不利を起こすことの総称を何というか.	解答	気機不暢
20	局部に鬱滞，不通を起こし，気の運動が阻害された状態を何というか.	解答	気滞
21	体内に結聚し，気の出入りや運動を阻害するものは何か.	解答	気結
22	気が上昇し過ぎてしまうことを何というか.	解答	気逆
23	気が上昇できず，下降し過ぎてしまうことを何というか.	解答	気陥
24	気が体外へ出て行き過ぎてしまうことを何というか.	解答	気脱
25	人体の物質代謝の過程に影響を及ぼす気の作用はどれか.	解答	気化作用
26	外邪に最も影響を受け，一旦発病すると治り難いのは，気のどの作用が失調したためか.	解答	防衛作用
27	人体の生命活動の原動力となる気は何か.	解答	原気（元気）
28	胸中に集まる気を何というか.	解答	宗気
29	心肺に関係していて，上は気道を貫き，下は気街に至るのはどの気か.	解答	宗気

#	問	解答
30	三焦を循行している気を何というか.	原気（元気）
31	脈外を運行し全身へ散布されている気を何というか	衛気
32	津液を血に変化させる気を何というか.	営気
33	気血を動かし，呼吸を助ける気を何というか.	宗気
34	腠理の開閉を調節し，汗の排泄を調整している気を何というか.	衛気
35	血液循環の主要な動力を主るのはどの蔵府か.	心
36	心気の推動作用を助けている蔵府は何か.	肺
37	血液を固摂することができ，営気と関係のある蔵府はどれか.	脾
38	血液の生成と最も密接に関係している蔵府はどれか.	脾胃
39	津液の生成と最も密接に関係している蔵府はどれか.	脾胃
40	津液輸布のコントロールをしているのはどの蔵府か. ヒント　輸布と代謝また通路を区別，これらを調節しているところです.	腎
41	血液循行の動力となる気の作用を何というか.	推動作用
42	津液の排泄量を調節している気の作用を何というか	固摂作用
43	膀胱の排尿作用は気のどんな作用によるか.	気化作用
44	営気の作用を下の語群から選べ.	B
45	津の生理機能を下の語群から選べ.	A
46	液の生理機能を下の語群から選べ.	D

A．皮膚を潤す　　B．血液を化生する
C．蔵府を温煦する　D．脳髄を栄養する
E．神志を化生する

● 第2章 中医学用語を克服しよう（A．基礎理論に関係のある用語）

47 気の生成と最も関係がある蔵府の組み合わせを下の語群から選べ． 解答 A

48 血の運行と最も関係がある蔵府の組み合わせを下の語群から選べ． 解答 C

49 津液の輸布と最も関係がある蔵府の組み合わせを下の語群から選べ． 解答 D

> A． 肺脾腎　　B． 心脾肝腎　　C． 心肺肝脾
> D． 脾肺腎三焦　　E． 心肺脾腎

50 気が血を作る作用が失調した状態を下の語群から選べ． 解答 A

51 気が血を運行する作用が失調した状態を下の語群から選べ． 解答 B

52 気が血を固摂する作用が失調した状態を下の語群から選べ． 解答 C

> A． 気虚になると血虚を起こしやすい
> B． 気虚になると瘀血が発生しやすい
> C． 気虚になると出血が起こりやすい
> D． 気脱になると血脱になりやすい
> E． 血虚になると気虚になりやすい

53 血虚を起こしやすいのはどれか．下の語群から選べ． 解答 A

54 大出血のときに起こしやすいのはどれか．下の語群から選べ． 解答 B

55 水液の停滞を起こしやすいのはどれか．下の語群から選べ． 解答 C

> A． 気虚　　B． 気脱　　C． 気滞
> D． 気閉　　E． 気逆

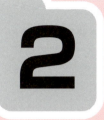

2 蔵象

A. 基礎理論に関係のある用語

本章で学ぶ内容

蔵府学説は『黄帝内経』の中で"以蔵定象""以象測蔵"と位置づけられています．「蔵象」の蔵は体内部の臓器の働きを指し，象は体表部に出現する諸々の生理反応のことをいいます．つまり"以蔵定象"（蔵をもって象を定める）とは，体内の蔵府で起きた生理的な現象は，必ず体表に何らかの症状として出現するということであり，"以象測蔵"（象をもって蔵を測る）とは，体外に出現した生理現象からどの蔵府が障害を受けているかを考察していくことを意味します．

人体には蔵府を中心とした一大システムが組まれています．このシステムに異常が起きると，必ず体表面に病証として現れます．"以表知裏"（表をもって裏を知る）という方法を研究した学説を「蔵象学説」といいます．

I 蔵府概説

知っておこう！ 蔵府概念

『黄帝内経』では，体内の臓器の働きを総称して蔵府といった．蔵府はその生理機能の特徴から蔵，府，奇恒の府に区別することができる．用語の特徴として，精気には「満ちる」，水穀には「実する」という言葉が使われることが多い．

1 蔵《肝，心，脾，肺，腎，心包》
　『素問』五蔵別論篇
　　所謂五蔵者，蔵精気而不写也．故満而不能実．
　　（いわゆる五蔵は，精気を蔵し出さざるなり．故に満ちて実するに能ず．）

2 府《胃，胆，小腸，大腸，膀胱，三焦》
　『素問』五蔵別論篇
　　六府者，伝化物而不蔵．故実而不能満也．
　　（六府は，物を伝化し蔵さず．故に実して満ちるに能ず．）

> 3　奇恒の府《脳，髄，骨，脈，胆，女子胞》
> 『素問』五蔵別論篇
> 　　脳，髄，骨，脈，胆，女子胞，此六者，地氣之所生也．皆藏於陰而象於地．故藏而不写．名曰奇恒之府．
> 　　（脳，髄，骨，脈，胆，女子胞，この六者は，地気の生ずる所なり．皆，陰を蔵し地にかたどる．故に蔵して出さず．名付けて奇恒之府という．）
> 形態は府に似るが，水穀には関与せず，蔵する機能がある．

I　該当するものを一つ選びなさい．

1 蔵象の基本概念はどれか．

A．五蔵六府の形態
B．体表に現れる体内の組織や器官の働き
C．五蔵六府と奇恒の府
D．蔵府が発現する生理と病理
E．五蔵を中心とする整体概念

解答　D

2 五蔵六府と奇恒の府の大きな区別は何か．

A．解剖的な形態の違い　　B．分布する部位の違い
C．特徴的な機能の違い　　D．所属する経絡の陰陽属性の違い
E．どれでもない

☯ **Wang Point**
五蔵，六府，奇恒の府の機能の違いをまとめてみよう．

解答　C

3 中医学では人体を一つの有機的な存在と考えるが，その生理や病理の中心となるものはどれか．

A．五蔵　B．精　C．経絡　D．気血　E．六府

解答　A

II　五 蔵

◆◇◆ 心

知っておこう!　生理作用

　人体のすべての活動は五蔵六府の協調関係の上に成り立っている．心に異常が起こるとすべての蔵府が影響を受ける．「神を失う者は死し，神を得るものは生きん．」心は精神，生命活動の主宰者であることから，歴代の医家たちは心を"君主"と呼んだ．

1　心主血脈
　　『素問』痿論篇　…心主身之血脈…（心は全身の血脈を主る．）

心気が血を推動することにより，血は全身へ流布され，脈管は拍動する．結果，全身を栄養，滋養し，生命活動を維持することができる．

▶▶▶ 血が脈中を正常に流れる条件
　①脈管が通暢されていること．
　②血液が充足されていること．
　③心気が充実していること．

▶▶▶ この機能の診断ポイント
　①顔色　②舌色　③脈象　④胸部感覚

2　心蔵神

『素問』宣明五気篇　…心蔵神…　（心は神を蔵する．）

心は人体のすべての蔵府や器官の一切の生理活動と，精神，意識，思考活動のすべてを主る．心に神があると，身と心の活動のすべてを協調させることができる．

▶▶▶ 心神が正常に働く条件
　①心血により神が滋養されていること．

▶▶▶ この機能の診断ポイント
　①精神状態　②集中力　③記憶力　④睡眠　⑤不安感

---

1 五蔵六府の体主はどれか．

A．心　B．肺　C．脾　D．肝　E．腎

解答　A

☯ Wang Point　古典においては「心は人身の君主であり，五蔵六府の大主である」と述べられています．

2 精神や意識，思考活動と最も密接に関係しているものはどれか．

A．心の血脈を主る機能　　B．肝の疏泄を主る機能
C．肺の治節を主る機能　　D．脾の運化を主る機能
E．腎の蔵精を主る機能

解答　A

3 心の血液に対する主要な機能はどれか．

A．血液を化生する　　B．血液を運行する
C．血液を固摂する　　D．血液を栄養する　　E．どれでもない

解答　B

☯ Wang Point　心の仕事の一つにポンプの仕事があります．中医学の言葉では「推動作用」といいます．

4 「心は神志を主る」において，最も基礎となる物質はどれか．

A．津液　B．精液　C．宗気　D．血液　E．営気

解答　D

☯ Wang Point　血液は身体だけではなく，神志も養っています．

5 心の働きはどれか．

   A．生の本　　B．気の本　　C．罷極の本
   D．封蔵の本　E．後天の本

解答　A

6 「神は神志を主る」の基本概念はどれか．

   A．人体の生命活動を表現する
   B．人体の感情や情緒の平衡を調節する
   C．人体の精神，意識，思惟活動を主る
   D．五蔵六府の大主である
   E．体のいろいろな生理機能を調節している

解答　C

7 「心は血脈を主る」と関係のないものはどれか．

   A．顔色　B．舌色　C．脈象　D．爪色　E．胸部の感覚

解答　D

8 心の生理機能はどれか．

   A．情志を調節する　B．神志を主る　C．統血を主る
   D．蔵血を主る　　　E．治節を主る

解答　B

☯ Wang Point　同じ意味で「神を蔵す」ともいわれます．

9 心と表裏関係にあるものはどれか．

   A．大腸　B．小腸　C．肺　D．腎　E．心包

解答　B

☯ Wang Point　『素問』血気形志篇　…手太陽與少陰為表裏．…（手の太陽経と少陰経は表裏を為す．）

知っておこう❗ 五行との関係

1　心在体合脈　"心は脈に合し，その華は顔にある"
　　『素問』五蔵生成篇
　　　　心之合脈也．其栄色也．（心の合は脈なり．其の栄は色なり．）

2　心在竅為舌　"心は舌に開竅する"
　　『素問』陰陽応象大論篇　心主舌．（心は舌を主る．）

3　心在志為喜　"喜は心の志である"
　　『素問』陰陽応象大論篇
　　　　…在蔵為心…在志為喜…

(…蔵に在りては心となし，…志に在りては喜となし…)

『素問』挙痛論篇
　　喜則気和志達，営衛通利．
　（喜べば即ち気和み，志〔こころざし〕達し，営衛通利す．）

4　心在液為汗 "心の液は汗である"

『素問』生気通天論篇
　　因於暑汗…体若燔炭．汗出而散．
　（暑によって汗し…体は燔炭のごとし．汗出ずれば散ず．）

『素問』経脈別論篇
　　驚而奪精，汗出於心．（驚きて精を奪われれば，汗，心より出ず．）

　心と汗の関係には二つの意味がある．一つは熱を散らすための発汗，もう一つは精神性の発汗を意味している．

---

1 誤っているのはどれか．

　A．舌は心の苗である　　B．汗は心の液である
　C．心は血の府である　　D．心の華は顔である
　E．神の住処は心である

> **Wang Point**
> 舌は「心の苗」ともいわれます．また，血を蔵することはありません．
>
> 解答　C

2 誤っているのはどれか．

　A．心の華は舌　　B．肺の華は皮毛　　C．肝の華は爪
　D．脾の華は唇　　E．腎の華は髪

> 解答　A

3 五志(ごし)のうち，心と関係のあるものはどれか．

　A．怒　B．思　C．恐　D．悲　E．喜

> 解答　E

4 心の液はどれか．

　A．津　B．汗　C．尿　D．涎　E．唾

> 解答　B

5 「心の苗」とはどれか．

　A．髪　B．舌　C．顔面　D．唇　E．爪甲

> 解答　B

◆◇◆ 肺

知っておこう！
生理作用

　肺は君主を助け，他の蔵府と協調して気血津液すべての調節に深く関わるまさしく「相傅（そうふ）の官」である．
　みずからの呼吸運動で気を生成し，心に寄り添い君主を助け五蔵六府の蓋として蔵府の中で一番高い位置から"昇降出入"という仕事をしている．

1　主気，司呼吸
　『素問』五蔵生成篇　**諸気者，皆属於肺．**（諸々の気は，皆肺に属す．）
　肺は五蔵の中で最も気と密接に関係する蔵府であり，呼吸により清気を取り入れることは，気の生成源の一つである．
　肺の宣発粛降作用により気の昇降出入が起こる．肺は，清気の取り入れと濁気の排出を協調させ，気の生成と全身の気機の調節をしている．

▶▶▶ この機能の診断ポイント　①呼吸運動が正常であること．

2　通調水道
　『素問』経脈別論篇
　　　飲入於胃，游溢精気，上輸於脾．脾気散精，上帰於肺．通調水道，下輸膀胱．
　　　（飲が胃に入れば，精気を游溢し，脾によって上輸される．脾気は〔飲の〕精を散じ，肺に上帰す．〔肺は〕水道を通調し，膀胱に下輸す．）
　人体内の水液の生成は脾胃に由来するが，水液の運行，輸布，排泄は肺の宣発粛降作用と密接に関係している．

▶▶▶ この機能の診断ポイント
　　①無汗，浮腫（宣発低下による腠理の閉塞）
　　②小便不利，浮腫（粛降低下による水液下降不可）
　　③水液の運行が悪くなると，浮腫が進み，痰飲を原因とする証が多く現れる．

3　宣散衛気
　『霊枢』決気篇
　　　上焦開発，宣五穀味，熏膚，充身，沢毛，若霧露之漑，是謂気．
　　　（上焦が開発すると，五穀の味を宣べ，皮膚を熏し，身を充たし，毛を沢にす．霧露の漑ぐがごとし．これを気という．）
　肺は宣発作用により衛気を全身に発散させている．衛気の源は脾胃により化生された水穀の精微であるが，衛気を全身へ発散させているのが肺の宣発作用である．衛気は肌表をまもり，腠理を開閉して体温の調節をしている．

▶▶▶ この機能の診断ポイント
　　①悪寒，畏寒　②無汗および出汗　③風邪をひきやすい

4　朝百脈
　『素問』経脈別論篇
　　　脈気流経，経気帰於肺．肺朝百脈，輸精於皮毛．
　　　（脈気は経を流れ，経気は肺に帰る．肺は百脈を集め，精を皮毛に輸す．）
　体内を巡った血液は濁気を肺へ運び，清気と交換して全身へ向かう．「百脈」とは全

身すべての血脈のことを称したもので，これらがすべて肺に集まり，肺から全身へ向かう様を述べた言葉である．血の運行の動力源となる宗気は水穀の精微と肺が吸入した清気から生成される．肺は宗気をつくることで心の推動作用を助け，血液の運行を維持している．

▶▶▶ この機能の診断ポイント　①心悸，胸悶　②唇色，舌色（血脈瘀滞）

5　主治節

『素問』霊蘭秘典論篇
肺者，相傅之官，治節出焉．（肺は，相傅の官，治節これより出ず．）

肺は気の生成と昇降出入，津液の輸布と排泄などに直接関わり，血の運行には心の推動作用を助ける形で大きく関わっている．治節とは調節のことである．すなわち肺は気血津液の調節すべてに関わっている．

---

1 「肺は一身の気を主る」といわれるのはなぜか．

A. 宗気を生成するから　　B. 衛気を宣発するから
C. 全身の気を調節するから　D. 肺は呼吸機能を主るから
E. 肺は天の気を通すから

Wang Point
呼吸器系統としての肺の活動に関係します．

解答　D

2 「肺朝百脈」（肺は百脈に向かう）とはどういう意味か．

A. すべての脈は肺によって統制されている
B. 肺は全身への血液輸送を助けている
C. すべての脈は肺へ集まる
D. 百脈の血は肺に集まり，経気を交換して，全身へ輸布される
E. 肺と心の機能は血脈を主る上で同じである

解答　D

Wang Point　「朝」には"ある方向へ向いている"という意味があります．呼吸と循環の関係を説明しています．

3 肺の宣発機能に属さないものはどれか．

A. 体内の濁気を排出する
B. 衛気を宣発する
C. 全身に津液を輸布し，体外では皮毛にまで至らせる
D. 代謝後の津液を汗にして体外へ排出している
E. 全身の血液を肺に集めている

Wang Point
宣発と粛降の作用のちがいを理解しましょう．

解答　E

4 肺の粛降機能に属さないものはどれか．

A. 体内の濁気を排出する　　B. 自然界の清気を吸い込む
C. 水液を下降させる　　　　D. 津液を下へ向けて散布する

Wang Point
粛降とは気を下降させる働きです．

E. 気道をきれいに保つ

解答　A

5 肺の生理機能ではないものはどれか．

A. 気を主り，呼吸を主る　　B. 宣発と粛降を主る
D. 治節を主り，百脈に向かう　C. 通調水道を主る
E. 肺気は天に通じている

解答　E

🔯 Wang Point　『素問』陰陽応象大論篇　…天気通於肺．…（天気は肺に通ず）

6 「治節を主る」と関係のあるものはどれか．

A. 心の生理機能　　B. 肺の生理機能　　C. 脾の生理機能
D. 肝の生理機能　　E. 腎の生理機能

解答　B

🔯 Wang Point　「治節」とは，管理，調節の意味です．肺は呼吸（気の出入り），津液輸布，宗気を作ることで血液の推動，運行を管理，調節しています．

7 肺の通調水道と関係あるものはどれか．

A. 肺は一身の気を主る　　B. 肺は呼吸を主る
C. 肺は宣発と粛降を主る　D. 肺は百脈に向かう
E. 肺は皮毛へ精を送っている

解答　C

8 「肺は治節を主る」とはどういう意味か．

A. 肺は気の調節作用を主る
B. 肺は宣発と粛降の調節作用を主る
C. 肺の生理機能を大きくまとめた言葉
D. 肺は心と協調して全身の血脈の調整をしている
E. 肺は水液の調節作用を持っている

解答　C

9 「肺の門戸」とはどこか．

A. 口　B. 喉　C. 皮毛　D. 膝理　E. 汗孔

解答　B

🔯 Wang Point　肺は鼻に開竅し，喉に通じています．

10 呼吸と密接に関係があるのはどれか．

A. 肺と心　　B. 肺と肝　　C. 脾と肺

D. 肺と腎　　E. 心と腎

解答　D

☯ Wang Point　蔵府間で呼吸と納気がどのように行われているか理解しましょう．

11　「華蓋（かがい）」とも呼ばれる蔵府はどれか．

　　A. 心　　B. 肺　　C. 脾　　D. 肝　　E. 腎

解答　B

☯ Wang Point　『霊枢』九針論篇　…肺者，五蔵六府之蓋也．…（肺は五蔵六府の蓋なり．）
　　　　　　　　　"蓋"には覆い隠すという意味があり，古くは傘の意味があります．肺は五蔵六府の中で最も高い位置にあることを表した言葉です．

12　肺の生理機能はどれか．

　　A. 主気（気を主る）　　B. 生気（気を生じる）
　　C. 行気（気を行かせる）　　D. 載気（気に載せる）
　　E. 納気（気を納める）

解答　A

13　皮膚や衛気と最も密接に関係するものはどれか．

　　A. 心　　B. 脾　　C. 肺　　D. 肝　　E. 腎

解答　C

14　梅核気（ばいかくき）とは何か．

　　A. 気が咽喉に鬱したもの
　　B. 痰飲が咽喉に集まったもの
　　C. 喉にできる腫瘍
　　D. 痰気の交わりが喉で阻止されたもの
　　E. 瘀血が咽喉に蓄積されたもの

☯ Wang Point
梅核気（ばいかくき）とは鬱滞（うったい）した気が咽喉部で無形の痰（痰気）を形成した状態をいいます．

解答　D

15　水穀の精微を皮毛に送り届けているのはどれか．

　　A. 心　　B. 肺　　C. 脾　　D. 肝　　E. 腎

解答　B

16　衛気を宣発しているのはどれか．

　　A. 心　　B. 肺　　C. 脾　　D. 肝　　E. 腎

解答　B

17　皮膚が邪を受けたとき，体内に転ずるのはどれか．

　　A. 心　　B. 肺　　D. 脾　　D. 肝　　E. 腎

解答　B

18 肺が「華蓋」といわれるのはなぜか．

A．外邪を受けやすいから　　B．寒に侵されやすいから
C．熱に侵されやすいから　　D．寒熱に侵されやすいから
E．人体の蔵府の中で一番高い位置にあるから

解答　E

19 腠理の開閉を調節している気はどれか．

A．肺気　B．営気　C．衛気　D．中気　E．腎気

解答　C

20 大腸と表裏関係にあるのはどれか．

A．心　B．肺　C．脾　D．肝　E．腎

解答　B

Wang Point　『素問』血気形志篇
　　…陽明与太陰為表裏．是為手之陰陽也．
　　（…陽明と太陰は表裏をなす．これ手の陰陽なり．）

知っておこう！ 蔵府概念

1　肺在体合皮 "肺は皮に合し，その華は皮毛にある"
　『素問』五蔵生成篇
　　　肺之合皮也．其栄毛也．（肺の合は皮なり．其の栄は毛なり．）

2　肺開竅於鼻 "肺は鼻に開竅する"
　『素問』陰陽応象大論篇　肺主鼻．（肺は鼻を主る．）

3　肺在志為悲 "悲は肺の志である"
　『素問』宣明五気篇
　　　五精所併．…併於肺則悲．
　　　（…五蔵の精気が併合する所．…肺に於いて併合すると即ち悲しむ．）
　『素問』挙痛論篇
　　　…悲則心系急，肺布葉挙，而上焦不通，営衛不散，熱気在中．
　　　（…悲しめばすなわち心系が急にして，肺葉は挙上し，上焦は不通となり，営衛の気が散じず，熱気が在中す．）
　『素問』陰陽応象大論篇
　　　…在蔵為肺，…在志為憂．…
　　　（…蔵に在りては肺となし，…志にありては憂となす．…）
　『霊枢』本神篇
　　　…愁憂者，気閉塞而不行．…（…愁憂する者，気閉塞して行かず．…）
　肺の志に関しては "悲" と "憂" の二つの記載がある．どちらも気の運行が滞る様子が書かれており，気の蔵である肺の機能低下，つまり営衛不散が起こる点において共通している．

> 4 肺在液為涕 "肺の液は涕である"
>   『素問』宣明五気篇
>   五蔵化液，…肺為涕，…（五蔵は液を化す，…肺は涕をなす，…）
>   涕は肺が開竅している鼻を潤していて外へは流れないものであるが，肺に寒が入れば液状になり，肺に熱が入れば黄濁し肺に燥が入れば鼻が乾燥する．

1 肺にあるのは五志のうちのどれか．

A. 怒　B. 喜　C. 思　D. 悲　E. 恐

解答　D

2 肺に関係するのは五液のうちのどれか．

A. 汗　B. 津　C. 液　D. 涕　E. 尿

解答　D

3 誤っているものはどれか．

A. 心の華は顔面にある　　B. 肺の華は皮膚にある
C. 脾の華は唇にある　　　D. 肝の華は爪にある
E. 腎の華は髪にある

解答　B

◆◇◆ 脾

生理作用

脾は，大地が我々に食料を提供してくれるがごとく，人が生まれた後の生命を維持するため，飲食物から"後天の精"を作りだし，全身へ隈なく送り届ける供給センター「倉廩の官」である．

脾の機能が正常であることを"脾気健運"といい「昇，動，散」の三文字で表される．脾は水穀の精微を生成し，心肺，頭目へ昇精し，漏らすことなく脈内を行かせ，四肢末端まで散布することで，筋骨肌肉を栄養し，運動させている．

1 主運化

運化作用には大きく二つの働きがある．一つは飲食物を消化し吸収する作用，もう一つは，水液を吸収，輸送し，体内に水液が停滞することを防止する作用である．

1）水穀の運化

> 『素問』奇病論篇
>   夫五味入口，蔵於胃，脾為之行其精気，津液在脾．
>   （それ五味は口より入り，胃に於いて蔵され，脾がその精気を行らせるなり．津液は脾に在り．）

脾は飲食物の消化吸収と，取り出した営養物質の輸送を主っている．脾によって取り出された水穀の精微は生命活動を維持するための営養物質であり，気血を生成するための基礎物質となる．これらのことから"脾は後天の本，気血生化の源"といわれている．

▶▶▶ この機能の診断ポイント
　①食欲　②便の状態　③肥満あるいは痩弱　④倦怠感

2) 水液の運化

『素問』厥論篇

　脾主為胃行其津液者也．
　（脾は胃の為にその津液を行かせることを主る者なり．）

脾は水液を吸収して，肺や腎とともに水液の輸布に関係し，全身を滋養滋潤している．水液を吸収し排泄する過程の中で，水液が滞りなく流れるように調節する働きがある．

▶▶▶ この機能の診断ポイント　①水湿の停滞による痰飲を原因とする病証　②水腫

2 主昇清

『素問』経脈別論篇

　飲入於胃，游溢精気，上輸於脾．
　（飲が胃に入れば，〔飲の〕精気を游溢し，脾によって上輸される．）

『脾胃論』李東垣

　上気不足，脳為之不満，耳為之苦鳴，頭為之苦傾，目為之眩，…皆由脾胃先虚，気不上行之所致也．
　（気が上がることが不足すると，脳が満たされず，耳が鳴ることに苦しみ，頭が苦傾し，目は眩暈となす．…みな脾胃が先ず虚すゆえに，気が上がらないことに致すなり．）

脾の昇清作用と胃の降濁作用によって，水穀の精微の吸収と輸布が正常に行われる．水穀の精微は脾の昇清作用によって体の上部に輸送され，心，肺，肝の作用を借りて全身に送られ，体を営養する．また，脾気が上がらなくなると，中気下陥となり，腹腔内の臓器の正常な位置を維持できなくなる．

▶▶▶ この機能の診断ポイント
　①精神疲労　②めまいやふらつき　③腹脹　④下痢
　⑤内臓下垂　⑥脱肛

3 主統血

『難経』四十二難

　脾…主裹血，温五蔵，主蔵意．
　（脾は…血を裹〔つつむ〕を主る．五蔵を温め，意を蔵するを主る．）

『金匱要略注』

　五蔵六府之血，全頼脾気統摂．
　（五蔵六府の血は，すべて脾気の統摂に頼っている．）

四肢末端まで水穀の精微をもらさず届けるために，脾で作られた営血は気の固摂作用を獲得し，脈管を漏れることなく運行される．

▶▶▶ この機能の診断ポイント　①鼻血　②血便，血尿　③崩漏　④不正性器出血

---

1 「後天の本」とはどれか．

　A. 心　B. 肺　C. 脾　D. 肝　E. 腎

解答　 C

2 統血作用があるのはどれか.

　　A. 心　　B. 肺　　C. 脾　　D. 肝　　E. 腎

解答　C

3 五蔵の中で昇清を主るものはどれか.

　　A. 心　　B. 肺　　C. 脾　　D. 肝　　E. 腎

解答　C

4 「脾は気血生化の源」と言われる生理機能はどれか.

　　A. 脾は昇清を主る　　　　　B. 脾は統血を主る
　　C. 脾は後天の本である　　　D. 人は水穀をもって本とする
　　E. 脾は「水穀の精微」を化生する

解答　E

5 四肢や身体が栄養を受けて壮健であるための主要な働きはどれか.

　　A. 心は血脈を主る　　B. 肺は気を主る　　C. 脾は運化を主る
　　D. 肝は筋を主る　　　E. 腎は骨を主る

解答　C

6 脾の統血作用について正しいものはどれか.

　　A. 血液の流れの速さを調整している
　　B. 蔵府へ送る血液の量を増やしている
　　C. 血液の流れる量を調整している
　　D. 血液は脈中を運行するように調整している
　　E. 心や肺や頭や目が使う血液を上行させている

🌓 **Wang Point**

血が脈外へ出ないように固摂作用を働かせています.

解答　D

7 「脾は運化を主る」を一番正しく説明したものはどれか.

　　A. 水液を運ぶこと　　　　B. 水湿だけを運化すること
　　C. 食物を消化すること　　D. 水穀と水液を運化すること
　　E. 血液を化生すること

解答　D

8 脾の統血機能はどの作用によって行われるか.

　　A. 気の固摂作用　　B. 気の温煦作用　　C. 気の気化作用
　　D. 気の防衛作用　　E. 気の推動作用

解答　A

9 化湿や悪湿に特徴的な蔵府はどれか.

A. 脾　B. 肺　C. 心　D. 肝　E. 腎

解答　A

10 「喜燥悪湿」（乾燥を喜び，湿気を嫌がる）のはどれか.

A. 肝　B. 肺　C. 胃　D. 脾　E. 腎

解答　B

11 脾と表裏関係にあるのはどれか.

A. 胃　B. 腎　C. 肝　D. 三焦　E. 小腸

解答　A

知っておこう！ 五行との関係

1　脾主肌肉 "脾は肌肉を主る"
　『素問』痿論篇　脾主身之肌肉.（脾は一身の肌肉を主る.）
　中医学では，皮下組織を"肌肉"，肉の部分を"分肉"，靭帯や筋膜を含めたものを"筋"と使い分けている.

2　脾主四肢 "脾は四肢を主る"
　『素問』太陰陽明論篇
　　　四肢皆稟気於胃而不得至経，必因於脾乃得稟也.
　　　（四肢はみな胃から気を受けるが，経に至ることを得ず．必ず脾によって受けるを得るなり.）
　四肢が正常に動くのは，脾の昇精と散精の作用により，水穀の精微が四肢末端まで運ばれているからである.

3　脾開竅於口 "脾は口に開竅する"
　『素問』陰陽応象大論篇
　　　脾主口．…在竅為口．（脾は口を主る．…口に開竅するに在り．）

4　脾在志為思 "思は肺の志である"
　『素問』挙痛論篇
　　　…思則心有所存，神有所帰，正気留而不行．故気結矣．
　　　（…思えばすなわち心に存する所有り，神に帰する所有り．（思えば）正気留まりて行かず．故に気結す．）
　『霊枢』本神篇
　　　…愁憂者，気閉塞而不行．…（…愁憂する者，気閉し閉塞して行かず．…）
　『霊枢』本神篇
　　　…脾愁憂而不解則傷意，意傷則悗乱，四肢不挙．…
　　　（…脾が愁憂して解けなければ，即ち意を傷り，意が傷られれば即ち煩悶し，四肢挙がらず．…）
　脾胃は気機の昇降の中枢である．思慮が過ぎ，気の動きが滞ると，食欲が低下したり，

胃脘部の脹悶感などが起こる．このことから"過度の思慮は脾を傷る"といわれている．

5　脾在液為涎 "脾の液は涎である"
『素問』宣明五気篇
　　　五蔵化液．…脾為涎．（五蔵は液を化す．…脾は涎をなす．）

涎は口腔内を潤し，食物を飲み込んだり消化することを助け，口腔外へ溢れることはない．脾胃に異常が起こると分泌量が急激に増えて，口から溢れだすような現象がみられる．

1 脾と関係のある季節はどれか．
　A．春　B．夏　C．長夏　D．秋　E．冬

解答　C

2 脾に関係するのは五華のうちのどれか．
　A．口　B．唇　C．髪　D．顔　E．爪

解答　B

3 脾に関係するのは五液のうちのどれか．
　A．汗　B．涕　C．涎　D．唾　E．涙

解答　C

4 脾に関係するのは五志のうちのどれか．
　A．喜　B．怒　C．恐　D．悲　E．思

解答　E

5 脾に関係するのは五官のうちのどれか．
　A．目　B．舌　C．口　D．鼻　E．耳

解答　C

6 肌肉と密接に関係する蔵府はどれか．
　A．心　B．肺　C．脾　D．肝　E．腎

解答　C

7 分肉とはどれか．
　A．筋肉の間隙のこと　　B．筋肉のこと
　C．筋肉の模様のこと　　D．筋肉の集まっているところ
　E．筋肉間の筋膜のこと

解答　B

8 脾が虚すと，肌肉の状態はどうなるか．

A．膨隆する　　B．肥える　　C．硬くなる
D．痩せていく　E．痙攣する

解答　D

◆◇◆ 肝

知っておこう!
生理作用

　脾が後天の精の供給センターであるなら，肝は血の供給センターである．人が動けば血を全身へ送り，筋骨を伸びやかに運動させ，人が休めば血を肝へ戻す．
　また，肝は忍耐の蔵でもある．しかし，もともと抑鬱を嫌う肝は一旦爆発すると，気血を上逆させ，肝風を内動させるために，人は目が血走り，顔面を紅潮させ，身を震わせることになる．"木"の性格そのままに，営血を供給することで伸びやかな情志と運動を発動させる肝は，自らを怒りによって傷つけてしまう「将軍」でもある．

1　肝蔵血 "肝は血を蔵する"
　　『素問』調経論篇
　　　　皆生於五蔵也．夫心蔵神，肺蔵気，肝蔵血，脾蔵肉，腎蔵志，而此成形．
　　　（みな五蔵より生ずるなり．それ心は神を蔵し，肺は気を蔵し，肝は血を蔵し，脾は肉を蔵し，腎は志を蔵す．しこうしてこの形を成す．）
　肝は"血の府庫"と言われ，血を貯蔵し，人体の活動時には需要に応じて血を送り，安静休息状態になると血は肝に戻り貯蔵される．
　▶▶▶ この機能の診断ポイント
　　　①鼻血，喀血，月経過多，崩漏などの出血症状（肝不蔵血によるもの）
　　　②かすみ目，筋痙攣，屈伸不利，爪の異常など（肝血不足によるもの）

2　肝主疏泄 "肝は疏泄を主る"
　疏泄とは疎通，発散の意味があり，気血津液の運行と水穀の運化機能に非常に大きな影響を及ぼす．疏泄作用の意味は大きく五つに分けられる．
　1）気の働きに対する影響
　気が滞りなく流れると，血や津液も滞りなく流れ，経絡が通利され，蔵府や全身の組織，器官も正常に働く．
　▶▶▶ この機能の診断ポイント
　　　①無気力，疲労感，脈無力などの虚証症状（疏泄失調によるもの）
　　　②胸脇部や少腹の脹痛（気行鬱滞によるもの）
　　　③胸脇部の刺痛と瘀腫（血瘀形成によるもの）
　　　④梅核気（痰気交阻によるもの）
　2）脾胃の運化機能に対する影響
　　　『素問』宝命全形論篇　…土得木而達．…（…土は木を得て達せられる．…）
　肝の疏泄が正常に働くと，脾胃の気機が通暢される．脾胃の昇精降濁作用が正常に働く重要な条件の一つである．
　▶▶▶ この機能の診断ポイント
　　　①下痢，腹痛（脾気不昇による：肝脾不和）

②胃脘部の腹脹痛（胃気不降による：肝胃不和）
③げっぷ，悪心，嘔吐（胃気上逆による：肝胃不和）

3）情志に対する影響

『素問』挙痛論篇

…怒則気逆，甚則嘔血及飧泄．故気上矣．…

（…怒れば則ち気逆し，甚だしければ則ち嘔血及び飧泄す．故に気上がる．…）

情志活動は心神の機能に疏泄機能が密接に関係する．

体と心が互いを傷つけあう様は，肝が疏泄失調を起こしたことから気機失調が情志に影響するものと，情志活動の異常が肝の疏泄機能に影響を与え，気機失調を起こすものの大きく二つの場合がある．

情志異常も大きく二つに分けられ，一つは肝気上逆の場合の"暴怒"と肝気鬱結の場合の"鬱怒"がある．

▶▶▶ **この機能の診断ポイント**
①易怒，目赤，頭痛（肝陽上亢によるもの）
②眩暈，けいれん，突然の卒倒（因怒致病によるもの）
③情志抑鬱，無気力（因病致鬱によるもの）

4）胆に対する影響

『霊枢』本輸篇

…肝合胆．胆者，中精之府．（…肝は胆に合す．胆は，中精の府．）

胆汁は五蔵の精が集まった精汁であるとされ，胆は中精の府と言われている．胆汁は肝の疏泄作用によって分泌され，飲食物の消化吸収に関わっている．

▶▶▶ **この機能の診断ポイント**　①肋下脹痛，口苦，黄疸　②胆石

5）精液の排出と月経に対する影響

『格致余論』朱丹渓

…主閉蔵者腎也，司疏泄者肝也．

（…〔精の〕閉蔵を主るのは腎なり，疏泄を司るのは肝なり．）

▶▶▶ **この機能の診断ポイント**　①排精不利　②月経周期の乱れ，生理痛

---

1 情志の抑鬱と最も関係するのはどれか．

A．心神が不足している　　B．髄海が空虚になる
C．肝が疏泄を失う　　　　D．肝陽が昇り過ぎる
E．神を守ることができない

Wang Point

流れなくなると詰まります．

解答　C

2 人の視覚と最も密接な関係にあるものはどれか．

A．心の血脈を主る機能　　B．肺の気を主る機能
C．脾の運化を主る機能　　D．肝の蔵血する機能
E．腎の蔵精する機能

解答　D

3 肝の主な生理機能はどれか．

　　A．目に開く　　　B．胆と表裏関係がある　　C．筋を主る
　　D．肝の華は爪である　　E．どれでもない

解答　E

☯ Wang Point　疏泄作用や蔵血作用です．

4 「罷極の本」といわれるのはどれか．

　　A．心　B．肺　C．肝　D．脾　E．腎

解答　C

☯ Wang Point　"罷"は"疲"と同じ発音をすることから，罷極は疲労倦怠の意味を表しています．

5 脾胃の昇清降濁作用に影響を及ぼしやすい蔵府はどれか．

　　A．腎　B．膀胱　C．心　D．肺　E．肝

解答　E

☯ Wang Point　肝気横逆証について問われています．脾胃と肝は木剋土の関係でもありますね．

6 『素問』五蔵生成篇に「人が横になると血が帰る蔵府」という記載があるのはどれか．

　　A．心　B．肝　C．脾　D．肺　E．腎

解答　B

7 爪甲の色艶と硬さに関係のある蔵府はどれか．

　　A．脾　B．胃　C．心　D．肺　E．肝

解答　E

8 「肝は疏泄を主る」とはどの意味か．

　　A．水道を疏通する　　　B．脾胃の運化機能を促す
　　C．気機のコントロール　D．情志のコントロール
　　E．血液量のコントロール

☯ Wang Point

疏泄とは"気をのびやかにめぐらせる"ことです．

解答　C

9 男子の精液が正常に排泄されるのに関わっているのはどの蔵府か．

　　A．脾腎　B．肝脾　C．肝腎　D．心肺　E．肝肺

解答　C

10 胆汁の分泌と排泄はどの機能によるものであるか．

　　A．脾の運化作用　　　　B．脾の統血作用
　　C．小腸の泌別清濁作用　D．肝の疏泄作用
　　E．胆が胆汁を貯蔵する作用

解答　D

11 「将軍の官」と称される蔵府はどれか.

　　A. 胆　B. 肝　C. 肺　D. 脾　E. 心

解答　B

12 筋と密接な関係にあるのはどれか.

　　A. 肝　B. 腎　C. 脾　D. 肺　E. 心

解答　A

13 筋病が長引くと影響を受けるのはどれか.

　　A. 腎　B. 肝　C. 脾　D. 肺　E. 心

解答　B

14 「筋の余り」とは何のことか.

　　A. 歯　B. 爪　C. 脂肪　D. 髪　E. 骨

解答　B

15 「骨の余り」とは何のことか.

　　A. 尾底骨　B. 筋　C. 歯　D. 爪　E. 髪

解答　C

16 「血の余り」とは何のことか.

　　A. おでき　B. 筋　C. 骨　D. 髪　E. 血管

解答　D

17 「血の府庫（倉庫）」とはどれか.

　　A. 肝　B. 女子胞　C. 脈　D. 心　E. 衝脈

解答　A

18 両眼が乾燥してはっきり見えないのはどれか.

　　A. 肝陽上亢　　B. 肝風内動　　C. 肝火上炎
　　D. 肝経の風熱　E. 肝の陰血不足

解答　E

19 「諸風掉眩」（諸々の風はめまいを起こす）はどれに属するか.

　　A. 肝　B. 脾　C. 熱　D. 肺　E. 寒

解答　A

20 誤っているのはどれか.

　A. 肝は将軍の官　　　B. 肝は血を蔵する
　C. "諸風掉眩"皆，肝に属す　D. 肝は血脈を主る
　E. 肝は疏泄を主る

解答　D

21 誤っているのはどれか.

　A. 諸々の気は肺に属す　B. 諸々の血は肝に属す
　C. 腎は気の根　　　　　D. 脾は津液を作る
　E. 心は血脈を主る

解答　B

> **知っておこう!**
> **五行との関係**
>
> 1　肝在体合筋 "体は筋に合す"
> 　『素問』宣明五気篇　肝主筋．（…肝は筋を主る．）
> 　『素問』痿論篇
> 　　　…肝主身之筋膜，…肝気熱，則胆泄口苦，筋膜乾．筋膜乾，則筋急而攣，発為筋痿．
> 　　　（…肝は身の筋膜を主り…肝気が熱すれば，則ち胆が泄っし口が苦く，筋膜が乾く．筋膜が乾くと則ち筋が急に痙攣し，筋痿を発する．）
>
> 2　肝開竅於目 "肝は目に開竅する"
> 　『霊枢』脈度篇
> 　　　肝気通於目，肝和則目能弁五色矣．
> 　　　（肝気は目に通じ，肝が和すれば則ち目よく五色を弁ずる．）
>
> 3　肝在志為怒 "肝の志は怒である"
> 　『素問』陰陽応象大論篇
> 　　　…在蔵為肝，…在志為怒．
> 　　　（…蔵にありては肝と為し，志にありては怒と為す．）
>
> 4　肝在液為泪 "肝の液は泪である"
> 　『素問』宣明五気篇
> 　　　五蔵化液．心為汗．肺為涕．肝為泪．（五蔵の化液は，心は汗と為る．肺は涕と為る．肝は泪と為る．）

1 肝の疏泄機能に最も影響を受けるものはどれか．

　A. 哀　B. 恐　C. 思　D. 怒　E. 喜

解答　D

2 肝と表裏関係にあるのはどれか．

　A. 胃　B. 胆　C. 三焦　D. 大腸　E. 小腸

解答　B

3 五志のうち肝に属すものはどれか．

　A．怒　B．魂　C．悲　D．喜　E．恐

解答　A

4 肝の液はどれか．

　A．尿　B．汗　C．唾　D．津　E．涙

解答　E

5 肝が主るのはどれか．

　A．口　B．筋　C．骨　D．脈　E．皮膚

解答　B

◆◇◆ 腎

　人は腎気が旺盛であると，臍下丹田に元気を保ち，しっかりと腰を据えた力強い活動ができる．「作強の官」と言われるゆえんである．

　また腎はその中に互いに制約し，相反する腎陰と腎陽を併せ持つ．これらはそのまま人体の陰陽平衡の根本となる．

　命の根源とは何か．諸説いろいろあるが先人たちはこの答えを"命門"に求めた．人は両親から精を受け腎に蔵して命の扉を開ける．そして，次世代に受渡し，いずれその扉を閉ざす日を迎える．腎は命の根源に深く関わる仕事をしている．

1　腎蔵精

『霊枢』決気篇

　…両神相搏，合而成形．常先身生，是謂精．

　（…両神相まじわり，合して形を成す．常に身に先んじて生ずるを，これ精という．）

『素問』金匱真言論篇

　…夫精者，身之本也．…（…それ精なる者は，身の本なり．）

『素問』六節蔵象論篇

　…腎者，主蟄，封蔵之本，精之所也．

　（…腎は蟄を主り，封蔵の本，精の所なり．）

　精には"先天の精"と"後天の精"がある．これは互いに補完し依存しあう関係であり，分けて考えるものではない．両方を融合させたものを"腎中精気"という．

　腎に蔵された精気は気化作用により腎気となり，三焦を通って全身に散布される．

　腎気の働きは大きく三つある．

　1）発育，成長，生殖に対する働き

『素問』上古天真論篇

　女子七歳腎気盛，歯更髮長…八八，則髮発去．…故髮鬢白，身体重，行歩不正，而無子耳．

　（女子は七歳にして腎気盛んにして歯更り，髮長ず．…（男子）八八（六十四）にして，則ち歯髮去る．…故に髮鬢白く，身体重く，行歩正しからず，而して子無きのみ）

人体の発育と成長には腎中の精気が充足していることが必要である．青春期に入ると腎中精気から"天癸"が産生される．天癸は生殖器官を成熟させ，男性は排精，女子には排卵が起こる．中年期以後，腎中精気が衰減してくると天癸の産生は停止する．天癸が維持されなくなると，生殖器官が衰退し，生殖能力がなくなり，老年期に入る．

『素問』上古天真論篇には腎中の精気の盛衰と人体の生，長，壮，老の推移が書かれている．

▶▶▶ この機能の診断ポイント
　　①幼児の成長遅延
　　②成人の生殖器官の発育不良
　　③性機能の未熟，減退
　　④早老

2）陰陽平衡を調節する働き

3）腎　陽

腎陽は温煦，運動，興奮などを促進する気である．

▶▶▶ この機能の診断ポイント
　　①全身的な新陳代謝の低下
　　②全身の蔵府，経絡，諸器官の生理活動の減弱
　　③顔面蒼白，四肢厥冷
　　④津液の運行減弱，それに伴う浮腫
　　⑤無気力，精神萎軟，反応が鈍麻
　　⑥脈無力
　　⑦一般的にみられる全身的な陽虚症状

4）腎　陰

腎陰は滋潤，安静，成形，陽熱の制約などの作用のある気である．津液の分泌と血の生成を促進し，津液と血を充足させる．

▶▶▶ この機能の診断ポイント
　　①津液の分泌減少と燥の症状
　　②心煩，潮熱，五心煩熱，口渇などの熱症状
　　③新陳代謝の亢盛
　　④細数脈
　　⑤一般的にみられる全身的な陰虚内熱症状

5）腎気不固に対する影響

腎中の精気が不足すると封蔵能力が減弱する．

▶▶▶ この機能の診断ポイント　①遺精，早泄　②清薄な帯下　③遺尿，小便失禁

2　腎主水 "腎は水を主る"

『素問』逆調論篇

　　　　腎者，水蔵，主津液　（腎は，水の蔵，津液を主る）

津液の生成－脾胃，小腸，大腸
津液の輸布－脾，肺，腎，三焦
津液の排泄－膀胱，皮膚から尿や汗となって体外へ排出

▶▶▶ この機能の診断ポイント
　　①浮腫（津液過多，水液停滞によるもの）
　　②尿量の異常（腎陽虚による蒸騰気化無力によるもの）
　　③排出回数の異常（老化による精気の衰えによるもの）

3 腎主納気 "腎は納気を主る"
『景岳全書』張景岳
　　…肺出気也，腎納気也，故肺為気之主，腎為気之本也．
　　（…肺は気を出し，腎は納気なり．故に肺は気の主，腎は気の本なり．）
呼吸により取り入れた気は，肺の粛降作用によって降ろされ腎に納気される．深い呼吸は腎の封蔵作用が働くことによって始めて成り立つ．腎の精気が不足，封蔵無力になって呼吸運動に影響が出た状態を"腎不納気"という．

▶▶▶ この機能の診断ポイント　①呼吸が浅い　②ぜいぜいする

---

1 腎は納気を主るとはどのような生理作用のことか．

　A．肺の呼吸を一定の深さまで導く作用のこと
　B．元気の固摂を助けること
　C．元気の生成を助けること
　D．肺気の宣発を促すこと
　E．精液の固摂を助けること

☯ **Wang Point**
腎肺気虚証にまで発展します．

解答　A

2 "水の蔵"はどれか．

　A．腎　　B．脾　　C．肺　　D．膀胱　　E．三焦

解答　A

3 発育成長と関わる蔵はどれか．

　A．腎　　B．肝　　C．脾　　D．肺　　E．心

解答　A

4 二便を主に主る蔵府はどれか．

　A．腎　　B．脾　　C．大腸　　D．三焦　　E．胃

解答　A

5 性機能の発育を促す物質とは何か．

　A．天癸　　B．元気　　C．血液　　D．腎気　　E．腎精

解答　A

6 天癸（てんき）が生じるための決め手となるのはどれか．

　A．脾気の充足　　　B．肝血の充足　　C．腎陰の滋養作用
　D．腎中の精気の充足　　E．腎陽の温煦作用

解答　D

☯ **Wang Point**　腎精が大切だよね．

7 "命門の火" は何を指しているのか.

　A．腎陽　　B．脾陽　　C．肝陽　　D．心陽　　E．どれでもない

解答　　A

8 膀胱の貯尿は主に何に頼っているか.

　A．脾の運化作用　　　B．肝の疏泄作用
　C．肺の粛降作用　　　D．腎の気化作用
　E．小腸の液を主る作用

解答　　D

9 腎の主要な生理機能に属するものはどれか.

　A．骨膜を主り髄を生じる　　B．耳と口に開竅する
　C．水液代謝を主る　　　　　D．魄門と二便を主る
　E．どれでもない

解答　　C

10 生長と発育の決め手になるのはどれか.

　A．心血の充足　　　　B．水穀の精微の充足
　C．腎中の精気の充足　D．津液の滋潤
　E．血液の栄養

解答　　C

11 毛髪の栄枯は主にどのような物質によって養われているか.

　A．気と津　　B．精と血　　C．気と血
　D．精と液　　E．精と気

解答　　B

　Wang Point　精血同源ともいわれています.

12 呼吸の深さと係わる蔵はどれか.

　A．肝　　B．肺　　C．心　　D．腎　　E．脾

解答　　D

13 水液代謝のコントロールを主っているのはどの作用か.

　A．肝の疏泄機能　　　B．腎の蒸騰，気化の機能
　C．脾の運化の機能　　D．肺の治節機能
　E．胃の腐熟機能

解答　　B

14 五蔵，組織を滋養，滋潤する作用のもとになるものはどれか．

 A．天癸 B．腎気 C．腎陰 D．腎精 E．腎陽

解答　C

15 五蔵，組織を温煦する作用のもとになるものはどれか．

 A．天癸 B．腎気 C．腎陰 D．腎精 E．腎陽

解答　E

16 腎陰虚の症状に属さないのはどれか．

 A．心煩する B．遅緩脈 C．舌紅で乾燥している
 D．口が渇く E．五心煩熱

解答　B

17 腎陽虚の症状に属すものはどれか．

 A．舌が乾燥して紅い B．午後の潮熱 C．心煩
 D．のぼせやすい E．脈が無力で遅緩

解答　E

18 成人で歯が動揺し，早く脱落する根本原因はどれか．

 A．腎気不固 B．腎精虚損 C．命門の虚寒
 D．腎陽の虚衰 E．腎陰の虚乏

解答　B

19 腎気不固の症状に属さないものはどれか．

 A．尿失禁 B．帯下が稀薄で多い C．早漏
 D．浮腫 E．遺精

解答　D

☯ **Wang Point**　固摂作用の低下だよね！

20 腎不納気の主な症状はどれか．

 A．動悸 B．腰痛 C．不眠 D．冷え E．呼吸困難

解答　E

21 骨病が長引くと影響を受けるのはどれか．

 A．心 B．肝 C．脾 D．肺 E．腎

解答　E

> **知っておこう!**
> **五行との関係**

1　腎生髄主骨 "腎は髄を生じ，骨を主る"
　　『素問』宣明五気篇　腎主骨．（腎は骨を主る．）
　　『素問』痿論篇
　　　　…腎気熱，則腰脊不挙，骨枯而髄減，発為骨痿．
　　　　（…腎気が熱するときは，則ち腰脊挙がらず，骨枯れて髄減じ発して骨痿と為る．）

2　腎開竅於耳和二陰 "腎は耳と二陰に開竅する"
　　『素問』陰陽応象大論篇
　　　　…腎生骨髄，…腎主耳．…在体為骨，在蔵為腎，在竅為耳．
　　　　（…腎は骨髄を生じ，…腎は耳を主る．…体に在りては骨となし，蔵に在りては腎となし，竅にありては耳となし．）
　　『素問』金匱真言論篇
　　　　北方黒色，入通於腎，開竅於二陰，蔵精於腎．
　　　　（北方は黒色，入りて腎に通じ，二陰に開竅し，腎において精を蔵す．）

3　腎在志為恐 "腎の志は恐である"
　　『素問』陰陽応象大論篇
　　　　…在蔵為腎，…在志為恐．
　　　　（…蔵にありては腎となし，…志にありては恐となす．）

4　腎在液為唾 "腎の液は唾である"
　　『素問』宣明五気篇
　　　　五蔵化液．…腎為唾．（五蔵の化液は…腎は唾と為る．）

1 腎の志はどれか．
　　A．悲　B．怒　C．喜　D．思　E．恐

解答　E

2 腎の華はどこか．
　　A．爪　B．毛　C．髪　D．唇　E．面

解答　C

3 腎の液とは何か．
　　A．尿　B．唾　C．涙　D．涕　E．涎

解答　B

4 腎はどこに開竅するか．
　　A．目　B．舌　C．口　D．鼻　E．耳

解答　E

5 腎が主る季節はどれか．

A．春　B．夏　C．秋　D．冬　E．梅雨

解答　D

6 腎と表裏関係にあるのはどれか．

A．三焦　B．小腸　C．大腸　D．膀胱　E．心

解答　D

7 骨と密接な関係にあるのはどれか．

A．心　B．肝　C．脾　D．肺　E．腎

解答　E

III 六府

知っておこう！ 生理作用

六府は消化管であり，"瀉而不蔵"という特徴がある．受納した飲食物は留まることなく下へ下へと送られていく間に消化吸収される．"通"と"降"の作用が滞ると，水穀あるいは糟粕が停滞する．そのため府病の多くは実証である．

『素問』六節蔵象論篇
　脾胃大腸小腸三焦膀胱者，倉廩之本，営居也．名曰器．能化糟粕，転味而入出者也．
（脾，胃，大腸，小腸，三焦，膀胱なる者は，倉廩の本，営の居なり，名づけて器という．よく糟粕を化し，味を転じて入出する者なり．）

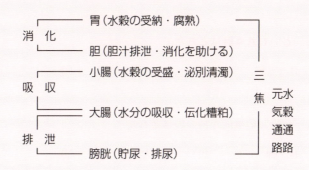

1 胆汁の化生と排泄が頼っている機能はどれか．

A．脾は運化機能を主る　B．腎は蔵精機能を主る
C．肺は宣発機能を主る　D．肝は疏泄機能を主る
E．心は血脈を主る

解答　D

2 "孤府"とはどの府か．

　　A. 心包　B. 膀胱　C. 三焦　D. 胃　E. 胆

解答　C

☯ Wang Point　『霊枢』本輸篇
　　…三焦者，中瀆之府也．水道出焉．属膀胱．是孤之府也．
　　(…三焦は，中瀆の府なり．水道これより出ず．膀胱に属す．これ孤の府なり．)
　　三焦は他の府とは違い，上・中・下焦を貫く人体最大の府であることから孤府と呼ばれます．

3 全身に気血津液を配布し，水液の運行通路でもあるのはどれか．

　　A. 奇経八脈　　B. 肺脾腎　　　C. 十二経脈
　　D. 三焦　　　　E. どれでもない

解答　D

4 正しいのはどれか．

　　A. 脾は燥を喜び湿を嫌う．胃は湿を喜び燥を嫌う．
　　B. 脾は燥を喜び湿を嫌う．胃は燥を喜び湿を嫌う．
　　C. 脾は燥を喜び湿を嫌う．胃は潤を喜び燥を嫌う．
　　D. 脾は湿を喜び燥を嫌う．胃は潤を喜び燥を嫌う．
　　E. 脾は燥を喜び潤を嫌う．胃は潤を喜び燥を嫌う．

解答　C

5 泌別清濁に属するのはどれか．

　　A. 腎　B. 膀胱　C. 大腸　D. 小腸　E. 胃

解答　D

6 "水穀の海"といわれる府はどれか．

　　A. 胃　B. 三焦　C. 脾　D. 大腸　E. 小腸

解答　A

7 "受盛"と"化物"の機能を持つのはどれか．

　　A. 胃　B. 脾　C. 三焦　D. 大腸　E. 小腸

解答　E

8 大腸の末端を何と称するか．

　　A. 飛門　B. 戸門　C. 吸門　D. 気門　E. 魄門

解答　E

9 水液代謝と最も関係する蔵府はどれか．

　　A. 脾胃膀胱と腎　　　B. 肺脾肝と腎

C. 肺脾腎と大腸, 小腸　　D. 肺脾腎と三焦
E. 肺脾腎と膀胱

解答　D

☯ Wang Point　津液の生成, 伝達, 排泄の道筋を考えてみましょう.

10 六府といわれるのはどれか.

A. 胃, 小腸, 大腸, 三焦, 膀胱, 脳
B. 小腸, 胃, 大腸, 三焦, 膀胱, 胆
C. 胆, 胃, 大腸, 小腸, 女子胞, 膀胱
D. 大腸, 小腸, 三焦, 膀胱, 心包, 胆
E. 胆, 胃, 大腸, 小腸, 三焦, 女子胞

解答　B

11 表裏関係に属さない蔵府はどれか.

A. 肺－大腸　　B. 肝－胆　　C. 腎－膀胱
D. 心－心包絡　　E. 脾－胃

解答　D

12 六府の中で情志と関係するのはどれか.

A. 三焦　　B. 膀胱　　C. 胆　　D. 小腸　　E. 大腸

解答　C

13 "太倉"とはどれか.

A. 大腸　　B. 小腸　　C. 膀胱　　D. 胃　　E. 脾

解答　D

14 大腸の主な生理機能はどれか.

A. 糟粕の伝化　　B. 水穀の腐熟　　C. 消化機能
D. 濁気の排出　　E. 精微の生成

解答　A

15 大腸の伝導とはどの機能の延長であるか.

A. 肺の粛降　　B. 胃の降濁　　C. 小腸の泌別清濁
D. 小腸の化物　　E. 小腸の受盛

解答　B

16 胆の機能はどれか.

A. 疏泄　　B. 神志　　C. 決断　　D. 思慮　　E. 謀慮

解答　C

Ⅳ 奇恒の府

生理作用

奇恒の府は五蔵六府のように表裏関係を持たず，五行の配属もない．かといって全く単独の機能を持つかというと，胆のように飲食物に関与するものもあれば，脈や脳髄，骨のように蔵府や気血津液精に関係するものもある．女子胞にいたっては，精を蔵し，蔵した精を瀉すという，蔵とも府ともつかない働きをする．奇恒の府とは，蔵のように"蔵"という機能を持ち，府のように"瀉"という機能も持つ"普通とは違う"蔵府である．

『素問』五蔵別論篇
　脳，髄，骨，脈，胆，女子胞，此六者，地気之所生也．皆蔵於陰而象於地．故蔵而不写．名曰奇恒之府．
　（脳，髄，骨，脈，胆，女子胞，この六者は地気の生ずる所なり．皆，陰を蔵し地にかたどる．故に蔵して写さず．名付けて奇恒之府という．）

1 奇恒の府はどれか．

A．三焦，胃，大腸，小腸，心包，膀胱
B．骨，脈，胆，膀胱，三焦，胃
C．胆，胃，膀胱，三焦，脳，髄
D．女子胞，胆，脈，髄，脳，心包
E．胆，脈，女子胞，骨，髄，脳

解答　E

2 李時珍が称した"元神の府"とはどれか．

A．目　B．肝　C．脳　D．頭　E．心

解答　C

3 誤っているのはどれか．

A．脳は元神の府　　B．脳は髄の海
C．脳は奇恒の府のひとつ　D．脳は精明の府
E．脳は腎と関係する

☯ **Wang Point**
精明の府とは頭を指します．

解答　D

4 奇恒の府に属していないのはどれか．

A．脈　B．髄　C．脳　D．命門　E．胆

解答　D

5 "五主"に属し，また奇恒の府に含まれるのはどれか．

 A. 脈 B. 女子胞 C. 脳 D. 胆 E. 髄

解答　A

6 脳の機能は五蔵に帰属するが，その中で関係が最も密接なのはどれか．

 A. 心肺肝 B. 心肝脾 C. 肺脾腎 D. 心脾腎 E. 心肝腎

解答　E

☯ Wang Point　諸々の髄は皆脳に属す．腎は髄を育てる．心は神志を司り，肝の疏泄がそれを助け，魂を蔵する．

7 "脳は元神の府"と述べた人物は誰か．

 A. 華佗 B. 王清任 C. 李時珍 D. 張景岳 E. 汪昂

解答　C

☯ Wang Point　『本草綱目』李時珍　脳為元神之府．（脳は元神の府なり．）

8 脳髄を充足する上で密接な関係にあるのはどれか．

 A. 腎 B. 肝 C. 肺 D. 脾 E. 心

解答　A

9 六府の一つに属し，奇恒の府にも属するのはどれか．

 A. 脳 B. 胆 C. 三焦 D. 心包 E. 膀胱

解答　B

10 "中精の府"とはどれか．

 A. 腎 B. 胆 C. 心包 D. 胃 E. 脈

解答　B

V　蔵府と古典

1 誤っているのはどれか．

 A. 肝気通於目（肝気は目に通ず）
 B. 腎気通於耳（腎気は耳に通ず）
 C. 心気通於舌（心気は舌に通ず）
 D. 脾気通於咽（脾気は咽に通ず）
 E. 肺気通於鼻（肺気は鼻に通ず）

解答　D

Wang Point
『霊枢』脈度篇
五蔵常内閲於上七竅也. 故肺気通於鼻, …心気通於舌, …肝気通於目, …脾気通於口, …腎気通於耳, …五蔵不和, 則七竅不通.
(五蔵は常に体内を通り七竅に上がる. 故に肺気は鼻に通じ, …心気は舌に通じ, …肝気は目に通じ, 脾気は口に通じ, …腎気は耳に通じ, …五蔵和さざれば, 即ち七竅通じず.)

2 五蔵と五華の組み合わせで誤っているのはどれか.

 A. 心－顔面　　B. 肝－爪　　C. 脾－口唇
 D. 肺－皮毛　　E. 腎－歯

解答　E

3 五蔵と五主の組み合わせで誤っているのはどれか.

 A. 肺合皮　　B. 心合脈　　C. 脾合肉　　D. 肝合爪　　E. 腎合骨

解答　D

Wang Point
『素問』五蔵生成篇
心之合脈也. 其栄色也. …肺之合皮也. 其栄毛也. …肝之合筋也. 其栄爪也. …脾之合肉也. 其栄唇也. …腎之合骨也. 其栄髪也.
(心の合は脈なり, 其の栄は色なり, …肺の合は皮なり, 其の栄は毛なり, …肝の合は筋なり, 其の栄は爪なり, 脾の合は肉なり, その栄は唇なり, …腎の合は骨なり, 其の栄は髪なり.)

4 五蔵が所蔵しているもので誤っているのはどれか.

 A. 心蔵神　　B. 肺蔵魄　　C. 脾蔵意　　D. 肝蔵魂　　E. 腎蔵智

解答　E

Wang Point
『素問』宣明五気篇
五蔵所蔵. 心蔵神. 肺蔵魄. 肝蔵魂. 脾蔵意. 腎蔵志. 是謂五蔵所蔵.
(五蔵の蔵するところ. 心は神を蔵す. 肺は魄を蔵す. 肝は魂を蔵す. 脾は意を蔵す. 腎は志を蔵す. これ五蔵を蔵するところという.)

5 正しいのはどれか.

 A. 心は生の本　　B. 肺は罷極の本　　C. 肝は気の本
 D. 脾は封蔵の本　　E. 腎は倉稟の本

解答　A

Wang Point
『素問』六節蔵象論篇
心者, 生之本, 神之変也. …肺者, 気之本, 魄之処也. …腎者, 主蟄, 封蔵之本, 精之処也. …肝者, 罷極之本, 魂之居也. …脾胃大腸小腸三焦膀胱者, 倉廩之本, 営之居也.
(心なる者, 生の本, 神の変なり. …肺なる者, 気の本, 魄の処なり. …腎なる者, 蟄を主り, 封蔵の本, 精の処なり. …肝なる者, 罷極の本, 魂の居なり. …脾胃大腸小腸三焦膀胱なる者, 倉廩の本, 営の居なり.)

2 蔵 象

6 誤っているのはどれか.

　A. 心は舌に開竅する　　B. 肺は喉に開竅する
　C. 脾は口に開竅する　　D. 肝は目に開竅する
　E. 腎は耳に開竅する

解答　B

7 五蔵と五志の組み合わせで誤っているのはどれか.

　A. 心は喜　　B. 肺は驚　　C. 肝は怒
　D. 脾は思　　E. 腎は恐

解答　B

☯ **Wang Point**
『素問』陰陽応象大論篇
…肝主目. …在体為筋, …在蔵為肝, …在竅為目, …在志為怒, …心主舌. …在体為脈, …在蔵為心, …在竅為舌, …在志為喜, …脾主口. …在体為肉, …在蔵為脾, …在竅為口, …在志為思, …肺主鼻. …在体為皮毛, …在蔵為肺, …在竅為鼻, …在志為憂, …腎主耳. …在体為骨, …在蔵為腎, …在竅為耳, …在志為恐, …
(…肝は目を主る. …体に在りては筋となり, 蔵に在りては肝となり, 竅に在りては目となり, 志に在りては怒となり, …心は舌を主る. …体に在りては脈となり, 蔵に在りては心となり, 竅に在りては舌となり, 志に在りては喜となり, …脾は口を主る. …体に在りては肉となり, …蔵に在りては脾となり, …竅に在りては口となり, …志に在りては思となり, …肺は鼻を主る. …体に在りては皮毛となり, …蔵に在りては肺となり, …竅に在りては鼻となり, …志に在りては憂となり, …腎は耳を主る. 体に在りては骨となり, …蔵に在りては腎となり, …竅に在りては耳となり, …志に在りては恐となり, …)

8 『素問』宣明五気篇の五液とはどれか.

　A. 涕, 尿, 汗, 涙, 涎
　B. 汗, 涙, 涎, 涕, 唾
　C. 腸, 胃, 涙, 胆, 汗
　D. 涕, 唾, 尿, 汗, 涎
　E. 唾, 涙, 涎, 涕, 腸液

解答　B

☯ **Wang Point**
『素問』宣明五気篇
五蔵化液. 心為汗. 肺為涕. 肝為泪. 脾為涎. 腎為唾. 是謂五液.
(五蔵の化液は, 心は汗をなす. 肺は涕をなす. 肝は泪をなす. 脾は涎をなす. 腎は唾をなす. これ五液という.)

9 五液に属さないのはどれか.

　A. 涙　　B. 涕　　C. 唾　　D. 涎　　E. 尿

解答　E

10 誤っているのはどれか.

　A. 心の液は汗である　　B. 腎の液は尿である
　C. 肺の液は涕である　　D. 脾の液は涎である
　E. 肝の液は涙である

解答　B

11 "命門" という言葉が初めて出てくるのはどれか．

A．素問　B．霊枢　C．難経　D．類経　E．中藏経

解答　B

12 『内経』でいう命門とはどれか．

A．水火の宅　B．左腎，右命門　C．両腎が命門
D．七節の傍　E．命門者目也

解答　E

Wang Point　『霊枢』根結篇
太陽根於至陰，結於命門．命門者，目也．…
（太陽（経）は至陰に根ざし，命門に結ぶ．命門なる者，目なり．…）
ここでいう命門とは睛明穴のことを指します．

13 "左腎，右命門" 説はどこに記されているか．

A．素問　B．霊枢　C．難経　D．太素　E．中藏経

解答　C

Wang Point
『難経』三十九難
三十六難曰，蔵各有一耳．腎独有両者，何也．然．腎両者，非皆腎也，其左者為腎，右者為命門．命門者，諸神精之所舎，原気之所繋也．男子以蔵精，女子以繋胞，故知腎有一也．
（三十六難にいわく，蔵はそれぞれ一つあるのみ．腎ひとり二つあるのはなぜか．しかり．腎が二つあるのは，みな腎にはあらざるなり．その左なる者を腎となし，右なる者を命門となす．命門なるものは，諸々の神精のやどるところ，原気の集まるところなり．男子は精を蔵し，女子は胞につながる．ゆえに腎は一つあるを知るなり．）

14 「血府」とは何のことか．

A．心　B．肝　C．脾　D．脈　E．衝脈

解答　D

Wang Point　『素問』脈要精微論篇　夫脈者，血之府也．（それ，脈は血の府なり．）

15 "諸海" の意味で誤っているのはどれか．

A．胃は水穀の海　B．衝脈は十二経脈の海
C．衝脈は血の海　D．脳は髄の海　E．肺は気の海

解答　E

Wang Point
『霊枢』海論篇
…人有髄海，有血海，有気海，有水穀之海．凡此四者，以応四海也．…胃者，水穀之海．衝脈者，為十二経之海．…膻中者，為気之海．…脳為髄之海．
（人には髄海，血海，気海，水穀の海あり．この四つの者，もって四海に応ずるなり．…胃なる者，水穀の海．衝脈なる者，十二経の海をなす．…膻中なる者，気の海をなす．…脳は髄の海をなす．）
張介賓『類経』
此即血海也．衝脈起於胞中，其前行者，並少陰之経挟臍上行，至胸中而散．其後行者，上循背裏，為経絡之海．
（これ即ち血海なり．衝脈は胞中に起こり，その〔体の〕前を行く者，少陰の経と並び臍を挟み上行し，胸中に至り散ず．その〔体の〕後を行く者，背中をめぐり上って，経絡の海となす．）

2 蔵象

16 『素問』至真要大論篇の病機十九条中の"諸湿腫満"はどれに属するか．

A．心の病機　B．肝の病機　C．脾の病機
D．肺の病機　E．腎の病機

解答　C

Wang Point
『素問』至真要大論篇
夫百病之生也，皆生於風寒暑湿燥火，以之化之変也．経言，盛者瀉之，虚者補之．…諸風掉眩，皆属於肝．諸寒収引，皆属於腎．諸気膹鬱，皆属於肺．諸湿腫満，皆属於脾．…諸痛痒瘡，皆属於心．
(それ百病の生ずるや，みな風寒暑湿燥火を化し，変ずるをもって生ずるなり．経に言う，盛なる者これを瀉し，虚する者これを補う．…もろもろの風が掉眩するは，みな肝に属す．もろもろの寒が収引するは，みな腎に属す．もろもろの気が膹鬱するは，みな肺に属す．もろもろの湿が腫満するは，みな脾に属す．…もろもろの痛み，痒み，瘡は，みな心に属す．)

Ⅵ 蔵府間の関係

知っておこう！
蔵府概念

　蔵府間の関係を考察していく場合，先人たちは理論上，五行の相生相剋関係を多用している．時代を重ね，歴代の医家たちの研究と臨床経験の結果，近代では五行の相生相剋関係を踏まえた上で，その範疇を越えて，蔵府の生理機能の相互関係で考えるようになっている．

《蔵府間の関係を考える上で大切なこと》
①心は五蔵六府の大主であり，各蔵の生命活動は心の主宰のもとで進行する．
②脾胃は五蔵六府の気血生化の源であり，脾胃の働きの盛衰は五蔵六府の気血の多少を決定する．
③腎陽と腎陰は五蔵六府の陰陽の根本であり，腎中の精気の盛衰は五蔵六府の陰陽の盛衰を決定する．

1 "上焦は霧の如し"とは何を意味しているか．

A．心と肺の気血津液の輸布作用　B．肺の治節作用
C．肺は気を主る作用　D．心は血脈を主る作用
E．口が水穀を受け，胃が受納すること

解答　A

2 気血を全身にめぐらせることと最も関係する組み合わせはどれか．

A．心－肺　B．肺－肝　C．脾－腎
D．肝－腎　E．肺－腎

解答　A

Wang Point
心は血を，肺は気を主ります．行血と呼吸との関係を考えてみましょう．

● 第2章 中医学用語を克服しよう（A．基礎理論に関係のある用語）

3 先人が肺腎の関係について論述している文章はどれか．

　　A．腎は気の主，脾は気の根　　B．脾は気の主，腎は気の根
　　C．肺は気の主，腎は気の根　　D．脾は気の根，肺は気の主
　　E．肺は気の根，腎は気の主

🔵 Wang Point
腎は納気作用を持ち，生命力の根源であることから「腎は気の根」と表現されています．

解答　　C

4 気を調節する関係にあるのはどれか．

　　A．心と肺　　B．肺と腎　　C．肺と肝
　　D．肝と腎　　E．脾と腎

解答　　B

🔵 Wang Point　腎不納気証（肺腎気虚証）を考えてみます．肺の粛降不良と腎の納気不良が起こると，どのような症状が出るでしょうか．

5 気の昇降が中心となるのはどの昇降のことか．

　　A．心火の下降，腎水の上昇
　　B．脾は昇を主り，肺は降を主る
　　C．肺は呼気を主り，腎は納気を主る
　　D．脾は昇を主り，胃は降を主る
　　E．肝は昇を主り，肺は降を主る

🔵 Wang Point
脾は昇精，胃は降濁を主ります．脾胃失調から昇降バランスの狂いが発生します．

解答　　D

6 肺と脾の関係で主な作用はどれか．

　　A．気の生成と津液の輸布代謝　　B．気の生成のみ
　　C．血の生成のみ　　D．津液の輸布のみ
　　E．血の生成と津液の輸布代謝

解答　　A

7 正しいのはどれか．

　　A．腎は水の蔵，肺は水の上源　　B．肺は水の蔵，腎は水の下源
　　C．脾は水の蔵，肝は水の下源　　D．脾は水の蔵，肺は水の上源
　　E．腎は水の蔵，肺は水の下源

解答　　A

8 "生痰の源"とはどれか．

　　A．肝　　B．肺　　C．脾　　D．腎　　E．三焦

解答　　C

🔵 Wang Point　痰は水液が停滞して発生する病理産物です．水湿の運化を考えてみましょう．

2 蔵象

9 "貯痰の器" とはどれか．

A．肺　B．肝　C．脾　D．腎　E．心包

解答　A

☯ Wang Point　痰がからむという病態は，気道を通じさせるなどの粛降機能の失調であると考えます．

10 "水火気済" に属するのはどれか．

A．心と腎　B．肝と腎　C．脾と腎
D．肺と腎　E．心と肺

解答　A

☯ Wang Point　心と腎の関係は生理作用の関係でも五行陰陽の関係でも，火と水の関係であり，陰と陽の関係でもあります．

11 心腎の交流で最も正しいのはどれか．

A．五行水火の相乗　B．心腎間での病理関係は生じない
C．腎水は心に上り，心火は下降して腎に至る
D．腎陽は心に上り，心陰は下降して腎に至る
E．心気は腎に降りず，腎陰も心にまで上昇しない

解答　C

12 "心腎不交" になると起こる症状はどれか．

A．心煩不眠　B．消穀善餓　C．眩暈　D．盗汗　E．心悸

解答　A

☯ Wang Point
腎陰虚だけでも起こるもの…眩暈，盗汗
心陰虚だけでも起こるもの…心悸，盗汗，不眠
腎陰虚＋心陰虚で起こるもの…心煩不眠
心腎不交の場合の心陽が偏亢する原因は，精神的な症状が加わり内火を起こすことにあります．心腎不交は陰虚症状に心煩などの精神的な症状が付加されていることが特徴です．

13 心と肝の関係で主な作用はどれか．

A．血の循行と精神，思惟，意識活動を行うこと
B．気血の生成と精神，思惟，意識活動を行うこと
C．循環の関係のみ　D．気血の生成のみ　E．精神活動のみ

解答　A

14 "統蔵失司"（統血と蔵血の作用が失われたこと）による出血は，どの蔵によるものであるか．

A．心と肝　B．心と脾　C．脾と腎
D．肝と脾　E．肝と腎

解答　D

15 中焦の機能とはどれか.

A. 水穀の精微を輸布
B. 胃の受納機能のみ
C. 脾の運化機能のみ
D. 血液の化生機能のみ
E. 脾胃の受納運化腐熟

解答　E

16 心と脾の関係で最も重要なものはどれか.

A. 気機の昇降
B. 先天と後天の関係
C. 津液の輸布
D. 血の生成と運行
E. 行血と運化

解答　D

17 "潤"を喜ぶのはどの蔵府か.

A. 胃　B. 肺　C. 腎　D. 脾　E. 胆

解答　A

18 誤っているのはどれか.

A. 胃は太倉をなす
B. 腎は五蔵の本
C. 衝脈は血の海
D. 胃は津液の海
E. 胃は水穀の海

解答　D

19 女子の月経と男子の射精機能を調節しているのはどれか.

A. 肝と脾　B. 肝と腎　C. 脾と腎
D. 肺と腎　E. 心と腎

解答　B

☯ **Wang Point**　女性の月経にまつわる異常は肝の蔵血作用に関係します．妊娠など生殖に関しては腎の封蔵作用に関係します．おりもの（帯下）の異常は脾と腎に関係します．

20 "精血同源"（せいけつどうげん）という関係にあるのはどれか.

A. 脾と腎　B. 心と腎　C. 心と肝
D. 肝と腎　E. 肺と腎

解答　D

21 多夢，不眠，心悸があり，食欲がなく，倦怠感があり，顔色が悪い．考えられるのはどれか.

A. 心腎不交によるもの
B. 肝脾不和によるもの
C. 心脾両虚によるもの
D. 心肝血虚によるもの
E. 心肺気虚によるもの

☯ **Wang Point**
『わかりやすい臨床中医臓腑学（第3版）』に詳しい説明があります．

解答　C

2 蔵象

22 腹部の冷痛，下痢，五更泄瀉，水腫などがある．どの証に属するか．

- A. 心脾両虚
- B. 土不生金
- C. 脾腎陽虚
- D. 肝気犯脾
- E. 脾腎陰虚

解答　C

23 "水不涵木"（水が木を養えず）が意味するものはどれか．

- A. 腎陽虚により肝陽を温煦できない
- B. 腎陰虚により肝陰を滋養できない
- C. 肝陰虚により腎陰を滋養できない
- D. 肝陰の不足により腎陰が虚している
- E. 肝火が強すぎて腎陰に影響している

🌓 Wang Point
五行の原理に基づいています．

解答　B

24 肝腎陰虚が原因で初期発生するのはどれか．

- A. 心火の上炎
- B. 心陽偏盛
- C. 肝陽の衰え
- D. 肝気鬱滞
- E. 相火偏亢

解答　E

🌓 Wang Point　肝腎同源であることから，肝と腎の両方同時に陰虚症状が現れるケースが多くあります．

25 不眠，心煩，易怒，目赤などの症状がある．考えられるのはどれか．

- A. 心腎不交
- B. 水火未済
- C. 心肝血虚
- D. 心肝火旺
- E. 肝鬱犯脾

解答　D

🌓 Wang Point
心と肝が関係していることは気がつきますね．易怒，目赤から陽の亢進が推察されます．不眠は血虚でも陽亢進でも起こりますが，この場合の不眠は血虚からではなく，陽が亢進して起こっていることがその他の症状からわかります．

II　該当するものを二つ選びなさい．

◆◇◆ 蔵象概論

1 蔵と象の関係はどれか．

- A. 蔵をもって象を定める（以蔵定象）
- B. 象をもって蔵を定める（以象定蔵）
- C. 象をもって蔵を測る（以象測蔵）
- D. 蔵をもって象を測る（以蔵測象）
- E. 象変により蔵変を決定する（象変決定蔵変）

解答　A・C

2 蔵象の初期研究方法は主にどれが重要視されているか．

　A．裏をもって表を知る　　B．表をもって裏を知る
　C．象の変化で蔵の変化を決定する
　D．象をもって蔵を測る　　E．蔵をもって象を測る

解答　B・D

3 蔵府病証の特徴の多くはどれか．

　A．蔵病は多く実する　　　B．府病は多く実する
　C．蔵病は多く虚する　　　D．府病は多く虚する
　E．蔵府は交代して発病する

解答　B・C

4 蔵府関係による治療方法の選択はどれか．

　A．蔵の虚する者はその府を補う
　B．府の虚する者はその蔵を補う
　C．府の虚する者はその蔵を瀉してもよい
　D．蔵の実する者はその府を補ってもよい
　E．蔵の実する者はその府を瀉してもよい

解答　B・E

◆◇◆ 単蔵府

1 心の主な生理（推動）機能はどれか．

　A．その液は汗である　　B．血を主る
　C．その華は面にある　　D．脈を主る
　E．舌に開竅する

解答　B・D

2 表裏関係をなす蔵府はどれか．

　A．脾　　B．大腸　　C．小腸　　D．心　　E．膀胱

解答　C・D

3 血を正常に運行するには，脈道を通利する以外，どのような条件が備わらなければならないか．

　A．心陽の充足　　B．血の充足　　C．心気の充実
　D．心神の充足　　E．心陰の滋養

解答　B・C

2 蔵象

4 汗孔の別名を"玄府"または何というか．

　A．気門　　B．腠理　　C．浄府　　D．鬼門　　E．魄門

解答　A・D

> **Wang Point**　肺は魄を蔵し，肺気は皮毛に通じていることから，古代，汗のことは"魄汗"，汗孔のことは"気門""鬼門"と称されました．"玄府"は『重廣補注黄帝内経素問』水熱穴論篇に記され，"魄汗"は通評虚実論篇などにある．

5 肺の通調水道機能が依存しているのはどれか．

　A．肺は百脈に向かう　　B．肺の宣発
　C．肺の粛降　　　　　　D．肺は呼吸を主る
　E．肺は一身の気を主る

解答　B・C

6 呼吸は肺のどの機能によるか．

　A．朝百脈（百脈に向かう）　　B．一身の気の機能を主る
　C．宣発機能　　　　　　　　　D．粛降機能
　E．通調水道機能

解答　C・D

7 脾の運化作用によって運ばれるものはどれか．

　A．経気　　B．水液　　C．血液　　D．水穀（谷）　　E．津

解答　B・D

8 気血生化の源はどの蔵府を指しているか．

　A．心　　B．肝　　C．脾　　D．三焦　　E．胃

解答　C・E

9 昇清降濁機能を行う蔵府はどれか．

　A．心　　B．脾　　C．肺　　D．胃　　E．三焦

解答　B・D

10 昇降作用と最も関係する蔵府はどれか．

　A．心　　B．脾　　C．小腸　　D．肝　　E．胃

解答　B・E

11 受納と運化という機能で，協調し合っている蔵府はどれか．

　A．小腸　　B．大腸　　C．肝　　D．脾　　E．胃

解答　D・E

12 燥湿相済の蔵府はどれか.

A. 小腸　B. 大腸　C. 肝　D. 脾　E. 胃

解答　D・E

13 腎の精気が発生する元になるものはどれか.

A. 腎水　B. 腎陽　C. 腎気　D. 腎陰　E. 命門の火

解答　B・D

14 "水穀の海" とはどれか.

A. 太倉　B. 小腸　C. 大腸　D. 脾　E. 胃

解答　A・E

15 過度の思慮が原因と思われるのはどれか.

A. 気結　B. 傷肝　C. 傷肺　D. 傷脾　E. 傷腎

解答　A・D

16 過度の恐怖が原因で傷る蔵府はどれか.

A. 気乱　B. 気緩　C. 傷腎（腎を傷る）
D. 傷肺（肺を傷る）　E. 傷下焦（下焦を傷る）

解答　C・E

17 胆の別名はどれか.

A. 将軍の官　B. 中精の府　C. 筋の府
D. 中正の府　E. 精明の府

解答　B・D

18 謀慮を主り，決断作用のある蔵はどれか.

A. 肝　B. 心　C. 脾　D. 胆　E. 腎

解答　A・D

19 肝の主な生理機能はどれか.

A. 統血を主る　B. 蔵神を主る　C. 疏泄を主る
D. 蔵血を主る　E. 決断を主る

解答　C・D

20 膀胱の主な生理機能はどれか.

A. 貯尿　B. 排尿　C. 泌別清濁
D. 糟粕の伝化　E. 化物を主る

解答　A・B

2 蔵象

21 "怒る" ことが原因と思われるものはどれか.

A. 傷肺（肺を傷る）　B. 気緩　C. 傷肝（肝を傷る）
D. 気消　E. 気が上がる

解答　C・E

22 生殖機能の成熟と密接な関係にあるのはどれか.

A. 脾気の昇清　B. 心神の充足　C. 天癸の発生
D. 腎中の精気充足　E. 肺気の充実

解答　C・D

23 肝の血量のコントロールにはどれが関与しているか.

A. 脾主統血　B. 肝主蔵血　C. 肺朝百脈
D. 肝主疏泄　E. 心主推動

解答　B・D

◆◇◆ 二蔵府

1 水火の相済により, 陰陽のバランスを保つ蔵府はどれか.

A. 心　B. 肝　C. 脾　D. 肺　E. 腎

解答　A・E

2 "精血同源" は主にどの蔵のことか.

A. 心　B. 肝　C. 脾　D. 肺　E. 腎

解答　B・E

3 "乙癸同源" は主にどの蔵のことか.

A. 肝　B. 心　C. 脾　D. 肺　E. 腎

解答　A・E

☯ Wang Point　天癸（乙癸も同意語）とは生殖機能を促進する発育物質を意味します.

4 正常な排尿機能はどの蔵府の気化作用によるものか.

A. 大腸　B. 膀胱　C. 肺　D. 三焦　E. 腎

解答　B・E

5 中医学において, 心と腎の関係はどのように言われているか.

A. 昇降相因　B. 水火既済　C. 精血同源
D. 水火失済　E. 乙癸同源

解答　B・D

6 "金水相生"の指すものはどれか.

A. 肺は液を下降し，腎を滋養する
B. 肺気は宣発し，腎の精を散らす
C. 腎陽は充足すると，上焦を温め肺に及ぶ
D. 肺気は粛降し，水穀の精微を輸布して腎に及ぶ
E. 腎陰の充足は，上焦を潤して，肺に及ぶ

解答　A・E

7 肝気の疏泄を助けるのはどれか.

A. 胃の腐熟　　B. 胆汁の分泌　　C. 膀胱の気化
D. 胆汁の排泄　E. 胆汁の貯蔵

解答　B・D

8 消化作用を補う機能はどれか.

A. 脾の昇清　　B. 大腸の伝導　　C. 小腸の化物
D. 胃の降濁　　E. 胃の腐熟

解答　A・D

Ⅲ ○×で答えなさい.

1 五蔵の共通する生理作用は化生と精気の貯蔵である.　解答　×

2 六府の共通する生理作用は受盛と水穀の伝化である.　解答　×

3 蔵象学説の特徴は五蔵を中心とした整体観である.　解答　○

4 血の正常運行における最も基本的な前提条件は，心気の充実と血の充足による.　解答　○

5 中医学では人の精神意識と思惟活動は大脳皮質の機能としてみている.　解答　×

6 心気の充足は血脈の機能を主る唯一の条件である.　解答　×

7 先人が称した"五蔵六府の大主"は，心の主る神明の機能と密接な関係がある.　解答　○

8 心には血脈を主る機能があり，これは神志の機能も主る.　解答　○

2 蔵象

9	舌は味覚と言語の表現を主る．これは心の血脈と神志を主る生理機能に依存したものである．	解答 ○
10	人体の「頭」は最も高い位置にあるために"華蓋"と称する．	解答 ×
11	肺の呼吸がリズミカルに行われるのは，気の生成と気機の調節が根本的な条件となる．	解答 ○
12	肺は一身の気を主る作用を持ち，これは主に肺の呼吸機能による．	解答 ○
13	肺は呼吸の気を主り，呼吸作用は肺気の宣発と粛降の協調作用に頼っている．	解答 ○
14	臨床上で呼気がしにくく，胸悶，咳喘，鼻塞，無汗などの症状を認めた場合に，肺気の粛降作用が衰えたと考える．	解答 ×
15	臨床上で呼吸が浅く，息切れ，咳痰，喀血の症状は肺気が失われたことが原因で発生する．	解答 ×
16	"肺は水の上源"とは，主に肺気の宣発により津液が皮毛を潤すことをいっている．	解答 ×
17	食物中の栄養物質の吸収は，すべて脾の運化，昇清，降濁の作用によるものである．	解答 ○
18	脾は水液の運化を主る．これは水液の吸収と運化と排泄を指したものである．	解答 ×
19	脾と胃は中焦に同居し，脾気の昇清と胃気の降濁は蔵府の位置を決定づける大切な要因となる．	解答 ×
20	脾気虚により統血作用が低下すると，上半身の急性出血病証が多く認められるようになる．	解答 ×
21	脾が統血できるということは脾の気血生化の源を脈外に漏らさないことと密接な関係がある．	解答 ○
22	肌肉がやせ，四肢の運動が無力であることは主に肝の気血が不足する．	解答 ×
23	肝の疏泄は肝の昇と動を主る．生理的特徴が反映されたものである．	解答 ○

第2章 中医学用語を克服しよう（A．基礎理論に関係のある用語）

24 肝は疏泄を主り，気機の調節をするのは呼吸のスムーズな働きと肝との関係が密接な状態にある．　解答 ×

25 肝の生理学的な特徴は昇と動を主っているので，肝気の下陥は昇清作用の低下を引き起こして内臓下垂となる．　解答 ×

26 肝気は上昇しやすいために情緒の急な変化は関係しない．　解答 ×

27 肝気鬱結は頭目の脹痛と顔面と目の発赤を起こす．　解答 ×

28 "条達を喜び抑制を嫌がる"．この特性は肝の疏泄機能と密接な関係がある．　解答 ○

29 肝血不足の臨床所見は，心気の不足を起こし，不眠，多夢などである．　解答 ×

30 肝の血量調節機能は疏泄と蔵血作用の協調関係によって，そのバランスが保たれている．　解答 ○

31 精神活動に関係する神や魂は，血を主な栄養素としている．　解答 ○

32 脾は気血生化の源である．脾虚の主な症状は，肢体のシビレ，だるさ，屈伸不利などの運動障害であり，爪甲は軟かくて薄い．　解答 ×

33 心血不足の主な症状は，両眼の乾燥，ものがはっきりと見えない，夜盲症などである．　解答 ×

34 腎は精を蔵する．これは蔵府を動かすエネルギーと陰陽調節の根本であり，生命の源とされているので"後天の本"と称される．　解答 ×

35 腎の精気の主な働きは，全身の生長と発育および生殖能力である．　解答 ○

36 人体の生長と発育は，各蔵府の精の盛衰と関係している．　解答 ×

37 脾は後天の根本である．脾気の盛衰は人体の生長，壮，老，死と関係している．　解答 ×

38 腎は"水火の宅"である．腎陰は蔵府組織器官を滋養，滋潤する作用があるので，元陰，真陰と称されている．　解答 ○

39	腎は"水火の宅"である．腎陽は蔵府組織器官を，推動，温煦する作用があるので，元陽，真陽と称されている．	解答 ○
40	腎中の精気は蒸騰気化を行うので，すべての水液代謝，特に尿の生成と排泄に直接関係する．	解答 ○
41	人体の抵抗力は，腎精の盛衰と密接な関係がある．	解答 ○
42	腎は納気を主る機能がある．これは呼吸運動において腎の封蔵作用が働く現象である．	解答 ○
43	腎不納気の主な症状は，呼気困難，あるいは呼が多く吸が少ないことである．	解答 ×
44	"腎者，作強の官．伎巧これより出ず"とは，腎は精を蔵する，骨を主る，根気を主る，髄を生じるという働きのことをいう．	解答 ○
45	肝の蔵血と血量の調節が肝にあることから，"髪は血の余り"といわれる．	解答 ×
46	腎陽虚は，下痢を引き起こす．	解答 ○
47	腎陽とは"命門の火"のことである．	解答 ○
48	太倉は脾．これは脾は気血生化の源であり，全身を栄養していることを意味する．	解答 ×
49	"中精の府"とは腎である．腎は精を蔵し，封蔵の根本であるからである．	解答 ×
50	"胆汁"の化生と排泄は，肝の疏泄機能の抑制とコントロールによる．	解答 ○
51	大腸の伝導作用は，胃の降濁作用の延長にある．	解答 ○
52	小腸の受盛化物と泌別清濁の機能は，脾胃の昇清降濁作用の現れでもある．	解答 ○
53	小腸は津を主り，大腸は液を主る．	解答 ×
54	"孤府"とは三焦のことである．三焦は胸腹中に分布されている大きな府で，人体の蔵府の中で最も大きい．	解答 ○
55	奇恒の府で心包を除くと，すべて表裏関係を持ち，五行に配属できる．	解答 ×

56	心は精神，意識，思惟活動を行うので"元神の府"と称される．	解答 ○
57	衝，任の二脈の盛衰は"天癸"による．	解答 ○
58	心と脾の関係で，その主な作用は気の生成と津液の輸布，代謝である．	解答 ×
59	五行学説で心は火に属し，腎は水に属することから，心と腎の間では水が火を相剋している．	解答 ○
60	脾と肺の関係で，その主な作用は気の生成と津液の輸布，代謝である．	解答 ○
61	肺は呼気を主り，腎は納気を主る．肺の呼吸機能には腎の納気作用が関与する．	解答 ○
62	腎は納気を主る．これは腎の持つ呼吸補助としての機能である．	解答 ○
63	心は血を主り，肝は血を蔵す．であるから，臨床上"心肝血虚"などの同時所見がある．	解答 ○
64	心は血を主り，腎は精を蔵す．であるから"心腎相交"のことを"精血同源"ともいう．	解答 ×
65	肺は気を主る．肝は血を蔵する．ゆえに両者は気と血の生化の源である．	解答 ×
66	肝腎同源のことを"乙癸同源"ともいう．	解答 ○
67	肝は疏泄を主る．腎は封蔵を主る．ゆえに，その臨床所見では女子の月経，男子の射精に関係する．	解答 ○
68	脾腎陽虚と陽虚内寒には，密接な関係がある．	解答 ○
69	脾は陰土に属するので潤を喜び燥を嫌う．胃は陽土に属するので燥を喜び，湿を嫌う．	解答 ×
70	高齢者によくある小便失禁，多尿などの症状は，肺気の粛降作用の低下と膀胱失約による．	解答 ×
71	六府は，飲食物の消化，吸収，排泄のプロセスにおいて相互関係を保っている．	解答 ○

72	"治上焦如羽，非軽不挙"の理論は"上焦霧の如し"を根拠にしたものである．	解答 ○
73	"治中焦如衡，非平不安"の理論は中焦の気の機能である"昇降の枢"を根拠にしたものである．	解答 ○
74	脳は"元神の府"という説を唱えたのは王清任である．	解答 ×

Ⅳ 当てはまるものすべてを答えなさい．

1 蔵と象の関係を決定するものはどれか．
 A．象変が蔵変を決定する B．蔵変が象変を決定する
 C．蔵が象を決定する D．象が蔵を決定する
 E．象変は蔵変を反映する

解答 B・C・E

2 蔵象学説の形成の基礎はどれか．
 A．五行学説の導入 B．古代の解剖知識
 C．精気学説の浸透 D．医療実践の経験のまとめ
 E．人体の生理と病理現象の観察

解答 B・D・E

3 心とは．
 A．気の主 B．血の主 C．精を蔵する
 D．精の根本 E．神の居処

解答 B・E

4 血を正常に運行させるための基本的な前提条件はどれか．
 A．脈道内の通利 B．血液の充実
 C．心気の充実 D．腎の機能が円滑であること
 E．気の温煦作用

解答 A・B・C

5 心の主な生理機能はどれか．
 A．神を蔵す B．血の推動 C．衛気の宣発
 D．汗の排泄 E．気化作用

解答 A・B

6 『素問』六節蔵象論篇の心はどれか.

A. 生の根本　　　B. 神の変化を主る
C. 華は面　　　　D. 血脈を充実させる
E. 小腸と表裏関係がある

解答　A・B・C・D

7 「心は血脈を主る」という機能の状態を表しているのはどれか.

A. 舌の色　　　B. 脈の状態
C. 顔色　　　　D. 左肩から背中にかけての感覚
E. 心胸部の感覚

解答　A・B・C

8 「心の志は喜」とあるが, もし神志の異常が発生すると人はどのようになるか.

A. 喜笑が止まず　　B. 怒りやすい　　C. 反応がにぶい
D. 悲しみがつきない　E. 精神が鈍い

解答　A・D

9 「肺は粛降を主る」とあるが, 何を散布しているのか.

A. 濁気　B. 清気　C. 衛気　D. 水穀の精微　E. 津液

解答　B・D・E

10 体内の津液の疏通を調節するために, 肺の宣発粛降はどのような作用を起こさせるか.

A. 排泄　B. 運行　C. 吸収　D. 輸布　E. 生成

解答　A・B・D

11 肺の主な生理機能はどれか.

A. 百脈を朝じる　　B. 治節を主る　　C. 皮毛を主る
D. 粛降を主る　　　E. 宣発を主る

解答　A・B・D・E

☯ **Wang Point**　生理機能と五行をしっかり区別しましょう.

12 肺の呼吸運動に影響するものはどれか.

A. 心気の不足　　B. 腎気の虚損　　C. 気機の減退
D. 宗気の不足　　E. 水液停滞

解答　A～E

2 蔵象

13 肺とは．

　A．生の根本　　B．相傳の官　　C．脈の根本
　D．魄の処　　　E．気の主

解答　B・D・E

14 肺の宣発作用を表しているものはどれか．

　A．体内の濁気を排出すること
　B．津液を散布し，水穀の精微を全身に送ること
　C．水液を腎と膀胱に運ぶこと
　D．衛気を散布し，腠理の開合をコントロールすること
　E．皮毛に精を運んで皮膚を潤すこと

Wang Point
「宣発」とは昇発と発散，「粛降」とは粛浄と下降のこと．

解答　A・B・D・E

15 「肺は一身の気を主る」とはどういうことか．

　A．肺は百脈を朝ずる　　B．宗気の生成　　C．通調水道
　D．津液の宣発　　　　　E．気機の調節

解答　B・E

16 「肺は治節を主る」とはどういうことか．

　A．呼吸を主り，呼吸運動のリズムを保つ
　B．呼吸を主り，全身の気の機能をコントロールする
　C．宣降を主り，水液の運行水道を通調する
　D．百脈に向かい，血液の運行をコントロールする
　E．統血を主り，脾の水穀運化を助ける

解答　A・B・C・D

17 肺と皮毛の関係において，生理機能の基礎となるのはどれか．

　A．肺気の虚弱は腎気不固となる
　B．肺気の宣発は皮毛に精を運ぶ
　C．邪は皮毛を犯し，肺気不宣に至る
　D．皮毛の汗孔は肺気の宣発作用がある
　E．肺と皮毛は五行の金に属する

解答　B・D

18 「肺の粛降機能」とはどれか．

　A．清気，津液，水穀の精微を内に向けて散布することをうながす
　B．自然界の清気を吸入すること
　C．宗気を生成すること

D. 汗液を排出すること
E. 気管内の異物を粛清する

解答　B・C・E

19 中医学でいう肺とはどれか．

A. 華蓋　　B. 生の根本　　C. 水の上源
D. 嬌蔵（きょぞう）　E. 気の枢

解答　A・C・D

🟡 Wang Point

"嬌蔵"とは"デリケートな蔵"という意味です．肺は外にある皮毛に合し，呼吸を主ることから大気と接するために病邪を受けやすく，熱を嫌うと同時に寒も嫌います．外邪が人体を侵すと鼻からの吸収，皮膚からの進入にかかわらず，すべて肺を侵します．軽微な風邪であっても往々にして咳を伴うのは，肺が非常にきゃしゃでデリケートな蔵だからです．

20 脾の生理機能とはどれか．

A. 統血　　B. 昇清　　C. 血を生ず
D. 水液の運化　　E. 水穀の運化

解答　A～E

21 脾の生理機能に属さないものはどれか．

A. 液は涎　　B. 統血　　C. 水液の運化
D. 水穀の運化　　E. 筋を生じる

解答　A・E

22 「脾気は昇を主る」とはどういうことか．

A. 水液の運化　　　　B. 肌肉を主る
C. 胃は水穀を腐熟する　D. 水穀の精微は肺に運ばれる
E. 五蔵の位置を安定させ，下垂を防ぐ

解答　D・E

23 「中気下陥」とはどういうことか．

A. 皮下出血　　B. 悪心嘔吐　　C. 腹部脹満
D. 五蔵の下垂　　E. 脱肛

解答　D・E

24 脾の水液運化機能の低下によって発生する病理産物はどれか．

A. 痰　B. 飲　C. 湿　D. 気喘　E. 水腫

解答　A・B・C・E

25 肝の主な生理機能はどれか．

　　A．筋を主る　　B．その華は爪　　C．血を蔵する
　　D．目に開く　　E．疏泄を主る

解答　A・C・E

26 肝の疏泄機能の低下による情緒への影響はどれか．

　　A．心神の乱れ　　B．怒りやすい　　C．恐れやすい
　　D．精神の抑鬱（ストレス）　　E．悲しみやすい

解答　B・D

27 肝は疏泄を主り，脾胃の運化を促進する．これは主に肝のどんな働きによるか．

　　A．胆汁の分泌　　B．胆汁の排泄
　　C．胃気の降濁　　D．脾気の昇清
　　E．胃の受納

● Wang Point
肝は脾の働きを借りて気血の循りを促します．車で言えばターボエンジンが加わった状態です．

解答　A・B・C・D

28 肝の蔵血機能を表しているものはどれか．

　　A．肝は血海を主る　　B．血行を推動する
　　C．血液を貯蔵する　　D．血量をコントロールする
　　E．血液を固摂する

解答　C・D

29 肝血の滋養を受けている組織はどれか．

　　A．皮毛　　B．肌肉　　C．筋膜　　D．骨格　　E．爪甲

解答　C・E

30 人体の各部位の血量はどのような状況下で変化するか．

　　A．月経時　　B．気候の変化　　C．情緒の変化
　　D．生体の活動量　　E．労働時間の長短

解答　B・C・D

31 肝の疏泄機能を表しているものはどれか．

　　A．男子の排精を促す　　B．女子の排卵を促す
　　C．気機のコントロール　　D．情緒のコントロール
　　E．脾胃の運化を促進する

解答　A〜E

32 「肝が血を蔵す」「脾が統血する」の生理的な意義とはどれか．

　　A．出血の防止　　　　　　B．肝に血を貯蔵する
　　C．水液代謝の平衡を調節する　D．血液の分配を調節する
　　E．魂神の宿るところ

解答　A・B・D・E

33 腎精の生理機能とはどれか．

　　A．成長を促す　　　B．生殖機能を促す
　　C．発育を促す　　　D．筋膜の収縮と弛緩を促す
　　E．筋肉を豊満にする

解答　A・B・C

34 腎の生理作用はどれか．

　　A．精を蔵する　B．水液代謝を主る　C．骨を主る
　　D．髄を生ずる　E．納気を主る

解答　A〜E

☯ **Wang Point**　腎の働きは主に納気作用や水液の代謝を行い，また先天の精を蔵して発育と成長を起こす原動力となります．

35 腎が開竅するところはどこか．

　　A．耳　B．舌　C．口　D．前陰　E．後陰

解答　A・D・E

36 毛髪を滋養しているものはどれか．

　　A．気　B．血　C．津　D．液　E．精

解答　B・E

37 腎の封蔵作用を表しているものはどれか．

　　A．髄を生じる　B．精を蔵する　C．骨を主る
　　D．納気　　　　E．脳と通ずる

解答　B・D

☯ **Wang Point**　腎は先天の精を貯蔵しています．

38 腎の志はどれか．

　　A．怒　B．喜　C．思　D．悲　E．恐

解答　E

2 蔵象

39 腎精の不足によって出現する症状はどれか．

A. 骨質の軟弱化　　B. 耳鳴り
C. 歯の脱落　　D. 小児の筋力低下
E. 小児の泉門閉合が遅れる

解答　A〜E

40 腎気不固を表しているものはどれか．

A. 下痢　B. 便秘　C. 遺尿　D. 遺精　E. 白髪

解答　A・C・D

41 腎陽の作用を表しているものはどれか．

A. 滋潤　B. 気化　C. 興奮　D. 温煦　E. 運動

解答　B・C・D・E

Wang Point　「陽」の働きについて考えましょう．

42 腎陰の作用を表しているものはどれか．

A. 滋潤　B. 気化　C. 安静　D. 熱の抑制　E. 運動

解答　A・C・D

Wang Point　陰の働きについて考えましょう．

43 腎の主な生理機能はどれか．

A. 水液の代謝　　B. 五蔵の精を蔵する　　C. 納気を主る
D. 尿液の貯蔵　　E. 先天の精の封蔵

解答　A・B・C・E

Wang Point　腎と膀胱の働きを区別します．

44 胃の別名はどれか．

A. 太倉　　B. 胃脘　　C. 水穀の海
D. 水穀は気血の海　　E. 受盛の官

解答　A・B・C・D

45 胃の主な生理機能はどれか．

A. 受納　B. 運化　C. 腐熟　D. 降濁　E. 行水

解答　A・C・D

46 小腸の主な生理機能はどれか．

A. 泌別清濁　B. 糟粕の伝導　C. 通調水道
D. 化物　　E. 受盛

解答　A・D・E

47 三焦の生理機能はどれか.

　A. 水液の通り道　　B. 全身の気化を主る
　C. 水液を運行する　D. 元気の通行
　E. 諸々の気を保つ

解答　A〜E

48 大腸の伝導変化の作用に影響するものはどれか.

　A. 肺の粛降　B. 胃の降濁　　　C. 肝の疏泄
　D. 腎の気化　E. 小腸の泌別清濁

解答　A〜E

49 胆が六府である根拠はどれか.

　A. 形態が中空である　　　　B. 胆汁は胆に蔵す
　C. 胆汁は消化を助ける　　　D. 胆と肝は表裏関係にある
　E. 胆は直接飲食物を伝化しない

解答　A・C・D

50 小腸の泌別清濁機能を表しているものはどれか.

　A. 糟粕の吸収と食物の残りを輸送すること
　B. 精微の吸収と食物の残りを輸送すること
　C. 水穀中の水液を吸収すること
　D. 飲食物より精微と糟粕を分けること
　E. 胃の飲食物の消化を助けること

解答　B・C・D

51 胃が和降を失うと起こるものはどれか.

　A. 嘔吐　B. 腹瀉　C. 便秘　D. 腹脹　E. 口臭

解答　A・C・D・E

52 胃気とは何か.

　A. 脾胃の運化作用を指揮するもの
　B. 脾胃機能の脈象上の反映　　　C. 胃の生理機能
　D. 胃の和降　　　　　　　　　　E. 化物の受盛

解答　A・B・C

53 奇恒の府に属するのはどれか.

　A. 三焦　B. 女子胞　C. 命門　D. 脈　E. 胆

解答　B・D・E

54 脳の別名はどれか．

　　A．元神の府　　B．精明の府　　C．神明の府
　　D．髄海　　　　E．精明

解答　A・D

55 女子胞の機能と密接な関係にある蔵府はどれか．

　　A．心　　B．肝　　C．脾　　D．肺　　E．腎

解答　A・B・C・E

56 正しいのはどれか．

　　A．衝脈は血の海　　B．肝は血海　　C．胃は水穀の海
　　D．脳は髄海　　　　E．膻中は気の海

解答　A〜E

57 正しいのはどれか．

　　A．血の余りは毛髪　　B．筋の余りは爪　　C．骨の余りは歯
　　D．毛髪は腎の外候　　E．毛髪の源は腎

解答　A〜E

58 正しいのはどれか．

　　A．肺は気の主　　B．腎は封蔵の根本　　C．腎は水の蔵
　　D．腎は気の根本　　E．腎は命門と関係する

解答　A〜E

59 五液に属さないのはどれか．

　　A．涕　　B．津　　C．汗　　D．涙　　E．尿

解答　B・E

60 表裏関係を持たないのはどれか．

　　A．肝と胆　　B．脾と胃　　C．腎と命門
　　D．肺と三焦　　E．心と心包絡

解答　C・D・E

61 正しいのはどれか．

　　A．脾は生痰の源　　　　B．腎は貯痰の器
　　C．肺は気の主，腎は気の根　　D．肝は統血と蔵血を行う
　　E．大腸は泌別清濁を行う

解答　A・C

●第2章 中医学用語を克服しよう（A．基礎理論に関係のある用語）

62 肺と腎の関係が関わっているものはどれか．
　　A．陰液を補う　　B．津液の排泄　　C．呼吸運動
　　D．精微を輸布する　　E．水液の代謝

解答　A・C・E

63 肝と脾の生理的な関係を表しているものはどれか．
　　A．骨の生成　　B．血の運行　　C．髄の生成
　　D．血の貯蔵　　E．血の生成

解答　B・D・E

64 脾と胃の生理的な関係を表しているものはどれか．
　　A．受納と運化の協調関係　　B．蔵血と疏泄の相互関係
　　C．昇清と降濁の関係　　D．燥湿を相済する関係
　　E．上下の関係

解答　A・C・D

65 心と脾の相互関係で関わっているものはどれか．
　　A．血液の運行　　B．気の機能の調節　　C．精の輸布
　　D．血液の生成　　E．尿の代謝

解答　A・D

66 肺と脾の相互関係で関わっているものはどれか．
　　A．血の推動　　B．津液の代謝　　C．血の貯蔵
　　D．気の生成　　E．津液の輸布

解答　B・D・E

67 心と肝の相互関係で関わっているものはどれか．
　　A．血の生成　　B．消化　　C．血行
　　D．精神や情緒　　E．気の貯蔵

解答　C・D

☯ Wang Point　二蔵府間で行われている関係を考えます．単独蔵府の働きではありません．

68 血の生成，貯蔵，運行などに関係するのはどれか．
　　A．心と脾　　B．心と腎　　C．心と肝
　　D．肝と脾　　E．肺と腎

解答　A・C・D

2 蔵象

69 腎の封蔵と肝の疏泄との関係が関わっているものはどれか．

　A．人体の呼吸運動　　B．女子の月経周期
　C．女子の排卵　　　　D．男子の射精
　E．精血間の相互化生

解答　B・C・D

70 肝と腎の関係を表しているものはどれか．

　A．蔵血と疏泄　　　　　　　　B．精血同源
　C．水能涵木（水はよく木を養う）　D．先天と後天の精を扱う
　E．水火相済の関係

解答　B・C

71 陰陽表裏関係に属するのはどれか．

　A．心と腎　B．脾と胃　C．心と肺
　D．肝と胆　E．腎と膀胱

解答　B・D・E

72 血の運行に関係する五蔵はどれか．

　A．脈　B．髄　C．脾　D．肝　E．心

解答　A・C・D・E

73 肝と脾が最も関係する機能はどれか．

　A．血の生成　B．疏泄と運化機能　C．血の運行
　D．血の貯蔵　E．出血防止

解答　A〜E

74 "命門の火"に属さないものはどれか．

　A．腎陽　B．心陽　C．肝陽　D．内火　E．脾陽

解答　B・C・D・E

Ⅴ 当てはまる言葉を書きなさい．

1 五蔵六府の大主はどこか．

解答　心

2 神の宿るところはどこか．

解答　心

3 生の根本はどこか．

解答　心

| 4 | "生命の門戸" と言われているのはどこか. | 解答 | 命門 |

ヒント　心，命門，腎，脳，脾

5	"先天の本" はどこか.	解答	腎
6	"後天の本" はどこか.	解答	脾
7	"気の主" はどこか.	解答	肺
8	"気の根" はどこか.	解答	腎
9	気を納めるのはどこか.	解答	腎
10	気を主るのはどこか.	解答	肺
11	気血や後天の精を生じるのはどこか.	解答	脾
12	血の生化の源はどこか.	解答	脾
13	血を蔵して血量のコントロールを主るのはどこか.	解答	肝

Wang Point　各蔵府の働きで血流量と貯蔵量は区別しておきましょう.

14	血の流れを主るのはどこか.	解答	心
15	統血を主るのはどこか.	解答	脾
16	蔵血を主るのはどこか.	解答	肝
17	通調水道（全身へ津液を降ろしていくこと）を行う蔵はどこか.	解答	肺
18	主水（水液代謝をコントロールすること）を行う蔵はどこか.	解答	腎
19	疏通水道（滞りなく流すこと）を行う蔵はどこか.	解答	三焦

ヒント　肺，腎，脾，三焦，膀胱

| 20 | 燥を喜び，湿を憎む蔵はどこか. | 解答 | 脾 |
| 21 | 燥を憎み，潤を喜ぶのはどの蔵府か. | 解答 | 胃 |

2 蔵象

22 諸湿腫満に属するのはどれか.　　　　　　　　　　　　　　　　　　解答　脾
　　💡ヒント　診断学の病機十九条で記載されています.

23 "水火の宅"といわれるのはどの蔵府か.　　　　　　　　　　　　　　解答　腎
　　☯ Wang Point　腎は人体の陽と陰の根本となる腎陰と腎陽の両方を蔵しています．一つの蔵に陰と陽の両方が同居しているので，"水火の宅"といわれています．

24 男子は精を蔵し，女子は胞に関わるところはどこか.　　　　　　　　解答　命門

25 糟粕の伝化をするのはどこか.　　　　　　　　　　　　　　　　　　解答　大腸

26 二便を主るのはどこか.　　　　　　　　　　　　　　　　　　　　　解答　腎

27 水液代謝と呼吸運動に密接な関係がある蔵はどれか.　　　　　　　　解答　腎・肺

28 津液の生成と気の生成に密接な関係がある蔵はどれか.　　　　　　　解答　脾・肺

29 血の生成と血の量に密接な関係がある蔵はどれか.　　　　　　　　　解答　脾・肝

30 血量と血流に密接な関係がある蔵はどれか.　　　　　　　　　　　　解答　肝・心

31 "金水相生"を説明することのできる二蔵はどこか.　　　　　　　　　解答　肺・腎

32 "水火の相済"を説明することのできる二蔵はどこか.　　　　　　　　解答　心・腎

33 "乙癸同源"を説明することのできる二蔵はどこか.　　　　　　　　　解答　肝・腎

34 統血と蔵血の協調関係にあるのはどの蔵府か.　　　　　　　　　　　解答　脾・肝

35 水火を調節する関係にあるのはどの蔵府か.　　　　　　　　　　　　解答　心・腎

36 精神疲労からあまり食べられない．ため息や胸脇の膨満感があり，便秘気味である．主にどの蔵府が関係しているか.　　　　　　　　　　解答　肝・脾

37 疲れ気味で腰痛がある．顔がほてり，ドライアイを感じる．時々頭痛，めまいがある．主にどの蔵府が関係しているか.　　　　　　　　　解答　肝・腎

38 慢性的な下痢と足の冷感がある．冬になると腰痛がひどく，足がむくみやすくなる．主にどの蔵府が関係しているか.　　　　　　　　　　解答　腎・脾

VI 古典に根拠があり，よく出てくる言葉をまとめましょう．

1 "君主の官"はどこか． 　　　解答 心

2 "相傳の官"はどこか． 　　　解答 肺

3 "臣使の官"はどこか． 　　　解答 心包（膻中）

4 "将軍の官"はどこか． 　　　解答 肝

5 "中正の官"はどこか． 　　　解答 胆

6 "作強の官"はどこか． 　　　解答 腎

7 "倉廩の官"はどこか． 　　　解答 脾胃

8 "受盛の官"はどこか． 　　　解答 小腸

9 "伝道の官"はどこか． 　　　解答 大腸

10 "州都の官"はどこか． 　　　解答 膀胱

11 "決瀆の官"はどこか． 　　　解答 三焦

☯ Wang Point

（国家試験によく出題されます）
皆さんの知っている役職にたとえてみるとわかりやすいでしょう．
『素問』霊蘭秘典論篇
…**心者，君主之官．神明出焉．** 心は君主の官．神明は焉より出づ．（君主）
…**肺者，相傳之官．治節出焉．** 肺は相傳の官．治節は焉より出づ．（官房長官．君主を助けあらゆる調整をする補佐役）
…**肝者，将軍之官．謀慮出焉．** 肝は将軍の官．謀慮は焉より出づ．（防衛省．戦いの計略を立て命令を下す）
…**胆者，中正之官．決断出焉．** 胆は中正の官．決断は焉より出づ．（命令に対し正邪を見分けて決断を下す）
…**膻中者，臣使之官．喜楽出焉．** 膻中は臣使の官．喜楽は焉より出づ．（宮内庁．君主が信頼する侍従）
…**脾胃者，倉廩之官．五味出焉．** 脾胃は倉廩の官．五味は焉より出づ．（農水省．食料供給の役割）
…**大腸者，伝道之官．変化出焉．** 大腸は伝道の官．変化は焉より出づ．（飲食物が変化してできた糟粕（カス）を体外に排泄するところ）
…**小腸者，受盛之官．化物出焉．** 小腸は受盛の官．化物は焉より出づ．（栄養分を吸収するところ）
…**腎者，作強之官．伎巧出焉．** 腎は作強の官．伎巧は焉より出づ．（自衛隊．計略に沿って技巧を持って働く役割）
…**三焦者決瀆之官．水道出焉．** 三焦は決瀆の官．水道は焉より出づ．（疏通水道を表している）
…**膀胱者，州都之官．津液蔵焉．気化即能出矣．** 膀胱は州都の官．津液は焉に蔵す．気化するときは即ち能く出づ．（県知事．身体の下方にある）
…**凡此十二官者，不得相失也．** 凡そ此の十二官は，相失すること得ず．

2 蔵象　129

岐伯は黄帝に，心に神気があり正しく働けば，下々の器官もそれぞれが安泰に任務を遂行できることを，宮廷内の官職になぞらえて説明しています．十二の官を十分に働かせ，疾病にかからず，天寿を全うするには，心を安らかに保つことが大切ですという教えを述べています．

12 "封蔵の本" はどこか． 　　解答　腎

13 "罷極の本" はどこか． 　　解答　肝

14 腎の華はどこか． 　　解答　髪

15 肺の華はどこか． 　　解答　皮毛

16 肝の華はどこか． 　　解答　爪甲

☯ Wang Point
『素問』六節蔵象論篇
心者生之本．神之変也．其華在面．其充在血脈．…肺者気之本．魄之処也．其華在毛．其充在皮．…腎者主蟄封蔵之本．精之処也．其華在髪．其充在骨．…肝者罷極之本．魂之居也．其華在爪．其充在筋．…脾胃大腸小腸三焦膀胱者．倉廩之本．榮之居也．名曰器．能化糟粕．転味而入出者也．
（心は生の本．神の変なり．其の華は面に在り．其の充は血脈に在り．…肺は気の本．魄の処なり．其の華は毛に在り．その充は皮に在り．…腎は蟄を主る封蔵の本．精の処なり．其の華は髪に在り．其の充は骨に在り．…肝は罷極の本．魂の居なり．其の華は爪に在り．其の充は筋に在り…脾，胃，大腸，小腸，三焦，膀胱は倉廩の本．営の居なり．名づけて器と曰う．能く糟粕を化し，味を転じて入出する者なり．）
"罷極の本" とは，心身を働かせたことによる疲労を受け取るところというような意味があります．

17 "精明の府" とはどこか． 　　解答　頭

18 "血の府" とはどこか． 　　解答　脈

19 "腎の府" とはどこか． 　　解答　腰

20 "中精の府" とはどこか． 　　解答　胆

21 脳を "元神の府" と述べた医家は誰か． 　　解答　李時珍

☯ Wang Point
『素問』脈要精微論篇
夫脈者，血之府也．…頭者，精明之府．…背者，胸中之府．…腰者，腎之府．…膝者，筋之府．…骨者，髄之府．
（夫れ脈は血の府なり．…頭は精明の府．…背は胸中の府．…腰は腎の府．…膝は筋の府．…骨は髄の府．）
『霊枢』本輸篇　肝合胆．胆者，中精之府．（肝は胆に合し，胆は中精の府．）
李時珍『本草綱目』脳為元神之府．（脳は元神の府と為す．）

22	"闌門" とはどの府の接合部を表しているか.	解答 大腸・小腸
23	"幽門" とはどの府の接合部を表しているか.	解答 胃・小腸
24	"魄門" とはどの府の末端を表しているか.	解答 大腸

☯ Wang Point

飲食物を摂取し，糟粕が排泄されるまでに通る門戸のことをいいます．全部で七つあるので，これらを"七衝門"と称しています．
『難経』四十四難
飛門（唇），戸門（歯），吸門（会厭／喉頭蓋のこと），噴門（胃の上口），幽門（胃と小腸の間），闌門（小腸と大腸の間），魄門（大腸の下口）

25	肺の合するところはどこか.	解答 皮
26	脾の合するところはどこか.	解答 肌肉
27	肝の合するところはどこか.	解答 筋

☯ Wang Point

『素問』五蔵生成篇
心之合脈也．其榮色也．肺之合皮也．其榮毛也．肝之合筋也．其榮爪也．脾之合肉也．其榮唇也．腎之合骨也．其榮髮也．
（心の合は脈なり．其の栄は色なり．肺の合は皮なり．其の栄は毛なり．肝の合は筋なり．其の栄は爪なり．脾の合は肉なり．其の栄は唇なり．腎の合は骨なり．其の栄は髪なり．）

28	四海理論において脳の別名を何というか.	解答 髄海
29	四海理論において膻中の別名を何というか.	解答 気海
30	四海理論において胃の別名を何というか.	解答 水穀の海

☯ Wang Point

『霊枢』海論篇
人亦有四海．十二経水．経水者．皆注於海．…人有髄海．有血海．有気海．有水穀之海．凡此四者．以応四海也．…胃者水穀之海．其輸上在気街．下至三里．衝脈者．為十二経脈之海．其上在於大杼．下出於巨虚之上下廉．膻中者．為気之海．其輸上在於柱骨之上下．前在於人迎．脳為髄之海．其輸上在於其蓋．下在風府．
（人にも亦四海と十二経水有り．経水は皆海に注ぐ．…人に髄海有り．血海有り．気海あり．水穀の海有り．凡そ此の四つの者を以て四海に応ずるなり．…胃は水穀の海．其の輸は上は気街に在り．下は三里に至る．衝脈は十二経脈の海たり．其の輸は上は大杼に在り，下は巨虚の上下廉に在り．膻中は気の海たり．其の輸は上は柱骨の上下に在り，前は大迎に在り．脳は髄の海たり．其の輸は上は其の蓋に在り，下は風府に在り．）

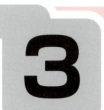

A. 基礎理論に関係のある用語

病因

本章で学ぶ内容

　古代の人々はより良き生活環境を求めて移動しながら生活をしていました．やがて土地を耕し定住を始め，天文や気象を観察し利用するようになります．定住することから社会には貧富，物欲，地位などが生まれ，そしてそれらを争奪するための争いが絶えず起こるようになりました．こうして人々は心の中にも病が起こることに気づきはじめます．

　嵐の日もあれば，吹き渡る風が気持ちのいい，おだやかな日もあります．大いに笑い，たまには怒り，時には落ち込むことだってあります．正常な気候や精神状態は決して病因にはなりえません．人間と人間を囲んでいる環境の微妙なバランスの狂いが病を引き起こす原因となります．"水能載舟，亦能覆舟"（水は舟を行かせることができるが，舟を覆すこともできる）のです．

　人はなぜ病むのでしょうか．鬼神の仕業と信じられていた時代を経て，鬼神を否定した『黄帝内経』は病因を陰陽の二つに分けました．その後，張仲景が分けた三つの分類を基礎にして，宋代の陳言（無択）は『三因極一病証方論』で"三因学説"（外因・内因・不内外因）を明確に著しました．そして現代中医学では，外感（六淫・伝染病），内傷（七情・労倦・飲食），病理産物（水湿痰飲・瘀血・結石），その他（外傷・寄生虫・薬害・医療過誤・先天性因素）の四つに分けています．この分野は中医学の中でも，時代とともに分類や理解が大きく変わっているのです．

　"不知其因，病源無目"『三因極一病証方論』（その原因を知らなければ，病の源は見えてこない）．このような"弁証求因"を研究した学説を「病因学説」といいます．

I　外感病因

知っておこう！
六気（淫）

自然界に存在する正常な風・寒・湿・暑・燥・熱（火）を"六気"という．正常な六気は人間に病を起こす原因とはならない．人間と自然界とのバランスが崩れ，人体に影響を与えるような状況下の六気を便宜上"六淫"という．六気が六淫になるには大きく二つの原因がある．

①急激な季節の変化，天候不順など，あるいは特別な環境で永く生活するなど，人間の生理機能の調節と自然環境の変化のバランスが崩れた場合．

②自然環境は正常に変化したのだけれど，人間の生理機能が低下したために罹患した場合．

> 『霊枢』百病始生篇
> 　風雨寒熱，不得虚邪，不能独傷人．卒然逢疾風暴雨而不病者，蓋無虚，故邪不能独傷人．此必因虚邪之風与其身形，両虚相得，乃客其形．
> 　（風雨寒熱，虚邪を得ざれば，独り人を傷る能わず．卒然と疾風暴雨に逢いて病まざる者，蓋し虚なし，故に邪独り人を傷る能わず．此れ必ず虚邪の風と其の身形と，両虚相得るに因りて，乃ち其の形に客す．）

六淫が病の原因となる場合には，以下のような特徴がある．

1　外感性
肌，口，鼻などから人体を侵し，発病に至る．多くは，浅から深，表から裏に伝変する．

▶▶▶ **よく見られる症状**　悪寒，発熱・舌苔－薄白・脈－浮

2　季節性
明らかに，季節の変化に伴い多く見られる疾病が変化する．

▶▶▶ **よく見られる症状**
春季は風病，夏季は暑病，長夏は湿病，秋季は燥病，冬季は寒病が多く見られるなど．

3　地域性
居住している地区によって多発する疾病が違う．

▶▶▶ **よく見られる症状**
北方，あるいは高原地域では寒病が多く，沿海地区は湿病が多い，あるいは，湿っぽい環境に永く住んでいると湿病にかかりやすい．熱帯地区では火熱燥病が多いなど．

4　相兼性
六淫の邪気は単独で人体を侵襲することができる．また，二種類以上の邪が同時に人体を侵犯することもできる．多くは風邪と合わさるか，似た性質を持つもの同士が合わさることが多い．

▶▶▶ **よく見られる症状**　風熱感冒，風寒湿痺，寒湿困脾など．

5 転化性

六淫は一定の条件が揃うと疾病を発生させる．また，行った治療によって，良くも悪くも病状が変化する．転化性とは一種の邪が別の種類の邪になることではなく，六淫の邪が発生させた症状が変わっていくことを指している．

『医宗金鑑』

> 六気之邪，感人雖同，人受之而生病各異者，何也　蓋人之形有厚薄，気有盛衰，蔵有寒熱，所受之邪，毎從其人之勝気而化，故生病各異也．
> （六気の邪を同じように感受しても，人に発生する病気がそれぞれ異なっているのはなぜか？　人の形に蓋する気に厚薄，盛衰があり，蔵府に寒熱が有る．受けた邪は受けた人の勝気により転化するに従う．故に，発生する病はそれぞれ異なる．）

▶▶▶ **よく見られる症状**
- はじめ悪寒がしたのに，やがて熱が出て汗をかいた．
- 鼻水が出たあと，頭痛や関節痛を感じる．

◎内生五邪について

内風，内寒，内湿，内燥，内熱（火）などは外感六淫の邪によるものではない．蔵府の気血や機能の失調が生むもので，臨床上では，風，寒，湿，燥，熱（火）の六淫致病の病理によく似ている．これらの外来の邪ではなく，内から生まれてくる邪を"内生五邪"と称する．

Ⅰ　該当するものを一つ選びなさい．

1　外感病因に属するのはどれか．

A．六淫　　B．七情　　C．六気　　D．外傷　　E．労倦

解答　A

2　六淫の概念とはどれか．

A．六種類の外感病邪のこと　　B．六種類の自然気候のこと
C．すべての風・寒・暑・湿・燥・熱（火）のこと
D．六種類の毒を持つ気のこと　　E．どれでもない

解答　A

（一）風

春一番がもうすぐ春が来ることを知らせてくれる頃は，比較的風病が多くなる季節である．自然界において，風は形のない気の流れであるように，風邪は人体の中でも同じところにとどまらず，動き回り，様々な症状を起こす原因となる．

『素問』風論篇

> 風気蔵於皮膚之間，内不得通，外不得泄．風者善行而数変，腠理開則洒然寒，閉則熱而悶．
> （風気皮膚の間に蔵し，内通ずるを得ず，外泄するを得ず．風者，善く行りて数変じ，腠理開けば則ち洒然として寒え，閉ずれば則ち熱して悶ゆ．）

1　軽揚，開泄，易襲陽位
風邪の特徴は「軽揚，昇散，向上，向外」などが挙げられる．症状は，体の陽位に現れやすいという特徴がある．

　『素問』大陰陽明論篇
　　　故犯賊風虚邪者，陽受之．
　　　（故に賊風虚邪に犯される者は，〔体表の〕陽，これを受ける．）
　　　故傷於風者，上先受之．
　　　（故に風に傷られる者は，〔体の〕上，先ずこれを受く．）

▶▶▶ **よく見られる症状**
・人体の上部，肌表，腰背部に発病しやすい．
・汗出，悪風，頭痛，鼻づまり，咳嗽など．

2　善行，数変（善く行く）
風邪の起こす病症として"善行"と"数変"が挙げられる．"善行"とは病位が動き一定しないこと，"数変"は急に発病し，病状の変化が速いことをいう．

　『素問』風論篇　風者善行而数変．（風は善く行きてしばしば変ずる．）

▶▶▶ **よく見られる症状**
・行痺（関節痛があるが痛む部位が一定しない）
・急性の蕁麻疹など（表証であっという間に広がっていくもの）

3　主動（動を主る）
風のよく動く性質そのままに，風邪は"動"を主る．

　『素問』陰陽応象大論篇　…風勝則動．（…風勝れば則ち動き）

▶▶▶ **よく見られる症状**　眩暈，抽搐，角弓反張など

4　風為百病之長（風は百病の長）
風邪は常に外感病を先導している．風邪を原因とする病気がきわめて広範囲にわたるのは，風邪が六淫のうちの寒，湿，暑，燥，熱（火）とともに人体を侵犯して病を起こすためである．

　『素問』風論篇
　　　故風者，百病之長也．至其変化，乃為他病也．無常方．然致有風気也．
　　　（故に風なる者，百病の長なり．其の変化するに至りて，乃ち他病となるなり．常方なし．然して風気あるなり．）

▶▶▶ **よく見られる症状**　外感風寒，風熱，風湿などあらゆる症状

---

1 季節的な特徴があるものの，季節的な制限を受けずに外感病を先導する邪気はどれか．

　A. 熱邪　B. 燥邪　C. 風邪　D. 寒邪　E. 湿邪

　解答　C

2 風邪が起こす病の特徴はどれか．

　A. 体の陰の位置が侵されやすい

B. 津液が傷つけられやすい　　C. 気機を阻止しやすい
D. 体の陽の位置が侵されやすい　　E. 神明が擾乱されやすい

解答　D

3 人体の上部や肌表を最も犯しやすい外邪とはどれか．

A. 燥邪　　B. 暑邪　　C. 湿邪　　D. 寒邪　　E. 風邪

解答　E

4 風邪があまり関係していないと考えられる症状はどれか．

A. 頭痛　　B. 悪風　　C. 汗　　D. 煩燥　　E. 鼻づまり

解答　D

5 体の陽の位置を犯しやすい昇発向上を特徴とする邪気はどれか．

A. 寒邪　　B. 火邪　　C. 風邪　　D. 燥邪　　E. 暑邪

解答　C

6 軽揚，開泄，善行を特徴とする邪気はどれか．

A. 寒邪　　B. 風邪　　C. 湿邪　　D. 燥邪　　E. 火邪

解答　B

7 「風は動を主る」という性質が主に働くと，臨床上見られる所見はどれか．

A. 悪寒無汗　　　　　　B. 眩暈，抽搐
C. 鼻づまり，のどの痒み　　D. 関節の屈伸不利
E. 関節の疼痛が固定しない

Wang Point
善行（遊走性）と主動（動揺性）の違いを考えよう．

解答　B

8 "風は百病の長"とはどういう意味か．

A. 六気はすべて化風する
B. 風邪の病は比較的重い
C. 風邪の発病は急性であることが多い
D. 病の変化が激しい
E. 六淫は風に依存して侵犯するものが多い

解答　E

9 風邪による病変部位が固定しないのはなぜか．

A. 風は開泄するから　　B. 風は軽く動くから
C. 風は動を主るから　　D. 風は善く行くから
E. 風は変わりやすいから

解答　D

(二) 寒

風が動き回るのに対して寒は凝滞し収引する．冬の主気である寒は，陰の性質を強く持つため，体の陽気を傷つけたり，気血を疎滞させることでいろいろな症状を起こす．

『素問』咳論篇

　　故五蔵各以治時感於寒則受病．微則為咳．甚則為泄，為痛．
　　（故に各五蔵，治むる時を以て寒に感ずれば則ち病を受く．微なれば即ち咳となり，甚だしければ則ち泄となり，痛となる．）

1　寒為陰邪，易傷陽気（寒は陰邪を為し，陽気を傷りやすい）

　寒邪は最も人体の陽気を損傷させる陰邪である．もともと人体の陽気は陰寒を制約するが，人体の陽気が不足していると充分に寒邪を追い払えず，陰寒の邪を被り，寒証を発症する．

『素問』至眞要大論篇

　　諸病水液，澄澈清冷，皆属於寒．
　　（諸もろの病みて水液の，澄澈清冷なるは，皆寒に属す．）

『素問』陰陽応象大論篇

　　陰勝則陽病，陽勝則陰病．陽勝則熱，陰勝則寒．重寒則熱，重熱則寒．寒傷形，熱傷気．気傷痛，形傷腫．故先痛而後腫者，気傷形也．先腫而後痛者，形傷気也．
　　（陰勝れば則ち陽病み，陽勝れば即ち陰病む．陽勝れば則ち熱し，陰勝れば則ち寒す．重寒は則ち熱し，重熱は則ち寒す．寒は形を傷り，熱は気を傷る．気，傷れば痛み，形，傷れば腫れる．故に先ず痛みて後に腫れる者は，気が形を傷るなり．先ず腫れて後に痛む者は，形が気を傷るなり．）

『霊枢』口問篇

　　客於皮膚，陰気盛，陽気虚．故為振寒寒慄．補諸陽．
　　（寒気皮膚に客り，陰気盛んにして，陽気虚す．故に振寒寒慄を為す．諸陽を補う．）

▶▶▶ **よく見られる症状**
・悪寒，脘腹冷痛，嘔吐，下痢（寒邪が太陰に入った場合）
・悪寒，手足厥冷，下痢，元気がない，脈－微細（寒邪が少陰に入った場合）

2　寒性凝滞（寒の性質は凝滞である．）

　気血は止まることなく体内を運行している．これは気の推動作用であり，温煦作用がこれを助けている．寒邪が人体を侵犯すると経脈の気血を凝結，阻滞させ，気の作用を低下させる．よって各種の病状が現れる．

『素問』痺論篇

　　痛者，寒気多也．有寒故痛也．
　　（痛む者は，寒気多きなり．寒あるが故に痛むなり．）

▶▶▶ **よく見られる症状**
・全身の疼痛（寒が太陽経に入った場合）
・関節痛（痛痺）（寒邪が偏盛した場合）
・脘腹冷痛（寒邪が中焦，下焦を侵犯した場合）

3　寒性収引（寒の性質は収引である．）

　"収引"とは，収縮，牽引というような意味である．寒邪が人体を襲うと，腠理が閉

塞し，経絡や筋脈が収縮し引きつるような症状が現れる．

『霊枢』歳露論篇　寒則皮膚急而腠理閉．（寒ければ則ち皮膚急にして腠理閉じる．）

『素問』挙痛論篇
　　寒気客於脈外則脈寒，脈寒則縮蜷，縮蜷則脈絀急，絀急則外引小絡．故卒然而痛．得熱則痛立止．
　　（寒気，脈外に客すれば則ち脈寒え，脈寒えれば則ち縮蜷〔収縮すること〕し，縮蜷すれば則ち脈絀急〔屈曲してこわばること〕し，絀急すれば則ち外に小絡を引く．故に卒然として痛む．熱を得れば則ち痛み立ちどころに止む．）

『素問』挙痛論篇
　　寒則腠理閉，気不行．故気収矣．
　　（寒すれば則ち腠理閉じ，気行かず．故に気収まるなり．）

▶▶▶ **よく見られる症状**
- 悪寒，発熱，無汗（腠理が閉塞し宣発できないため）
- 関節の屈曲ができない，筋肉がひきつり痛む
  （経絡，関節，筋脈などが収引した場合）
- 少腹拘急不仁（寒が厥陰経に入った場合）

---

1 寒邪の性質はどれか．

A．開放性　　B．重濁性　　C．凝滞性
D．粘着性　　E．乾燥性

解答　C

● Wang Point　冷やすと固まります．

2 気血凝滞を引き起こしやすい病邪はどれか．

A．寒邪　　B．火邪　　C．風邪　　D．燥邪　　E．湿邪

解答　A

3 六淫中で最も疼痛を引き起こしやすい邪気はどれか．

A．風邪　　B．火邪　　C．寒邪　　D．燥邪　　E．湿邪

解答　C

4 筋脈を拘攣し，屈伸不利，腠理の閉塞を起こす邪はどれか．

A．風邪　　B．湿邪　　C．寒邪　　D．瘀血　　E．痰飲

解答　C

5 寒邪が発生させる病の特徴はどれか．

A．気血の阻滞　　　　B．気を消耗しやすい
C．血を動かしやすい　D．津液を損傷しやすい
E．どれでもない

解答　A

6 寒の性質は凝滞であるが，なぜ凝滞性は疼痛症状を起こすのか．

A．気機を収斂し，腠理を閉塞するため
B．経脈の気血を凝結させ，阻滞させるため
C．人体の陽気を損傷するため
D．気を消耗させ，津液を損なうことによって，組織が滋養できなくなるため
E．有形の邪に変化して，気の機能を阻滞するため

解答　B

7 "寒は収引を主る"とはどういう意味か．

A．寒邪は気の機能を阻滞する
B．寒邪は陽気を損なう
C．寒邪は気を消耗させて津を損なう
D．寒邪は重濁性で粘滞する
E．気機を収斂し，筋脈を攣急する

解答　E

8 いわゆる"傷寒"とはどういう意味か．

A．寒邪が直中して裏に至ること
B．寒邪が肌表を傷つけること
C．寒邪が筋脈を侵すこと
D．寒邪が血分に入ること
E．風邪をひくこと

Wang Point
寒邪が衛気を傷つけることで起こる外感病のことを"傷寒"といいます．

解答　B

9 "傷寒"に対して"中寒"とはどれか．

A．寒邪が蔵府に直中したこと
B．寒邪が血分を侵すこと
C．寒邪が内生すること
D．寒邪が経脈に入ること
E．寒邪が肌表を傷ること

Wang Point
寒邪が裏にあり，蔵府の陽気が傷つけられることを"中寒"といいます．

解答　A

(三) 湿

　湿は長夏の主気である．長夏とは日本においては梅雨時のような，湿気があふれ，蒸し暑い季節のことをいう．1年の中で湿気の最も多い季節であるがゆえに長夏は湿病が多くなる．

　水が高から低へ流れるが如く，また蒸し暑い時にはジメジメ感が肌にまとわり付くように，自然界の中の水湿が持つ，重濁，粘滞，下降という特性の外邪を湿邪と称し，湿邪の起こす病を外湿病という．季節に関係するもの以外にも，湿っぽい所に住んでいたり，水に関わる仕事をしたりすることなども外湿病の病因につながる．

1　湿為陰邪，易阻滞気機，損傷陽気

　湿の性質は水に属し，水は陰に属すので，湿は陰邪である．そのため湿が侵犯すると体の陽気を損傷しやすい．湿邪が人体を侵犯すると，蔵府，経絡に滞留する．そのために最も気機を阻滞しやすい．

　　『外感温熱篇』　湿勝則陽微（湿，勝れば則ち陽，微なり）

▶▶▶ **よく見られる症状**
- 胸悶感（湿が胸部を阻んだ場合）
- 腹脹，大便不爽（湿が脾胃にある場合）
- 気化不利による小便短渋（湿が下焦に停まった場合）
- 運化不利による泄瀉，小便短少，水腫（困脾による脾陽不振の場合）

2　湿性重濁

　"重"とは，体が重たい，四肢の倦怠感，縛られたような頭重感というような，重たいとかだるいというような症状が見られる．
　"濁"とは，混濁という意味で，湿病の場合の排泄物や分泌物などは汚く濁るという特徴がある．

　　『臨証指南医案』湿　湿為重濁有質之邪．（湿は重濁する質を有する邪なり．）

▶▶▶ **よく見られる症状**
- 関節痛［着痺］（湿邪が経絡や関節に滞留した場合）
- 小便混濁，下痢，大便に血の粘液がまじる，帯下過多
- 湿疹（湿邪が肌表にある場合）

3　湿性粘滞

　"粘"とは，ねばねばすること，"滞"は停滞のことである．
　湿邪の粘滞性は，湿病には二つの現れ方がある．

1）粘滞性の病状を呈する

　湿病は粘滞不爽（すっきりしない），粘滞不清（汚い）という症状が多く見られる．

　　『温病条辨』上焦篇
　　　湿，其性氤氳粘膩，非若寒邪之一汗即解，温熱之一涼即退，故難速已．
　　　（湿，その性気は粘膩であり，もし寒邪，これ一汗ですぐ解せず，温熱，これ一涼ですぐ退かざれば，故に速やかには難じ．）

▶▶▶ **よく見られる症状**
- 府気不利，大便不爽（湿が大腸に停滞した場合）
- 気化不利による小便渋滞（膀胱に湿が停滞した場合）
- 舌苔－粘膩

2）病気の経過が長い

湿はその粘滞性のために，膠着するとなかなか解けず，なかなか治らず，あるいは何度も繰り返すなど，病気の経過が比較的長い．

▶▶▶ **よく見られる症状**
- 湿温病の発熱症状は，熱が出たり出なかったりを繰り返し，明らかに病気の経過が長くて，速やかに治りにくい．
- 湿疹，着痺証，風湿型感冒など原因が湿にあるものは，病気の経過が比較的長い．

4 湿性趨下，易襲陰位

水は低いところへ向かって流れるように，湿も水の種類であるので，湿邪は向下する特性がある．だから湿邪は人体の下部を傷つけやすい特徴を持つ．

『素問』太陰陽明論篇

陽病者，上行極而下，陰病者，下行極而上．故傷於風者，上先受之．傷於湿者，下先受之．

（陽病の者，上行極まりて下り，陰病の者，下行極まりて上る．故に風なる者，上，先ずこれを受く．湿なる者，下，先ずこれを受く．）

『霊枢』邪気蔵府病形篇

身半已上者，邪中之也．身半已下者，湿中之也．故曰，邪之中人也，無有常．

（身半ば已上〔上半身〕は，〔外〕邪これに中たるなり．身半ば已下〔下半身〕は，湿これに中たるなり．故に曰く，邪の人に中たるや，常あることなし．）

▶▶▶ **よく見られる症状**

むくみ（明らかに下肢に多く見られる）
下痢，婦女帯下，下肢潰瘍（湿邪が下注したことによるもの）

---

1 六淫中で罹患歴が長く，治りにくい邪気はどれか．

A. 湿邪　　B. 暑邪　　C. 風邪　　D. 火邪　　E. 寒邪

解答　A

2 重濁性のある邪気はどれか．

A. 風邪　　B. 熱邪　　C. 暑邪　　D. 湿邪　　E. 寒邪

解答　D

3 粘滞性のある邪気はどれか．

A. 熱邪　　B. 燥邪　　C. 湿邪　　D. 寒邪　　E. 風邪

解答　C

4 湿邪と寒邪により発生する病の特徴はどれか．

A. 陽気の損傷　　　　B. 気機の亢進
C. 粘膩苔があり身体の重濁　　D. 凝滞収引
E. 陽位が侵されやすい

解答　A

3 病　因

5 下注性のある病邪はどれか．

A. 火邪　　B. 燥邪　　C. 湿邪　　D. 風邪　　E. 暑邪

解答　C

6 陽気を傷り，陰位を犯しやすく，重濁性のある邪気はどれか．

A. 湿邪　　B. 燥邪　　C. 熱邪　　D. 寒邪　　E. 風邪

解答　A

7 重たいあるいはだるいなどの重濁症状を出現させる邪気はどれか．

A. 寒邪　　B. 湿邪　　C. 火邪　　D. 燥邪　　E. 風邪

解答　B

8 湿邪の性質に属さないものはどれか．

A. 気の機能を阻滞しやすい　　B. 重濁性がある
C. 陰の邪である　　D. 血行に瘀滞を起こしやすい
E. 陽気を傷つけやすい

解答　D

9 行痺を起こしやすい邪気はどれか．

A. 風邪　　B. 寒邪　　C. 湿邪　　D. 熱邪　　E. 暑邪

解答　A

10 痛痺を起こしやすい邪気はどれか．

A. 風邪　　B. 寒邪　　C. 湿邪　　D. 熱邪　　E. 暑邪

解答　B

11 着痺を起こしやすい邪気はどれか．

A. 風邪　　B. 寒邪　　C. 湿邪　　D. 熱邪　　E. 暑邪

解答　C

知っておこう！ (四) 燥

夏が終わると，天空は高くなり，木々は色づき，自然界ではいよいよ冬に向けての準備が始まっていく．燥は，秋の主気である．空気中の水分が少なくなるので雲が少なく，天が高くなり，祭りのような華やかな紅葉が終わったあとは，すべての草木が枯れ果てる渇枯の季節となる．一般に自然界を乾燥させ，収斂静粛させる特性の外邪を燥邪と称し，燥邪が起こす一連の乾燥した病状を燥病という．燥病は，発熱する場合と，寒けがする場合とがあり，症状が一様でないので，温燥と涼燥に分ける．夏の熱気が残る初秋は，燥と熱が相合して人体を侵犯するので多くは温燥病となり，冬が近づく晩秋には，燥と寒が相合して人体を侵犯するので，涼燥病となる．

1 燥邪の性質と病の特徴

1）燥性乾渋，易傷津液

乾は，乾燥している，渋は，滑りが悪いということである．

燥邪の性質は乾燥することであり，人体を侵犯すると，最も人体の津液を損傷し，各種の乾燥，渋滞不利の病状が現れる．

また，燥と湿は相対する邪であることから，燥邪は体の陰分，多くは津を傷つける．すなわち液体を損なう．

『素問』陰陽応象大論篇　燥勝則乾，…（燥，勝れば則ち乾き…）

▶▶▶ **よく見られる症状**
- 口唇，鼻咽，皮膚などがかさかさする
- 毛髪がパサつく

2）燥易傷肺

肺は非常にデリケートな蔵であり，潤を喜び燥を嫌う．肺は鼻に開竅し，皮毛に合す．燥邪が口鼻から入ると，最も肺を傷つける．

▶▶▶ **よく見られる症状**
- 空咳少痰，吐き出しにくい痰，喘息，胸痛，血の混じった痰（肺陰を損傷した場合）
- 大便乾燥（燥邪が肺から大腸に影響した場合）

---

1 燥邪が一番損傷を与えるのはどれか．

A. 津液　B. 気血　C. 腎精　D. 肝血　E. 陽気

解答　A

2 温燥病の発病しやすい季節はどれか．

A. 春の終わりから夏の初めにかけて
B. 冬の終わりから春の初めにかけて
C. 夏の終わりから秋の初めにかけて
D. 秋が深まって，冬が近づいてきた頃
E. 梅雨の頃

解答　C

3 涼燥病の発病しやすい季節はどれか．

A. 夏　B. 初秋　C. 冬　D. 春　E. 深秋

解答　E

4 燥邪は人体のどこから入りやすいか．

A. 口鼻　B. 皮毛　C. 腠理　D. 経絡　E. 関節

解答　A

5 肺を傷る邪気はどれか．

A．風邪　　B．寒邪　　C．湿邪　　D．燥邪　　E．火邪

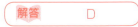
解答　　D

（五）熱（火）

　火の特性を持った邪には，熱邪，温邪，火邪などがある．これらはどれも体の中に火が燃え盛ってしまう病症が見られるが，火にもその発生原因によって少し違いがある．
　熱（火）邪とは，自然界の中にある，熱い特性を持つ外邪をいう．この熱邪が原因で起きる病を外熱病と呼ぶ．熱邪の多くは外感なのだが，例えば風熱，暑熱，湿熱などのたぐいの病邪は，肝や心が持っている火を内生させてしまう原因となる．
　一般に，人体において温煦作用の陽気として働いている火を"少火"と称し，火熱の邪となってしまった火を"壮火"と称する．

　『三因極一病証方論』　六淫以熱代火…（六淫は熱をもって火に代える…）

▶▶▶ **よく見られる症状**
・高熱，悪熱，面赤などの一般的な実熱症状
・脈−洪数

1　熱為陽邪，易傷津耗気
　寒は陰に対して熱は陽，だから熱は陽邪である．基本的には，熱の病状となる．そして，熱邪は津液を外へ出す一方で，熱によって津液を灼焼してしまい人体の陰液を傷つける．津が体外へ出ると，往々にして気が津に従って漏れてしまう．それ以外にも，人体の熱は気化に頼って生まれるので，熱が多すぎると消耗する気も多くなり，ともに気虚症状を起こす．

　『素問』陰陽応象大論篇
　　壮火之気衰，少火之気壮．壮火食気，気食少火，壮火散気，少火生気．
　　（壮火の気は衰え，少火の気は壮なり．壮火は気を食らい，気は少火を食らい，壮火は気を散じ，少火は気を生ず．）

▶▶▶ **よく見られる症状**
・口渇喜飲，咽乾舌燥，小便短赤，大便秘結（津液が消耗した場合）
・体の疲れ，倦怠感などの気虚症状（熱により気を消耗した場合）
　熱邪による外熱病と，陰虚陽亢が形成した内熱虚証は，原因は一様でないが相互に影響し合う．

　陽盛となった陰病や外熱病は，人体の陰を損傷し，内熱虚証を引き起こす．体内が陰虚であるために熱邪が侵入しやすい．
　熱邪の侵入以外にも，情志刺激，気機鬱阻を感受すると，一定の条件（環境）の下で火熱症候を形成する．これらは"五気化火"あるいは"五志化火"といわれる．

2　熱（火）性炎上
　火熱は上へ向かうので，火熱の邪が侵犯すると人体の上部に症状が表れる．

▶▶▶ **よく見られる症状**
・頭痛，耳鳴り，喉が赤く腫れの痛み（風熱が上がった場合）
・歯血，唇口のただれなど（陽明熱が上がった場合）

3　熱邪易生風，動血

熱邪は風を生む．火熱の邪が人体を侵犯すると，熱盛時に肝陽を非常に興奮させ，もっと進むと肝風内動を起こす．この肝風が熱をより異常に引き起こした状態を"熱極生風"と呼ぶ．風が生まれると動血しやすい．血は寒を得ると固まり，温を得ると行く．火熱の邪が血脈に侵犯すると，血脈を拡張させ，血行が加速し，脈絡が灼傷すると，出血病症を引き起こす．

▶▶▶ **よく見られる症状**
- 吐血，喀血，血便，血尿，皮膚発斑，婦女月経過多，崩漏など（血液妄行した場合）
- 高熱，四肢抽搐，両眼上視，角弓反張（熱極生風の場合）

4　熱邪易擾心神（熱邪は心神を擾き乱しやすい．）

心は五行の中で火に属し，心と相応する．だから火熱の邪が営血に入ると，心神に影響する．

▶▶▶ **よく見られる症状**
- 心神不寧，心煩失眠（どちらかといえば軽症）
- 擾乱心神，狂躁不安，神昏譫語（どちらかといえば重症）

5　熱邪易致瘡瘍

火熱の邪は人体の血分を侵犯し，それが局部に集まると，血肉が腐食して，腫れ物の瘍になる．

『霊枢』癰疽篇
寒氣化爲熱，熱勝則腐肉，肉腐則爲膿．
（寒気化して熱と為り，熱勝てば則ち肉を腐らしめ，肉腐れば則ち膿と為る．）

『医宗金鑑』癰疽総論歌　癰疽原是火毒生（癰疽の原因は火が毒を生む．）

---

1 六淫中で腫瘍になりやすいのはどれか．

A. 風邪　　B. 寒邪　　C. 湿邪　　D. 燥邪　　E. 火邪

解答　E

2 火邪の性質に属さないのはどれか．

A. 津を傷って気を消耗させやすい
B. 風を生じ，血を動かしやすい
C. 神明を擾乱しやすい
D. 腫瘍になりやすい
E. 気の機能を阻止しやすい

解答　E

3 六淫中で出血を引き起こしやすいのはどれか．

A. 寒邪　　B. 湿邪　　C. 燥邪　　D. 火邪　　E. 暑邪

解答　D

3 病因

4 頭痛，耳鳴りがあり，咽喉が紅く腫れて痛い．口唇や舌にびらんを生じている．原因として考えられるものはどれか．

A. 熱邪が心神を犯した
B. 熱邪が津を傷り，気を消耗した
C. 熱邪が風を生じた
D. 熱邪が動血を起こした
E. 熱邪の灼傷により気が上がった

解答　E

5 肝風内動を起こしやすい邪はどれか．

A. 風邪　　B. 寒邪　　C. 湿邪　　D. 熱邪　　E. 暑邪

解答　D

6 熱が旺盛なときに，肝陽が亢進して，肝風内動に進みやすいものはどれか．

A. 肝陽化風　　B. 熱極生風　　C. 血虚生風
D. 虚火生風　　E. 虚風内動

解答　B

7 "少火"とはどの火を指しているか．

A. 人体の温煦をしている陽気　　B. 五志の化火　　C. 肝火
D. 気の余り　　E. 火邪や熱邪

解答　A

8 "壮火"とはどの火を指しているか．

A. 人体の温煦をしている陽気　　B. 火邪や熱邪
C. 命門の火　　　　　　　　　　D. 腎中の陽気
E. 人体の防衛をしている衛気

解答　B

9 "壮火が気を食す"とはどういう意味か．

A. 熱は風を生じることによって血を動かしやすくなる
B. 熱邪はおできをつくりやすい
C. 熱が旺盛なときは，気を消耗しやすい
D. 熱が旺盛なときは，液を外部に排泄する
E. 熱邪は心神をかき乱す

解答　C

10 風を生じて，血を動かす邪はどれか．

　A．風邪　　B．寒邪　　C．暑邪　　D．燥邪　　E．火邪

解答　　E

11 火邪による症状ではないものはどれか．

　A．上炎　　B．生風　　C．陰液の消耗
　D．動血　　E．水液の阻滞

解答　　E

知っておこう！
(六) 暑邪

　　火熱一般を表す熱邪とよく似ているものの，暑邪（しょじゃ）の概念は，太陽輝く盛夏のイメージを持つ外邪であり，暑邪の引き起こす病を暑病と称し，明らかな季節性を持つ．暑は六淫の中だけに存在するものであることから，暑病は外感性のものであり，内生するものではない．

　　暑邪致病は明らかに季節性があり，『素問』六元紀正大論には"炎火行，大暑至…其之発也．其気四．…"（炎火が行き，大暑が至り…大暑の発動する時は，四の気〔夏至から立秋までの間〕である）とある．この時期，真夏の猛暑，その後に続く厳しい残暑，しかもそこに雨が降る季節である．この特徴的な気候が人体に大きな影響を及ぼす．

1　暑為陽邪，其性炎熱

　　暑は夏季の火熱の気のことであり，暑邪は夏季に特有の火熱の邪である．その他の季節の熱邪を比較すると，普通の熱邪が起こすもの以上の炎熱性を持つ．その他の季節の火邪よりさらに盛んであるため，暑邪が侵犯すると多くは実熱性の症状を起こす．

　　▶▶▶ よく見られる症状　高熱，面赤，目紅，心煩，脈−洪大（明らかな実熱症状）

2　暑性昇散（しょうさん），最易傷津耗気（暑は昇散する性質を持ち，もっとも津を傷って気を消耗させやすい．）

　　暑は陽邪で昇散をつかさどる．侵犯された火熱に対して人体は汗を出し，散熱しようとする．であるから暑邪が侵犯すると腠理を開くので多汗となる．しかし，汗が出すぎると，一方では，津液を傷つけ，また大量の汗とともに気も出ていくので，津気両虚となりやすい．

　　▶▶▶ よく見られる症状
　　　・口渇，喜飲，尿赤短少など
　　　・突然意識がぼんやりして倒れ，人事不省になる（極端に気を失ってしまった場合）

3　暑多挟湿（暑は多くの湿をはさんでいる．）

　　猛暑が続き，その上雨が比較的多く降ると，熱が湿を蒸し動かす状態になる．蒸し暑さが充満するため，暑邪は常に湿邪を挟んで人体を侵略する．

　　▶▶▶ よく見られる症状
　　　・発熱，煩渇（はんかつ）などの暑熱症状とともに，四肢の倦怠感，胸悶（きょうもん）嘔吐，下痢などの湿病状も現れる．

1 火，燥，暑の共通点である症状はどれか．

　A．上炎　　　B．生風　　C．傷津（津液を傷る）
　D．耗気（気の消耗）　　E．乾燥

解答　C

2 外感だけで，内生を認めない邪気はどれか．

　A．寒　B．燥　C．湿　D．暑　E．熱

解答　D

3 暑邪による口渇，喜飲とともに，気短，力が入らないなどの気虚症状がある．発生の機序はどれか．

　A．暑邪は湿とからんで，暑湿困脾となるから
　B．暑は陽邪であり，炎上性があるから
　C．暑の性質は昇散であり，腠理を開き，汗を出すから
　D．暑邪は気を傷って，湿熱を発生させるから
　E．暑邪が津液を灼傷するから

解答　C

4 昇散し，湿を挟む性質を持つ邪気はどれか．

　A．寒　B．湿　C．燥　D．暑　E．熱

解答　D

II　内傷病因

知っておこう!
七　情
(一)

　内傷病因とは七情，過度の労働，飲食の不摂生など人の逸脱した情志や行為が直接蔵府を傷つけ発病の要因となる病因のことであり，外感病と比較していわれるものである．
　七情と六淫が病に至る過程は異なっていて，六淫は肌表や口鼻など体の外から入って体内を侵犯するので"外感六淫"と称する．
　七情は五蔵の発病に直接関係し，病因が体の中から内生するので"内傷七情"と称する．

1　七情の基本的な概念
　七情とは喜，怒，憂，思，悲，恐，驚という七つの情志変化を指している．さらにこれらを五つに分けると，喜，怒，思，悲，恐となり，これら心，肝，脾，肺，腎の五蔵に分類されているものを五志と称する．
　　　『三因極一病証方論』巻之二　三因論
　　　　七情者，喜，怒，憂，思，悲，恐，驚是．
　　　　（七情とは喜，怒，憂，思，悲，恐，驚のことである．）

> 『素問』天元記大論篇
> 天有五行，御五位，以生寒暑燥湿風，人有五蔵，化五気，以生喜怒憂恐.
> （天には五行があり，五位〔五方：東・西・南・北・中央〕に分布する．よって寒暑燥湿風が生まれる．人にも五蔵があり，〔五蔵は〕五つの気を化生し，それによって喜怒思憂恐という情緒の動きが生まれる．）
>
> 正常な情況の下では，七情は人体外部の現象に対して人が作り出した七種類の違う情志の反映であり，普通は人を発病させることはない．ところが，突然に，強烈に，あるいは長期に渡って特別な情志刺激が続くと，人体の生理活動の調節範囲を超えてしまい，蔵府の機能や気血の働きに乱れが起こり，結果として疾病を発生させてしまう．例えば自分が望まない生活環境，仕事の環境，天災，事故，社会情勢，経済状態などが七情を誘発刺激し，疾病を招く．これらは七情の強さ以外に，自身の忍耐力や調節能力とも深く関係するものである．

1 内傷病因に属するのはどれか．

　A．六淫　　B．七情　　C．痰飲　　D．瘀血　　E．疫病

解答　B

2 七情の影響を最も受けやすいのはどれか．

　A．蔵府　　B．気血　　C．経脈　　D．気機　　E．神

解答　D

3 内傷病に属するものはどれか．

　A．七情によるもの　　B．過度の労働　　C．飲食の不摂生
　D．水湿痰飲（すいしつたんいん）　　E．出血過多

解答　A

4 "内生五邪（ないせいごじゃ）"に属さないものはどれか．

　A．内風　　B．内湿　　C．内暑　　D．内燥　　E．内寒

解答　C

知っておこう8
七　情（二）

2　七情と蔵府の気血の関係

人体の情志活動と蔵府の活動は密接な関係を持っている．また，情志活動の基礎物質は蔵府の活動の基礎物質と同じ気・血・精である．これらから，内なる蔵府気血の変化は情志の変化に影響されることがわかる．

> 『素問』陰陽応象大論篇
> 天有四時五行，以生長収蔵，以生寒暑燥湿風．人有五蔵化五気，以生喜怒悲憂恐.
> （自然には四時〔四季〕と〔木火土金水の〕五行の変化がある．これらが変化することによって成・長・〔化〕・収・蔵が生まれ，寒・暑・燥・湿・風が生まれる．人には五蔵があり，〔五蔵は〕五つの気を気化する．これらによって喜・怒・悲・憂・恐が生まれる．）

> 『霊枢』本神篇
> **肝気虚則恐，実則怒．…心気虚則悲，実則笑不休．**
> （肝の気が虚すれば恐れやすく，実すれば怒りやすくなる．…心の気が虚すれば悲しみ，実すれば笑ってやまない．）

3　七情致病の特徴

七情は直接五蔵に影響するので，蔵府が気血失調を起こし，各種の疾病の発生を招く．七情致病は大きく分類すると五つの特徴がある．

1）七情はすべて心が発する

心は人体の生命活動の支配者であるから，人体の生理，心理，情志活動すべてを支配する．七情は人体外部からの刺激が人の感覚器官を通って内部の心に伝わり，心が作り出した反映である．だから七情はすべて心が作り出すといわれている．

> 『類　経』張介賓
> **心為五蔵六府之大主，而総統魂魄，兼該意志，故憂動於心則肺応，思動於心則脾応，怒動於心則肝応，恐動於心則腎応，此所以五志唯心所使也．**
> （心は五蔵六府の大主であり，魂魄を統括し，意志を兼ね備えている．だから憂が心を動かすと肺が応じ，思が心を動かすと脾が応じ，怒が心を動かすと肝が応じ，恐が心を動かすと腎が応じる．五志唯心といわれるゆえんである．）
> **情志之傷，雖五蔵各有所属，然求其所由，則無不従心而発．**
> （情志の傷は，五蔵にそれぞれ所属し，そのありかを各蔵に求めるのだが，すべて心が発したものである．）

2）直接蔵府を傷つける

心は五蔵六府の大主であり，精神が宿り，七情が生まれるところである．だから七情が過ぎるとまず心神を傷つけ，その後他の蔵府に影響を及ぼし疾病を引き起こす．心は七情により発病する過程においても主導的な役割を果たす．

> 『霊枢』口問篇
> **故悲哀愁憂則心動，心動則五蔵六府皆揺．**
> （悲哀愁憂は心を動揺させ，心が動くと五蔵六府はすべて動揺する．）

▶▶▶ **よく見られる症状**
- 心神不寧，心悸，失眠，健忘，精神失常など（喜が心を傷つけた場合）
- 両側の肋脹痛，ため息，咽がふさがった感じ（うっ積した怒りが肝を傷つけた場合）
- 気滞血瘀性胸肋痛，生理痛，閉経など（気滞が瘀血を生み出した場合）
- 気逆，血を吐く，めまいなど（怒が上がり気が逆流した場合）
- 食欲不振，脘腹脹満，下痢大便溏泄など（思慮が脾を傷つけて脾失健運になった場合）

---

1 過激な情志による発病と関係があるのはどれか．

A. 性格的なもの　　B. 社会的な地位
C. 飲食が不摂生になる　　D. 生活が乱れる
E. 心神のコントロール能力

解答　 E

2 七情の中で過剰な精神的刺激により，まず犯されるのはどれか．

A．心神　　B．肺津　　C．腎精　　D．脾陽　　E．三焦

解答　　A

知っておこう！
七　情
（三）

4．蔵府の気機に影響する
　乱れた七情は蔵府に影響を及ぼし，蔵府の気機を乱してしまう．その結果，気血の運行を乱し，発病を招くことになる．
　1）怒則気上
　極端な怒りは肝の疏泄機能に影響を及ぼし，気が上逆する．肝気が上逆すると，血は気逆に従って上へ上がる．
　　『素問』生気通天論篇
　　　大怒則形気絶，而血菀於上，使人薄厥．
　　　（大怒によって即ち気絶すると，血が体の上部にうっ積するので薄厥〔気血が乱れること〕させる．）
　　『素問』挙痛論篇
　　　怒則気逆，甚則嘔血及飧泄．
　　　（激怒すると気が上逆し，甚だしいと血を吐いたり下痢になる．）
　▶▶▶ **よく見られる症状**

　　・頭脹頭痛，面紅目赤，血を吐く，ひどいときは昏厥卒倒する（肝気上逆した場合）
　　・あくび，嘔吐，腹脹，下痢，食欲不振（気逆が脾胃に影響した場合）
　2）喜則気緩，驚則気乱
　喜は精神が正常な情況の下にある状態を表す．精神の緊張を緩和し，心を落ち着かせ，伸びやかにする．
　しかし，喜が過度になり心気が散漫し収まらなくなると，神を守ることができなくなり，精神が散漫し，ひどくなると失神狂乱状態になる．
　　『霊枢』本神篇
　　　喜楽者，神憚散而不蔵．（喜楽が過ぎた者，神が散じて蔵しない．）
　▶▶▶ **よく見られる症状**
　　　精神集中ができない，ひどいときには失神，狂乱（心気が散漫した場合）
　3）悲則気消
　　『素問』挙痛論篇
　　　悲則心系急，肺布葉挙，而上焦不通，営衛不散，熱気在中，故気消矣．
　　　（悲しめば心系がひきつり，肺が持ち上がってしまう．そのため上焦が通じず，営気と衛気が行き届かなくなり，熱気が胸中にこもってしまう．）
　▶▶▶ **よく見られる症状**　気短，元気がない，力がない（肺気が傷ついた場合）
　4）恐則気下
　　『霊枢』本神篇
　　　恐懼而不解則傷精，精傷則骨痠痿厥，精時自下．
　　　（恐が解けなければ精を破り，精が傷つくと関節が軟弱になり萎縮して冷え，精がいつも漏れてしまう．）
　▶▶▶ **よく見られる症状**
　　　失禁，ひどくなると昏厥，遺精など（腎気不固で気泄した場合）

5）驚則気乱

突然の驚きは，心気を傷つけて乱す．心が乱れ寄りかかるところがなくなると，神は帰るところがなくなり，思慮ができなくなる．

▶▶▶ **よく見られる症状** 心悸，驚恐不安など

6）思則気結

思慮が深すぎると，脾気の鬱結を招く．

▶▶▶ **よく見られる症状** 脘腹の脹満，下痢など（脾失健運の場合）

7）五志化火

気鬱した状態が長期に亘って続くと鬱した気が化熱を起こす．七情はすべての蔵府の気機に影響するため，気血の動きが乱れる．当然，気は血の帥，血は気の母であるから，気血の動きには密接な関係がある．

『臨証指南医案』
鬱則気滞，気滞久必化火．
（鬱は気滞を起こし，気滞が長く続くと必ず化熱する．）

▶▶▶ **よく見られる症状**
・面赤，口苦，心煩易怒，失眠など．ひどい場合には，吐血，鼻血など（気滞が化熱に至った場合）
・痰鬱，湿鬱，食鬱，血鬱など（気鬱が化火に至った場合）

---

3 怒ると気はどうなるか．

A. 緩む　B. 上がる　C. 下がる　D. 消える　E. 滞る

解答　B

4 喜ぶと気はどうなるか．

A. 上がる　B. 下がる　C. 滞る　D. 消える　E. 緩む

解答　E

5 驚くと気はどうなるか．

A. 上がる　B. 下がる　C. 乱れる　D. 緩む　E. 固まる

解答　C

6 恐れると気はどうなるか．

A. 消える　B. 上がる　C. 乱れる
D. 消耗する　E. 下がる

解答　E

7 思うと気はどうなるか．

A. 結ぶ　B. 下がる　C. 消える　D. 消耗する　E. 滞る

解答　A

● 第2章 中医学用語を克服しよう（A．基礎理論に関係のある用語）

8 悲しむと気はどうなるか．

　　A．結ぶ　　B．消耗する　　C．消える　　D．滞る　　E．下がる

解答　C

9 働きすぎると気はどうなるか．

　　A．上がる　　B．下がる　　C．消耗する
　　D．消える　　E．締まる

解答　C

☯ Wang Point　『素問』挙痛論篇　「労則気耗…」（働きすぎると気を消耗させる．）

10 寒によって気はどうなるか．

　　A．結ぶ　　B．緩む　　C．収斂する　　D．消える　　E．下がる

解答　C

11 『素問』陰陽応象大論篇に示されている脾を傷る精神的な刺激とはどれか．

　　A．恐　　B．悲　　C．思　　D．怒　　E．喜

解答　C

12 悲しみが過ぎると気の機能が受ける影響はどれか．

　　A．上がる　　B．下がる　　C．緩む　　D．結ぶ　　E．消える

解答　E

13 七情が蔵府を傷ったとき，蔵府の気機に影響を与えるが，次のうち，間違っているものはどれか．

　　A．怒すれば気上がる　　B．喜すれば気緩む
　　C．悲すれば気消える　　D．恐すれば気乱れる
　　E．思すれば気結す

☯ Wang Point
『素問』挙痛論篇にあります．

解答　D

14 易怒が最も影響を与えるのはどの機能か．

　　A．運化　　B．納気　　C．疏泄　　D．蔵血　　E．呼吸

解答　C

15 肝気が上逆することにより，気逆を起こす原因となるのはどれか．

　　A．驚すれば気乱れる　　B．怒すれば気上がる
　　C．悲すれば気消える　　D．恐すれば気下がる
　　E．喜すれば気緩む

解答　B

3 病因

16 七情の活動をコントロールできなくなると起こるのはどれか．

A. 五気の化火　B. 五志の化火　C. 心火上炎
D. 肝鬱化火　E. 陰虚化旺

解答　B

17 過度の精神的な刺激によって，突然，小便を失禁した．要因はどれか．

A. 喜すれば気緩む　B. 驚すれば気乱れる
C. 怒すれば気上る　D. 悲すれば気消える
E. 恐すれば気下がる

解答　C

18 『素問』宣明五気篇で長く臥して傷られる（久臥傷）のはどれか．

A. 気　B. 血　C. 肉　D. 精　E. 筋

解答　A

19 『素問』宣明五気篇で長く坐すると傷られる（久行傷）のはどれか．

A. 気　B. 血　C. 肉　D. 精　E. 筋

解答　E

知っておこう！
病因と飲食

① 寒性の食品の過食 → 脾胃の陽気を損なう．
▶▶ よく見られる症状　・手足が冷たい　・下痢　・腹痛
② 熱性の食品の過食 → 胃陰を損なう．
▶▶ よく見られる症状　・口渇　・便秘　・口の中が臭い　・紅舌
③ 飲酒 → 脾胃を損ない，湿熱を内に生じさせる．
▶▶ よく見られる症状　・口の中が苦い　・口の中がねっとりしいてる　・腹部脹満
④ 油もの，味の濃い刺激物 → 生痰化熱，栄養の偏りがある．
▶▶ よく見られる症状　・めまい　・胸悶　・夜盲症　・くる病　・脚気など

『素問』陰陽応象大論篇
水谷之寒熱，感則害於六府．（水谷の寒熱を感じるとすぐに六府を害する．）

---

20 酸味の過食によって引き起こされるものはどれか．

A. 肝盛乗脾（肝が盛んになって脾を乗ず）
B. 腎盛乗心（腎が盛んになって心を乗ず）
C. 脾盛乗腎（脾が盛んになって腎を乗ず）
D. 心盛乗肺（心が盛んになって肺を乗ず）
E. 肺盛乗肝（肺が盛んになって肝を乗ず）

Wang Point
五行の相克関係と五味との関係を考えてみよう．

解答　A

21 鹹味（しおあじ）の過食によって引き起こされるものはどれか．

　　A．肝盛乗脾（肝が盛んになって脾を乗ず）
　　B．腎盛乗心（腎が盛んになって心を乗ず）
　　C．脾盛乗腎（脾が盛んになって腎を乗ず）
　　D．心盛乗肺（心が盛んになって肺を乗ず）
　　E．肺盛乗肝（肺が盛んになって肝を乗ず）

☯ **Wang Point**
五行の相克関係と五味との関係を考えてみよう．

解答　B

22 甘味の過食によって引き起こされるものはどれか．

　　A．肝盛乗脾（肝が盛んになって脾を乗ず）
　　B．腎盛乗心（腎が盛んになって心を乗ず）
　　C．脾盛乗腎（脾が盛んになって腎を乗ず）
　　D．心盛乗肺（心が盛んになって肺を乗ず）
　　E．肺盛乗肝（肺が盛んになって肝を乗ず）

☯ **Wang Point**
五行の相克関係と五味との関係を考えてみよう．

解答　C

23 苦みの過食によって引き起こされるものはどれか．

　　A．肝盛乗脾（肝が盛んになって脾を乗ず）
　　B．腎盛乗心（腎が盛んになって心を乗ず）
　　C．脾盛乗腎（脾が盛んになって腎を乗ず）
　　D．心盛乗肺（心が盛んになって肺を乗ず）
　　E．肺盛乗肝（肺が盛んになって肝を乗ず）

解答　D

☯ **Wang Point**
五行の相克関係を考えてみよう．
『素問』五蔵生成篇
心…其主腎也，肺…其主心也，肝…其主肺也，脾…其主肝也，腎…其主脾也．
（心…その主は腎なり，肺…その主は心なり，肝…その主は肺なり，脾…その主は肝なり，腎その主は脾なり．主とは制約するという意味．）

24 過度の労働で起こるものはどれか．

　　A．傷肉　　B．傷血　　C．気の消耗　　D．傷津　　E．傷筋

解答　C

知っておこう！ 過労（虚労）の分類

①過度の肉体労働は気を消耗させます．
　▶▶ よく見られる症状　・四肢の倦怠　・精神疲労　・痩せている
②過度の心労は心血を消耗させ心神を損ないます．
　▶▶ よく見られる症状　・心悸　・認知症　・不眠症　・多夢
③過度の心労は脾気を損ない脾の運化作用を衰えさせます．
　▶▶ よく見られる症状　・腹脹　・納呆（消化不良）　・コロコロ便

④過度の性生活は腎精，腎気を消耗させます．
▶▶ よく見られる症状　・足や腰が怠い　・ふらつき　・耳鳴り　・遺精　・不妊
⑤運動不足は気血運行が滞り，脾胃が衰え，気滞血瘀を生む．
▶▶ よく見られる症状
・精神が奮い立たない　・食が少なく力が入らない
・体力がなくて太る　・動くことにより心悸，気喘など
『素問』宣明五気篇　五労所傷　久視傷血．…久行傷筋．
（五労の傷る所，久しく視れば血を傷る．…久しく行けば筋を傷る．）

25 痰による病はいろいろな症状を引き起こし変化する．その理由はどれか．

　A．神明を擾乱させるから　　B．火に変化するから
　C．気血の運行を障害するから　D．風に化すから
　E．気の昇降運動によってどこにでも動くから

解答　E

26 瘀血の原因にならないものはどれか．

　A．気虚　B．気滞　C．血寒　D．飲食停滞　E．外傷

解答　D

27 痰飲とあまり関係のない蔵府はどれか．

　A．脾　B．心　C．肺　D．腎　E．三焦

解答　B

28 瘀血の形成によって起こる疼痛の特徴はどれか．

　A．脹痛　B．隠痛　C．冷痛　D．灼痛　E．刺痛

解答　E

29 病理産物であり病因になりうるものはどれか．

　A．六淫　B．七情　C．瘀血　D．労倦　E．癘気

解答　C

30 結石による痛みはどれか．

　A．絞痛　B．灼痛　C．刺痛　D．隠痛　E．冷痛

解答　A

31 痰飲，瘀血，結石の形成過程で関係するものはどれか．

　A．湿熱　B．血熱　C．気滞　D．気虚　E．燥邪

解答　C

32 寒邪の特徴ではないものはどれか.

A. 陰邪である　　B. 粘滞性がある
C. 収引性がある　　D. 凝滞性がある
E. 陽気を傷りやすい

解答　B

33 湿邪の特徴ではないものはどれか.

A. 陽気を損傷しやすい　　B. 重濁性がある
C. 粘滞性がある　　D. 凝滞性がある
E. 気機の阻滞を起こしやすい

解答　D

34 瘀血の特徴ではないものはどれか.

A. 刺痛があり，按じるのを嫌がる　　B. 顔色が紫暗
C. 細絡を認める　　D. 出血が紫暗色
E. 神明が乱される

解答　E

● Wang Point

瘀血は視覚や触覚を用いて知ることができます.
『医林改錯』小児疳証　血管青者，内有瘀血．（血管が青くなっているものは内に瘀血があります.）

35 瘀血による痛みに属さないものはどれか.

A. 痛みの場所が固定している
B. 刺痛がある
C. 疼痛があるが，按じて喜ぶ
D. 疼痛があり，按じるのを嫌がる
E. 疼痛が夜間に激しくなる

解答　C

36 病理産物ではないものはどれか.

A. 七情　B. 瘀血　C. 結石　D. 宿食　E. 水湿痰飲

解答　A

37 邪気とは何か.

A. 六淫　B. 痰飲　C. 七情　D. 瘀血　E. 各種の病因

解答　E

38 病理性の代謝産物はどれか．

　A．汗　　B．尿　　C．寄生虫　　D．よだれ　　E．瘀血

解答　E

39 疾病が発生する基本的な内在素因はどれか．

　A．邪気の勢い　　B．正気の不足
　C．食欲がない　　D．正が勝ち，邪が衰える
　E．労働

解答　B

40 疾病発生の重要な条件はどれか．

　A．邪気がある　　B．正気がある　　C．地域的なもの
　D．飲食の習慣　　E．職業的なもの

解答　A

41 発病の主な素因はどれか．

　A．情志　　B．体質　　C．飲食
　D．生活習慣　　E．気血の状態

解答　B

42 合病とはどれか．

　A．寒邪と湿邪による病
　B．湿邪と風邪による病
　C．二経あるいは三経の証候が同時に出現した病
　D．一経病証が治癒したあと出現する他経の病証
　E．表証と裏証のこと

解答　C

43 疾病が再発する主な条件はどれか．

　A．新しい病邪に傷られたため　　B．過度の労働
　C．正虚の未回復　　D．邪が未だ尽きず
　E．飲食の不摂生

解答　D

44 気機の基本概念とはどれか．

　A．人体の生命活動を維持する気
　B．外邪の侵襲から防御をする気
　C．臍下丹田の元気

D. 蔵府の持つ精気
E. 人体の機能活動と抵抗力

解答　E

45 "正気"の"気"の意味はどれか．

A. 機能　B. 物質　C. 性質　D. 気候　E. 自然界の気

解答　A

46 邪気が人体を犯した後に発生し，病の決め手となるものはどれか．

A. 正気の盛衰　B. 邪気の性質　C. 感受性の軽重
D. 寒熱の状態　E. 正邪の闘争

解答　E

47 外寒から内寒にいたる主な原因は何か．

A. 気血を傷ったこと　B. 腠理を傷ったこと
C. 肺気を傷ったこと　D. 経絡を傷ったこと
E. 陽気を傷ったこと

解答　E

Ⅱ 該当するものを二つ選びなさい．

1 寒邪が中焦，下焦を犯したときに脘腹冷痛（腹部が冷えて痛い）が見られるが，その特徴はどれか．

A. 寒に遭遇すると症状が重くなる
B. 疼痛が段々と激しくなる
C. 疼痛部位が移動する
D. 熱を加えると痛みが緩和する
E. お腹が脹っている

解答　A・D

2 火熱の邪が営血に入り，神明をかき乱すことにより出現する症状はどれか．

A. ぼんやりして頭が重い　B. 狂躁による不安感がある
C. 認知症が進む　D. 心悸，胸悶感がある
E. 譫語

解答　B・E

3 広義の"火"の意味はどれか．

A. 津液の代謝障害による病理産物

    B. 血の運行不良による病理産物
    C. 火熱の邪
    D. 温煦作用を行う陽気
    E. 生命力にあふれ，エネルギッシュであること

    解答　C・D

4 寒邪と湿邪に共通した特徴はどれか．

    A. 陰位を犯しやすい　　　B. 重濁性，粘滞性を持つ
    C. 気を消耗し，津を傷りやすい　　D. 陽気を傷りやすい
    E. 陰邪に属する

    解答　D・E

5 熱邪と暑邪に共通した特徴はどれか．

    A. 陰邪に属する　　　B. 湿とともに動く
    C. 陽邪に属する　　　D. 津を傷り，気を消耗させる
    E. できものをつくりやすい

    解答　C・D

6 燥邪が肺を犯しやすい主な原因はどれか．

    A. 肺は嬌蔵を為す　　B. 肺は皮毛に合する
    C. 肺は華蓋である　　D. 肺は一身の気を主る
    E. 宣発を主る

    解答　A・B

7 虚邪はどれか．

    A. 賊邪　　B. 微邪　　C. 五邪のひとつ
    D. 弱い邪気の総称　　E. 邪気の通称

    解答　C・E

☯ **Wang Point**　《難経》中の邪の伝変五十難にもみられます．

8 激怒し，気が絶え，血が上がる確実な病機とはどれか．

    A. 血随気結　　B. 肝気上逆　　C. 気機逆乱
    D. 血随気昇　　E. 気随血脱

    解答　B・D

9 酸味の過食により発生するものはどれか．

    A. 肝が盛んになって，脾に乗じる（肝盛乗脾）
    B. 心が盛んになって，肺に乗じる（心盛乗肺）
    C. 皮膚が乾燥して，毛が脱落する

☯ **Wang Point**
五行の相克関係と五味と五華の関係を考えてみよう．

D. 爪甲につやが無く，筋脈が硬縮しやすい
E. 肌肉のしわが厚くなり，口唇がさけやすい

解答　A・E

10 鹹味の過食により発生するものはどれか．

A. 腎が盛んになって，心に乗じる（腎盛乗心）
B. 肝が盛んになって，脾に乗じる（肝盛乗脾）
C. 脾が盛んになって，腎に乗じる（脾盛乗腎）
D. 顔色が黒くなり，腰や膝がだるい
E. 胸悶や気短，血脈の瘀滞がある

● Wang Point

五行の相克関係と五味と五華の関係を考えてみよう．

解答　A・E

11 苦味の過食により発生するものはどれか．

A. 肌肉のしわが厚くなって，口唇がさけやすい
B. 皮膚が乾燥し，毛が脱落する
C. 心が盛んになって，肺に乗じる（心盛乗肺）
D. 肺が盛んになって，肝に乗じる（肺盛乗肝）
E. 脾が盛んになって，腎に乗じる（脾盛乗腎）

● Wang Point

五行の相克関係と五味と五華の関係を考えてみよう．

解答　B・C

12 辛味の過食により発生するものはどれか．

A. 皮膚が乾燥し，毛が脱落する
B. 爪甲につやがなく，筋脈が拘急する
C. 腎が盛んになって，心に乗じる（腎盛乗心）
D. 肺が盛んになって，肝に乗じる（肺盛乗肝）
E. 脾が盛んになって，腎に乗じる（脾盛乗腎）

● Wang Point

五行の相克関係と五味と五華の関係を考えてみよう．

解答　B・D

13 甘味の過食により発生するものはどれか．

A. 爪甲につやがなく，筋脈が拘急する
B. 顔面が黒く，腰膝がだるい
C. 脾が盛んになって，腎に乗じる（脾盛乗腎）
D. 腎が盛んになって，心に乗じる（腎盛乗心）
E. 肝が盛んになって，脾に乗じる（肝盛乗脾）

● Wang Point

五行の相克関係と五味を考えてみよう．

解答　B・C

14 飲酒過多によって発生するものはどれか．

A. 気滞血瘀　　B. 湿熱の内生　　C. 脾胃の損傷
D. 肝腎の損傷　E. 心肝の損傷

解答　B・C

15 冷たいもの，生ものの過食によって発生するものはどれか．

A. 肝腎の精血を損なう　　B. 心肺の気血を損なう
C. 陰虚火旺　　D. 脾胃の陽気を損なう
E. 内生寒湿

 Wang Point

寒は陰邪である．

解答　　D・E

瘀血の概念

瘀血は体内血液の停滞による病理産物です．
・血の運化不暢により蔵府経絡中に発生したもの
・経絡を離れた血が停滞して発生したもの
　『黄帝内経』：瘀血の呼び名
　　・『素問』血気形志篇第二十四——悪血
　　・『霊枢』禁服第四十八——著血
　　・『霊枢』百病始生第六十六——凝血
　　　・その他にも留血，積血，敗血，蓄血，溢血など

瘀血の形成

1　血が脈を離れて体内に停滞するもの
　①外傷→絡脈が傷られて血があふれる
　②気虚→気の固摂作用が衰える
　③血熱→血の流れに乱れを生じる

2　血行が悪くなり，蔵府経絡の流れが阻まれる
　①気虚→推動作用の低下
　②気滞→血行が阻まれる
　③血寒→凝滞して血が停滞する
　④血熱→煮詰められて粘滞を起こす
　　『霊枢』賊風篇
　　　　若有所堕墜，瘀血在内而未去．
　　　（若しくは堕墜する所有り，悪血内に在りて去らず／高い所より転落し，悪血が体内に滞留していまだ去っていない．）

▶▶▶ **よくみられる瘀血の症状**
　　①疼痛は刺痛　　⑥固定性の腫塊
　　②拒按　　　　　⑦出血時は紫暗色
　　③固定性の疼痛　⑧慢性化すると顔色は浅黒く
　　④夜間時の激痛　⑨皮膚が乾燥して光沢がない
　　⑤青紫の皮膚色　⑩毛髪に艶がない
　　『備急千金要方』心蔵
　　　　脈不通則血不流，血不流則発色不澤…
　　　（脈が通じなくなると血も流れない，血が流れなくなると皮膚の色艶がよくない．）

16 瘀血により発生する体内の癥瘕の特徴はどれか.

　　A. 硬くて，按じるのを嫌がる　　B. 位置が固定している
　　C. 腹が脹って，温めると喜ぶ　　D. 軟らかく，按じると喜ぶ
　　E. 出来たり，散ったりする

解答　A・B

17 瘀血による出血の特徴はどれか.

　　A. 出血量が多い　　B. 血色が紫暗　　C. 血色が淡紅
　　D. 血の塊がある　　E. 鮮血色である

解答　B・D

18 瘀血が形成される原因はどれか.

　　A. 気閉　　B. 気滞　　C. 気逆　　D. 気陥　　E. 気虚

解答　B・E

19 瘀血によって発生する病証の特徴はどれか.

　　A. 出血の色が淡い　　B. 痛みの場所が移動する
　　C. 腫塊を形成する　　D. 腹部に塊が触れる
　　E. 顔色が黒い

解答　C・E

20 寒邪の性質と病の特徴はどれか.

　　A. 気機の働きを阻滞させる　　B. 陽気を傷りやすい
　　C. 収引する性質がある　　　　D. 粘滞性がある
　　E. 全身の倦怠感が著しい

解答　B・C

21 湿邪の粘滞性が現れた具体的な症状はどれか.

　　A. 体が重くてだるい　　B. 小便短少　　C. 下痢
　　D. 気分がスッキリしない　　E. 顔色が悪い

解答　A・D

22 暑邪の特徴はどれか.

　　A. 気の消耗　　B. 血を動かす　　C. 風を生じる
　　D. 津を傷る　　E. 炎上する

解答　A・D

3 病　因

23 火, 熱の邪気の性質はどれか.
　　A. 炎上性　　B. よく動きが変わる　　C. 気機を阻む
　　D. 開泄性　　E. 気を消耗し, 津を傷りやすい

解答　A・E

24 六淫中で陰邪に属するものはどれか.
　　A. 寒　　B. 湿　　C. 火　　D. 風　　E. 暑

解答　A・B

25 人体の頭面を犯しやすい邪気はどれか.
　　A. 風　　B. 寒　　C. 湿　　D. 燥　　E. 火

解答　A・E

26 腠理の開閉を障害し, 異常な発汗を引き起こす邪気はどれか.
　　A. 暑　　B. 寒　　C. 湿　　D. 風　　E. 燥

解答　A・D

27 過度の精神疲労により失われるものはどれか.
　　A. 腎精　　B. 心血　　C. 肝血　　D. 肺気　　E. 脾気

解答　B・E

28 疾病の発生に関係する主な要因はどれか.
　　A. 正気　　B. 邪気　　C. 体質　　D. 精神状態　　E. 痰飲

解答　A・B

29 正気の強弱を決める主な要因はどれか.
　　A. 栄養状態　　B. 精神状態　　C. 体質
　　D. トレーニング　　E. 睡眠

解答　B・C

30 体質の強弱を決める主な要因はどれか.
　　A. 精神状態　　B. 生活習慣　　C. 栄養状態
　　D. 適度な労働　　E. 先天の稟賦

解答　C・E

31 病状の程度の軽重は, 正気の状態以外に何が関係するか.
　　A. 陽邪である　　B. 邪気の性質　　C. 邪気の種類
　　D. 陰邪である　　E. 治療の適, 不適

解答　B・C

32 疾病の病位は主に何が関係するか.

　　A. 体質　　　B. 邪気の種類　　C. 陰邪である
　　D. 邪気の性質　E. 陽邪である

解答　B・D

III ○×で答えなさい.

1 外感六淫, 外傷, 癘気はすべて外感病因である.　解答 ×

2 『傷寒論』では病因を内因, 外因, 不内外因の三種類に分けている.　解答 ×

3 風寒暑湿燥火を合わせて六淫と称する.　解答 ○

4 六淫の病は仕事や環境とは関係しない.　解答 ×

5 六淫の病は邪が人を傷りやすく, 多くは肌表や口や鼻から侵入する.　解答 ○

6 "風は百病の長"といわれている.　解答 ○

7 風は陽性であり, その性質は開泄性で, 気を消耗し, 津を傷りやすい.　解答 ×

8 寒は凝滞する性質を持つ. これは寒邪による病の多くは分泌物や排泄物が粘り, さっぱりしないことを指している.　解答 ×

9 寒湿の邪は陽を傷る.　解答 ○

10 『素問』痺論には"痛者寒気多也. 有寒故痛也."(痛みのある者は寒気が多いようである. 故に寒があるために痛みがある)とある. 以上のことより, 疼痛はすべて寒邪の侵入によると考えられる.　解答 ×

11 寒は収引する性質を持つ. これは寒邪が人を犯した場合に, 気機を収斂し, 腠理, 経絡, 筋脈の収縮を行うためである.　解答 ○

12 暑邪が人を傷ったときには, 気と津の二つを損なう.　解答 ○

13 火, 暑, 燥の邪が人を傷つけた場合, 津液を消耗させる.　解答 ○

14 湿は粘滞する. 湿邪が人体を傷つけた場合, 経絡の気血が凝滞を起こしやすくなるため, 気血の循環が悪くなって疼痛を起こす.　解答 ×

15	湿は重濁する．湿邪が人体を傷つけた場合，経絡を閉塞させるので，気血が滞り，疼痛を起こす．	解答 ○
16	湿邪による疾患は罹患歴が長い．あるいは発作を繰り返す．これは湿の粘滞性によるものである．	解答 ○
17	"壮火"とは陽気が充実していることを指し，命門の火を助けている．	解答 ×
18	"少火"とは陽気の不足を指し，温煦機能が減退していることである．	解答 ×
19	生風動血を起こす外邪とは火熱の邪である．	解答 ○
20	熱邪や暑邪が侵入すると，津を傷り，気を消耗させ，神明を擾乱させる．	解答 ○
21	疫癘は外感病の一つで，肌表から人体に侵入する．	解答 ×
	💡ヒント 口鼻の侵入と肌表の侵入は同一ではない．	
22	疫癘とは癘気とも呼ばれ，伝染性や流行性を持つ外邪である．	解答 ○
23	七情は直接蔵府に影響し，蔵府の気の機能に障害を及ぼす．	解答 ○
24	情志が傷られる証は，蔵府弁証では心，肝，脾に関係し，これらの失調に伴う気血の失調によることが多い．	解答 ○
25	『素問』挙痛論篇には"怒すれば気は消え，喜ぶと気が上がる"と書かれている．	解答 ×
26	『素問』挙痛論篇には"悲しめば気は下がり，驚けば気は緩む"と書かれている．	解答 ×
27	過度の性生活や肉体労働は心血を消耗し，脾気を損ないやすい．	解答 ×
28	飲食の不摂生は湿を集めて痰を生じる．	解答 ○
29	痰と飲は水液代謝の障害によって形成された病理産物である．	解答 ○
30	精と痰飲は水液の停滞によって形成されるが，痰飲となってしまってからは水液代謝には影響は少ない．	解答 ×
31	痰飲は発生しても下注するため，人体の上部に影響を与えることは少ない．	解答 ×

● 第2章 中医学用語を克服しよう（A. 基礎理論に関係のある用語）

32	水湿痰飲は生じたあと，昇降作用によって全身に回される．	解答 ×
33	瘀血は血液循環が低下した状態のことをいう．	解答 ×
34	気虚，気滞，血寒，血熱などの原因は血行不良による瘀滞である．	解答 ○
35	瘀血が長くなると血液の生成に影響する．	解答 ○
36	結石は病理産物に属すが，病を起こす原因ではない．	解答 ×
37	燥邪は陰を傷りやすい．腎陰の損傷が多く見られる．	解答 ×
38	六淫の邪気は単独で発病原因とはならない．	解答 ×
39	"内生五邪"は六淫の邪気が裏に入った状態を指し，特に"内六淫"といわれている．	解答 ×
40	寒邪が裏に直中し，蔵府の陽気を損なうことを"傷寒"という．	解答 ×
41	"涼燥"は深秋から初冬にかけて見られる．	解答 ○
42	喜怒驚思恐などの情志活動が失調すると化火を形成する．	解答 ○
43	気虚証の人は瘀血が形成されるには至らない．	解答 ×
44	正気とは蔵府の機能活動，抵抗力，回復力のことである．	解答 ×
45	邪気はすべての病を発生させる要因である．	解答 ○
46	合病とは同時に二つ以上の邪を感受して発生する病のことである．	解答 ○
47	疾病の発生と発展を決定するのは正気である．	解答 ○

Ⅳ 当てはまるものすべてを答えなさい．

1 六淫による病の共通点とはどれか．

　　A. 外感性である　　　B. 季節的な特徴がある

C. 地域性がある　　D. 相兼性がある
E. 転化することがある

解答　A〜E

2 経絡や筋骨を犯し，痺証を生じさせる邪気はどれか．

A. 暑邪　B. 火邪　C. 湿邪　D. 寒邪　E. 風邪

解答　C・D・E

3 津液を消耗させる病邪はどれか．

A. 暑邪　B. 火邪　C. 燥邪　D. 寒邪　E. 風邪

解答　A・B・C

4 情志内傷の病に見られるものはどれか．

A. 血瘀　B. 痰鬱　C. 食鬱　D. 湿鬱　E. 化火

解答　A〜E

5 飲食不摂生によって現れる症状はどれか．

A. 内熱　　　　B. 痰　　　　C. 気血が衰える
D. 飲食物の停滞　E. 脾胃の損傷

解答　A〜E

6 疾病の過程で形成される病理物質はどれか．

A. 瘀血　B. 内湿　C. 外寒　D. 外湿　E. 痰飲

解答　A・B・E

7 痰飲の形成と関係するものはどれか．

A. 三焦の水道不利　B. 飲食の不摂生　C. 内傷七情
D. 外感六淫　　　　E. 脾肺腎の機能減退

解答　A〜E

8 瘀血が形成される原因となるものはどれか．

A. 気虚　B. 気滞　C. 血寒　D. 血熱　E. 外傷

解答　A〜E

9 情緒の損傷の病証でよく見られるものはどれか．

A. 心神が傷つく　　　　B. 脾の運化機能の低下
C. 気血のコントロール失調　D. 肝経に発生する気鬱
E. 肺気の阻滞

解答　A・B・C・D

10 疾病の原因となるものはどれか．

A．六淫　B．七情　C．癘気　D．薬物中毒　E．医療過誤

解答　A〜E

11 病気が発生する原因として考えられるものはどれか．

A．外感病因　B．内傷病因　C．外傷病因
D．その他の病因　E．病理産物

解答　A〜E

12 六気の指すものはどれか．

A．六種類の正常な自然気候
B．万物が生長する条件
C．人体の生理活動と適応する環境
D．季節の変化
E．発病因子とはならない場合もある

解答　A〜E

13 六淫病のうち季節性のものはどれか．

A．春の熱病　B．夏の暑病　C．梅雨時の湿病
D．秋の風病　E．冬の寒病

解答　B・C・E

14 蔵府の機能が失調して生じる内生の邪はどれか．

A．内燥　B．内火　C．内湿　D．内暑　E．内寒

解答　A・B・C・E

15 風邪の性質と病の特徴はどれか．

A．百病の長である　B．動を主る
C．気を消耗し，津を傷る　D．変化する
E．重く停滞する

解答　A・B・D

16 寒邪の性質と病の特徴はどれか．

A．動を主る　B．収引性がある　C．凝滞性がある
D．重濁性がある　E．陰邪に属し，陽を傷りやすい

解答　B・C・E

3 病　因

17 湿邪の性質と病の特徴はどれか．

　　A．百病の長である　　　B．重濁性がある
　　C．粘滞性がある　　　　D．気を消耗し，津を傷る
　　E．陰邪に属し，気機は阻む

解答　B・C・E

18 燥邪の性質と病の特徴はどれか．

　　A．乾燥性がある　　B．開泄性がある　　C．肺を傷る
　　D．炎上性がある　　E．津液を傷る

解答　A・C・E

19 熱邪の性質と病の特徴はどれか．

　　A．重濁性がある　　B．陽邪に属する　　C．心神が擾乱する
　　D．風を生じて血を動かす　　　　　　　E．動を主る

解答　B・C・D

20 暑邪の性質と病の特徴はどれか．

　　A．陽邪に属する　　B．昇散性がある
　　C．湿をはさむ　　　D．津を傷って気を消耗する
　　E．重濁性がある

解答　A・B・C・D

21 罹患期間が長いのはどれか．

　　A．結石　　B．内傷七情　　C．瘀血　　D．水湿痰飲　　E．湿邪

解答　A・B・D・E

22 熱邪，暑邪に認められる病の特徴はどれか．

　　A．気を消耗させ，津を傷る　　B．口渇　　C．高熱
　　D．洪大脈　　　　　　　　　　E．顔面一紅

解答　A〜E

23 "疫癘"とは現代病の何に相当するか．

　　A．コレラ　　B．ペスト　　C．天然痘
　　D．ジフテリア　　E．風邪による下痢

解答　A・B・C・D

24 過労に属するものはどれか．

　　A．過度の労働　　B．過度に神志を使う　　C．過度の性生活

D. 過度の飲酒　　E. 過度の睡眠

解答　A・B・C

25 瘀血の舌象はどれか．

　　A. 舌質が紫暗　　B. 舌に瘀点や瘀斑がある
　　C. 舌質が紅絳（こうこう）　　D. 舌下静脈の怒張　　E. 舌苔が膩（じ）

解答　A・B・C・D

🔯 Wang Point　『辨舌指南』
　　舌色青色，有瘀血鬱阻也．（舌色の青色は，瘀血あり鬱して阻んでいるなり．）

26 瘀血により出現する症状はどれか．

　　A. 疼痛　　B. 腫塊　　C. 歯痕舌
　　D. 出血　　E. 口渇があるのに飲みたがらない

解答　A・B・D・E

知っておこう！ 痰飲の基本概念

▶▶ **有形の痰飲**
　・視覚，触診，音などで確認ができるもの
　・粘りがあり濁っているのは痰，稀薄のものは飲
▶▶ **無形の痰飲**　・視覚，触診，音などでは確認できないもの
▶▶ **水湿痰飲**
　・水液の代謝障害により生じる．
　　湿が集まり水となり，水が積もりて飲を成し，飲が固まって痰を形成します．

『類証治裁』
　痰飲皆津液所化，痰濁飲清．
　（痰飲はすべて津液が変化したもので，痰は濁っているが飲は清い．）

『雑病源流犀燭』第十六巻　痰飲源流
　飲者，因飲水不散而成病，痰者，因火炎…．故痰稠濁，飲清稀．
　（飲が原因しているときには水が散らないので病となり，痰は火炎により…．
　故に痰は粘って濁り，飲は清くて稀薄です．）

知っておこう！ 痰飲の形成

1　原因
　①外感六淫
　②飲食の不摂生
　③七情内傷
　　『三因極一病証方論』痰飲叙論
　　　人之有痰飲病者…内則七情泊乱…外有六淫冒犯…
　　　（人の痰飲病は…内には七情の乱れ…外は六淫より犯され…）

2　蔵府の機能低下より考えられること
　・肝が疏泄作用を失った　　・腎の気化作用が失われた
　・肺が宣発，粛降作用を失った　　・膀胱の気化作用がうまくいかない

> ・脾の運化作用が衰えた　　・三焦の水道作用によりうまく流れない
> 『景岳全書』痰飲・論証
> 　　脾主湿，湿動則為痰，腎主水，…
> 　　　（脾は湿が主り，湿動かば痰となり，腎は水を主り…）
> 『金匱要略』
> 　　夫飲有四，…有痰飲，有懸飲，有溢飲，有支飲．
> 　　　（飲に四つあり…痰飲，懸飲，溢飲，支飲あり．）

28 水湿痰飲の形成因子はどれか．

　　A．六淫　　B．七情　　C．飲食　　D．癘気　　E．過労

解答　A〜E

29 水湿痰飲の形成に関係する蔵府はどれか．

　　A．腎　　B．脾　　C．肺　　D．三焦　　E．膀胱

解答　A〜E

30 病理産物であり病因となるものはどれか．

　　A．瘀血　　B．水湿痰飲　　C．宿食　　D．七情　　E．結石

解答　A・B・C・E

31 正気とは何か．

　　A．人体の機能活動のこと　　B．抵抗力のこと
　　C．邪を体外に排泄する力のこと　　D．予防能力
　　E．外界の環境に適応する力

解答　A〜E

32 体質の強弱は何に影響されるか．

　　A．生活習慣　　B．精神状態　　C．栄養状態
　　D．体力訓練　　E．正気の充足

解答　C・D・E

V　当てはまる言葉を書きなさい．

1 風邪が原因の病の特徴は何か．語群から選べ．

解答　C

2 暑邪が原因の病の特徴は何か．語群から選べ．

解答　A

3 寒邪が原因の病の特徴は何か．語群から選べ．

解答　B

第2章 中医学用語を克服しよう（A. 基礎理論に関係のある用語）

> A. 気を消耗させ，津を傷る　　B. 陽気を損なう
> C. 陽位を襲う　　D. 陰位を襲う
> E. 気機が阻滞しやすくなる

4 寒邪の性質はどれか．語群から選べ．　　解答 **B**

5 熱邪の性質はどれか．語群から選べ．　　解答 **C**

6 湿邪の性質はどれか．語群から選べ．　　解答 **D**

> A. 開泄性　　B. 収引性　　C. 炎上性
> D. 粘滞性　　E. 乾燥性

7 六淫中で最も季節性があるのは何か．　　解答 **暑邪**

8 百病の長といわれる邪気は何か．　　解答 **風邪**
　　💡ヒント　風邪，湿邪，暑邪，燥邪，火邪

9 気機の鬱滞が，ある一定の条件下で火熱を形成する証候はどれか．語群から選べ．　　解答 **D**

10 風寒暑湿燥で，ある一定の条件下で火熱を形成する証候はどれか．語群から選べ．　　解答 **B**

11 情緒的な刺激で，ある一定の条件下で火熱を形成する証候はどれか．語群から選べ．　　解答 **C**

> A. 火熱の邪　　B. 五気化火
> C. 五志化火　　D. 気の余りが火に変わる
> E. 温煦生化の陽気

12 怒ると気はどう動くか．　　解答 **上る**

13 思うと気はどう動くか．　　解答 **結ぶ**

14 恐れると気はどう動くか．　　解答 **下る**
　　💡ヒント　乱れる，結ぶ，下る，上る，緩む

15 悲しむと気はどう動くか．　　解答 **消える**

3 病因

16 労すると気はどう動くか. 　解答 消耗する

17 寒すれば気はどう動くか. 　解答 収まる
　💡ヒント　消耗する，気結，消える，収まる，下る

18 瘀血による痛みを何というか. 　解答 刺痛

19 気滞による痛みを何というか. 　解答 脹痛（ちょうつう）

20 結石の阻滞による痛みを何というか. 　解答 絞痛（こうつう）
　💡ヒント　絞痛，脹痛，刺痛，灼痛，隠痛

21 四肢のしびれから半身不随に至る病機はどれか．語群から選べ． 　解答 B

22 結石による痛みの病機はどれか．語群から選べ． 　解答 E

23 瘀血が原因である病の病機はどれか．語群から選べ． 　解答 C

　　A．経脈中の気血が滞った
　　B．痰濁が経絡を阻滞した
　　C．経脈が瘀阻により不通になった
　　D．飲食物が脾胃に阻滞している
　　E．気機の阻滞から気血のめぐりに影響を及ぼした

24 湿が体内に多く滞るとどうなるか．語群から選べ． 　解答 A

25 水飲の停滞が起こるとどうなるか．語群から選べ． 　解答 B

26 痰が形成された後どうなるか．語群から選べ． 　解答 C

　　A．脾胃の働きが低下する
　　B．胃腸，胸腹，肌膚に滞る
　　C．気の昇降作用により，内は蔵府，外は筋骨に流れる．
　　D．直接，蔵府を傷る
　　E．発病が急で危篤状態になる

27 鹹味の過食によって起こるものはどれか．語群から選べ． 　解答 A

| 28 | 甘味の過食によって起こるものはどれか．語群から選べ． | 解答 C |

ヒント　相剋関係です．

| 29 | 苦味の過食によって起こるものはどれか．語群から選べ． | 解答 E |

　　A．腎の旺盛により心に乗じる
　　B．肺の旺盛により肝に乗じる
　　C．脾の旺盛により腎に乗じる
　　D．肝の旺盛により脾に乗じる
　　E．心の旺盛により肺に乗じる

30	水湿痰飲はどれに属するか．語群から選べ．	解答 D
31	内寒はどれに属するか．語群から選べ．	解答 C
32	薬の中毒や医療過誤はどれに属するか．語群から選べ．	解答 E

　　A．外感病の病因　　B．内傷病の病因　　C．内生五邪
　　D．病理産物　　　　E．その他

33	陽気を傷りやすく，気機の阻滞を起こす重濁性の邪気は何か．	解答 湿
34	陽気を傷りやすく，凝滞，収引の性質がある邪気は何か．	解答 寒
35	気を消耗し津を傷りやすく，湿をはさむ邪気は何か．	解答 暑
36	津液を傷りやすく，生風により動血しやすい邪気は何か．	解答 火

ヒント　風，寒，湿，燥，暑，火

37	体が重く，だるい．病因は何か．	解答 湿邪
38	胸悶があり，膩苔である．病因は何か．	解答 湿邪
39	皮膚がかゆい．かゆいところが動く．病因は何か．	解答 風邪
40	困脾しやすい病因は何か．	解答 湿邪

ヒント　瘀血，燥邪，風邪，湿邪，寒邪

41	『素問』陰陽応象大論篇において怒が傷つける蔵は何か.	解答 肝
42	『素問』陰陽応象大論篇において悲が傷つける蔵は何か.	解答 肺
43	『素問』陰陽応象大論篇において思が傷つける蔵は何か.	解答 脾

💡ヒント　肝, 心, 脾, 肺, 腎

44	痰濁の上擾（上部をかき乱すこと）で見られる所見はどれか. 語群から選べ.	解答 A
45	痰による経絡の阻滞で見られる所見はどれか. 語群から選べ.	解答 B

> A. 眩暈　　B. 瘰癧（るいれき）　C. 悪心・嘔吐
> D. 心悸, 胸悶　E. 喀痰

46	『素問』挙痛論篇で恐れると気はどうなるか.	解答 下る
47	『素問』挙痛論篇で驚くと気はどうなるか.	解答 乱れる
48	『素問』挙痛論篇で喜ぶと気はどうなるか.	解答 緩む

💡ヒント　消える, 乱れる, 緩む, 上る, 下る

49	主に疾病発生を決定する因子はどれか. 語群から選べ.	解答 E
50	主に正気の強弱を決定する因子はどれか. 語群から選べ.	解答 C
51	疾病の進行と転帰を決定する因子はどれか. 語群から選べ.	解答 E

> A. 生活習慣　　B. 精神状態　　C. 体質の強弱
> D. 邪気の盛衰　E. 正気の強弱

52	邪気により発生するのはどれか. 語群から選べ.	解答 A
53	病理性の代謝産物はどれか. 語群から選べ.	解答 A

> A. 痰飲, 瘀血　B. 尿　C. 汗
> D. よだれ　E. 唾液

54	病状の軽重と主に関係するものはどれか. 語群から選べ.	解答 C

55 疾病の病位と主に関係しているものはどれか．語群から選べ．

解答　E

A．陽邪の感受　　B．陰邪の感受
C．正気の強弱　　D．体質の強弱
E．邪気の種類と性質

4 病　　機

A. 基礎理論に関係のある用語

本章で学ぶ内容

「なぜ，この病気が発生するのか？」病気が生じる仕組みを東洋医学的に理解することが大切です．病機とは疾病が発生するプロセスと，疾病の発展段階での病理機序のことです．私たちは四診を通して臨床を行う場合には，発病した原因より病因を知ろうとします．病因がわかれば気血や蔵府のどのような活動に支障が生じているのかを考えて，治療原則を導き出します．つまり病気が生じるシステムを理解しようとすることを病機といいます．唐の医家である王冰は「病機は病の機要」と述べています．

知っておこう！
病機（びょうき）の概念

1　正邪の盛衰
　①虚証　　②実証
　▶▶▶ 虚実挾雑（きょじつきょうざつ）　　▶▶▶ 虚実の真仮（しんか）
　　　　・本虚標実
　　　　・本実標虚
　①正気　　②邪気
　▶▶▶ 診断のポイント
　　　・倦怠感　・息切れ　・顔色が悪い
　　　・虚脈　　・抵抗力がない
　　　気虚，血虚の病因病機を理解しておくこと．気の働きが落ちることにより
　　（気機の低下）血瘀，血熱と気血の協調関係に変化が見られます．

2　陰陽の失調
　病因と病機の特徴および病理状態を理解し，陰陽の偏盛（へんせい）や偏衰（へんすい）などに変化があります．
　1）陰陽格拒（いんようかくきょ）
　　a　陰盛格陽→真寒仮熱証（しんかんかねつ）
　　b　陽盛格陰→真熱仮寒証（しんねつかかん）

("格"とは「こばんで通さない」との意です.)
2) 陰陽偏盛
   a 陰偏盛（陽虚）　b 陽偏盛（陰虚）
   c 陰偏衰（虚熱）　d 陽偏衰（虚寒）
   ▶▶ 診断のポイント　・寒　・熱
3) 陰陽の転化
4) 陰陽の亡失

3　気血の異常
   津液の不足，津液と気血との関係．
   ▶▶ 診断のポイント　・口渇　・尿量の減少　・便秘　・紅舌
   『素問』通評虚実論篇
      邪気盛則実，精気奪則虚．
      （邪気が盛んであれば実証といい，精気が不足すれば虚証といいます．）
   『霊枢』百病始生篇
      風雨寒熱，不得虚，邪不能獨傷人．
      （突然に疾風，暴雨に遭遇しても病気にならないのは，身体が壮健であり，正気が虚していないからです．）

I 該当するものを一つ選びなさい．

1 陰陽の失調で，陰陽の偏衰はどこの蔵が根本であるか．
　A. 心　B. 脾　C. 肺　D. 腎　E. 肝

解答　D

2 陽の偏勝の主な原因はどれか．
　A. 温熱の邪の感受
　B. 気滞，瘀血，食積などが鬱して化熱する
　C. 陰液の不足と陽気の浮動
　D. 陰邪を受けて，陽が化熱する
　E. 情緒の変動があり，過度な五志により化火する．

解答　C

3 陰の偏衰の主な原因はどれか．
　A. 陽気の亢盛により，陰気が相対的に不足する
　B. 陽熱病邪に侵襲された
　C. 精血，津液が乏しく陽が陰を収められない
　D. 精血，津液の不足により，陰虚が亢進している
　E. 陽熱が盛んで，陰を外に出してしまう

解答　D

4 陰虚内熱の症状はどれか．

　A．虚熱　　B．実熱　　C．真熱　　D．外熱　　E．仮熱

　解答　A

　● Wang Point　『素問』調経論篇　**陰虚則内熱…**（陰が虚すれば内熱を生じ…）

5 陽が勝って熱症状になるものはどれか．

　A．実熱　　B．内熱　　C．外熱　　D．真熱　　E．仮熱

　解答　A

　● Wang Point　『素問』陰陽応象大論篇
　　　　　　　　陽勝則陰病，…陽勝則熱．
　　　　　　　　（陽気が偏って勝っていれば，陰気は必ず欠損し…陽が偏って勝ると熱性の疾患が現れます．）

6 陰が勝って寒症状になるものはどれか．

　A．内寒　　B．外寒　　C．実寒　　D．虚寒　　E．仮寒

　解答　C

　● Wang Point　『素問』陰陽応象大論篇
　　　　　　　　陰勝則陽病，…陰勝則寒．
　　　　　　　　（陰気が偏って勝っていれば，陽気は必ず欠損し…陰が偏っていると寒性の疾患が現れます．）

7 陽が虚して寒症状になるものはどれか．

　A．内寒　　B．仮寒　　C．虚寒　　D．実寒　　E．真寒

　解答　C

　● Wang Point　『素問』調経論篇
　　　　　　　　陽虚則外寒…（陽が虚すれば外寒を生じ…）

8 "陰が勝つと陽の病を起こす" とはどういう意味か．

　A．陰邪が偏衰して化熱を導くこと
　B．陰邪が偏盛して陽気を損なうこと
　C．陰邪が偏盛して虚寒を導くこと
　D．陰邪が偏盛して仮寒を導くこと
　E．陰精が充足して陽気が損なわれること

　解答　B

9 "陽が勝つと陰の病を起こす" とはどういう意味か．

　A．陽の熱が亢進して陰液を損なうこと
　B．陽の熱が亢進して仮寒を導くこと
　C．陽邪が亢進して陰液を損なうこと
　D．陽邪が盛んになって仮熱を導くこと
　E．陽気が充足して陰精が損なわれること

　解答　A

10 熱盛が裏に入り，舌紅，舌苔黄，沈伏脈，四肢の厥逆などが見られるのはどれか．

　　A．陽虚陰盛　　B．陽盛傷陰　　C．陰盛格陽
　　D．陰盛即寒　　E．陽盛格陰

解答　E

11 "格陽"病証の本質はどれか．

　　A．陰寒内生　　B．邪気の偏盛　　C．寒湿内盛
　　D．虚陽外浮　　E．陰盛により内に入る

解答　A

12 "格陰"病証の本質はどれか．

　　A．陰邪内盛　　B．温熱の邪が旺盛　　C．陽盛内生
　　D．暑湿の邪が旺盛　　E．陰が外に漏れた状態

解答　C

13 病証の虚実の変化を決めるものはどれか．

　　A．正気と邪気の盛衰　　B．陰精と陽気の盛衰
　　C．蔵府機能の盛衰　　　D．気と血の盛衰
　　E．気の機能の盛衰

解答　A

☯ **Wang Point** 『景岳全書』虚実篇　虚実者，有余，不足也．（虚実の者，有余，不足なり）

14 "実"の病機の基本はどれか．

　　A．水液の貯留量　　B．気血の瘀滞
　　C．痰濁の壅盛　　　D．蔵府機能の乱れ
　　E．邪気の亢進があり，正気の衰えがない状態

解答　E

知っておこう！　気の病機

1　正気の不足を気虚といいます
　①蔵府機能の衰退
　②抵抗力が低下した病理的な状態
　▶▶ 診断のポイント　・めまい　・自汗　・倦怠感　・手足の無力感

2　気の機能の衰え
　1）気　滞
　　・気の流通不暢　・鬱により散らない
　　・蔵府機能の低下

▶▶ 診断のポイント　胸悶など

2）気　逆
・気機の昇降無力により逆気
▶▶ 診断のポイント　嘔吐など

3）気　陥
・気の上昇無力により昇清作用が低下
▶▶ 診断のポイント　内臓下垂

4）気　閉
・気の出入運動の障害
・鬱が心肺に影響して閉塞を受ける
▶▶ 診断のポイント　咳嗽など

5）気　脱
・気が外部に漏れた状態
▶▶ 診断のポイント　多汗など

『素問』挙痛論篇
　　余知百病生於気也．
　　（余は知る百病は気より生ずるなり．／私は多くの疾病が気の異常によって発生することを知っている．）

『金匱鈎玄』六鬱
　　鬱者，結聚而不得発越也．当昇不得昇，当降不得降…
　　（鬱の者は気が集まり結ばれて発散できない．上がるに上がれず，降りるにも降りられない．）

---

15 局部における気の停滞を何というか．

A. 気脱　B. 気滞　C. 気鬱　D. 気結　E. 気閉

解答　B

16 気の出入りを阻むものを何というか．

A. 気閉　B. 気滞　C. 気陥　D. 気逆　E. 気結

解答　A

17 気滞血瘀はどの蔵の生理機能異常と密接に関係しているか．

A. 心　B. 肝　C. 脾　D. 肺　E. 腎

解答　B

18 内生五邪の病機ではないものはどれか．

A. 火熱の内生　　　　B. 湿濁の内生
C. 津の損傷により燥が内生　D. 風の内動
E. 寒邪の直中

解答　D

19 "風気内動" ではないものはどれか.

A. 血虚生風　　B. 陰虚動風　　C. 肝陽化風
D. 熱極生風　　E. 風邪の侵襲

解答　E

20 "風気内動" と関係する蔵府はどれか.

A. 心　B. 肝　C. 脾　D. 肺　E. 腎

解答　B

☯ Wang Point　代表的なものに肝風内動証があります.

21 気の機能減退ではないものはどれか.

A. 気逆　B. 気陥　C. 気閉　D. 気虚　E. 気滞

解答　D

22 "陰虚火旺" に属するものはどれか.

A. 内火　B. 実火　C. 虚火　D. 壮火　E. 少火

解答　C

23 蔵府を温煦する陽気の作用を何というか.

A. 少火　B. 実火　C. 内火　D. 虚火　E. 壮火

解答　A

24 "直中" の主な所見はどれか.

A. 正気が虚し邪が盛んになること
B. 正気と邪気がともにあること
C. 正気が勝ち邪気が退くこと
D. 邪気が去り正気が虚すこと
E. 陽虚し寒が盛んになること

解答　E

25 蔵府の機能低下が起こり, 無力感, ふらつき, 耳鳴り, 全身倦怠感, などいくつかの虚弱症状が出現した. 考えられるものはどれか.

A. 心気の不足　　B. 腎気の不足　　C. 肺気の不足
D. 脾気の不足　　E. 肝気の不足

解答　B

☯ Wang Point

『医学真伝源病』
蔵気不足, 病在蔵, 府気不足, 病在府, 経脈不足, 病在経脈.
(蔵の気の不足は病が蔵にあり, 府の気の不足は病が府にあります. 経脈経気の不足は経脈に病があります.)

4 病 機

26 病勢を判断し，表裏を決定する基準はどれか．

　A. 気血の機能バランス　　B. 正気の盛衰
　C. 蔵府機能の盛衰　　　　D. 邪気と正気の消長と盛衰
　E. どれでもない

Wang Point
八綱弁証の基本です．

解答　D

27 "実証"には見られないのはどれか．

　A. 精神の興奮　　B. 脈が実で有力　　C. 壮熱
　D. 二便が通じない　E. 五心煩熱

解答　E

28 "虚証"には見られないのはどれか．

　A. 腹脹　　B. 煩燥　　　　C. 二便失禁
　D. 自汗　　E. 隠痛で按じると喜ぶ

解答　B

29 火熱内生が形成される機序で誤っているのはどれか．

　A. 食積が長期化して熱化する
　B. 過度の情緒変化が気の機能を鬱して火と化す
　C. 精血が少なく，陰虚陽亢となり，虚熱が内生する
　D. 火熱の邪気が人体を犯して陽熱が亢進する
　E. 外感性の寒，湿，燥の邪が長期化して陽が熱に化す

Wang Point
六淫の火の性質を考えます．

解答　D

30 虚証になる機序で誤っているものはどれか．

　A. 大汗をかいて過度に陰液を消耗した
　B. 外感六淫から始まった
　C. 邪熱が亢盛で，激しく精微を消耗した
　D. 気血の生化が不足している
　E. 先天の精が不足している

Wang Point
直接的な影響を持つものを考えます．

解答　B

31 ある法則に従って病の伝変を考える場合，誤っているものはどれか．

　A. 脾病は肺に伝わる　　B. 心病は脾に伝わる
　C. 腎病は肝に伝わる　　D. 肝病は脾に伝わる
　E. 肺病は腎に伝わる

Wang Point
五行の相生関係を考えます．

解答　D

32 相生関係に従って病の伝変を考える場合，正しいものはどれか．

A．腎病は肝に伝わる　B．肝病は脾に伝わる
C．脾病は腎に伝わる　D．心病は肺に伝わる
E．肺病は肝に伝わる

● Wang Point
五行学説の相生相剋関係を整理しておきましょう．

解答　A

II 該当するものを二つ選びなさい．

1 血虚の病証は主にどの蔵府の異常によるものか．

A．心　B．脾　C．肝　D．胃　E．腎

● Wang Point　肝は血を蔵し，心は血脈を司ります．

解答　A・C

2 気機の昇降異常によるものはどれか．

A．気陥　B．気滞　C．気逆　D．気脱　E．気閉

解答　A・C

3 陽盛格陰による真熱仮寒の症状はどれか．

A．沈伏脈　　B．四肢の寒冷　　C．煩燥不安
D．呼吸が粗い　E．壮熱があり面紅

解答　A・B

4 陰盛格陽による真寒仮熱の症状はどれか．

A．微細脈　B．顔面紅　C．口渇で熱いものを好む
D．畏寒（いかん）　E．四肢厥冷

解答　B・C

5 陰盛格陽による病証の寒熱の本質はどれか．

A．真熱仮寒証　B．実寒証　C．寒熱錯雑証
D．虚寒証　　E．仮熱証

解答　B・E

6 陽盛格陰による病証の寒熱の本質はどれか．

A．真寒仮熱証　B．実熱証　C．寒熱錯雑証
D．虚寒証　　E．仮寒証

解答　B・E

7 陰陽両虚の病の機序はどれか.

　A. 陰虚　　　　　　　　B. 陽虚
　C. 陰が損なわれて陽に及ぶ　D. 陽が損なわれて陰に及ぶ
　E. 陰盛格陽

解答　C・D

Ⅲ　当てはまるものすべてを答えなさい．

1 虚証の臨床所見はどれか．

　A. 五心煩熱　　　　　　　B. 実脈で有力
　C. 慢性疾患で精気が消耗している　D. 畏寒厥冷
　E. 消化不良

解答　A・C・D

2 実証の臨床所見はどれか．

　A. 水湿の氾濫　　　　　B. 心悸が亢進して気が粗い
　C. 瘀血があり滞っている　D. 実脈が有力
　E. 二便が不通

解答　A・C・D・E

3 陽が偏盛する主な原因はどれか．

　A. 温熱の陽邪を感受したとき
　B. 食積が鬱して化熱したとき
　C. 過度な情緒変化により化火したとき
　D. 瘀血が鬱して化熱したとき
　E. 陰邪を感受し，陽が熱に化したとき

解答　A〜E

4 気逆がよく見られる蔵府はどれか．

　A. 心　B. 肝　C. 火　D. 肺　E. 胃

解答　B・D・E

5 気逆の主な原因は何か．

　A. 過度の感情の変化　B. 冷たいものの過食
　C. 水湿の停滞　　　　D. 瘀血が阻滞を起こす
　E. 痰濁壅阻(たんだくようそ)

解答　A・B・E

6 内燥病変で多く関係する蔵府はどれか．

　　A．心　　B．肝　　C．胃　　D．肺　　E．大腸

解答　C・D・E

7 血熱の臨床所見はどれか．

　　A．熱象　　B．水腫　　C．血の灼傷　　D．動血　　E．陰を傷る

解答　A・C・D・E

知っておこう！ 血の病機

1　血　虚
血の不足により五蔵六府が滋養されなくなります．
▶▶▶ 診断のポイント　・視力減退　・健忘　・不眠　・立ちくらみ

2　血　瘀
血液運行の遅緩により発生します．
▶▶▶ 診断のポイント
　・血色が紫暗色　・顔色，口唇，爪の甲が青紫色
　・固定性の疼痛　・腫塊が固定性で局所が青紫色
　・舌質が紫暗　・瘀点や瘀斑　・舌下静脈の怒張

3　血　熱
血分に熱が入ったときに生じ，血液の運行が加速します．
▶▶▶ 診断のポイント　・発熱　・口渇　・口苦　・便秘　・滑数脈

4　血　寒
血分に寒が入ったときに生じ，血液の運行が遅緩します．
▶▶▶ 診断のポイント　・四肢の厥冷　・血瘀　・疼痛　・腫瘤

『説文解字』　瘀，積血也．（瘀とは積血である．）
『霊枢』百病始生篇
　　温気不行，凝而蘊裏而不散．
　　（陽気の温める作用が影響を受けて，血液が温められないために凝結し，凝結が深部に集まって散らなくなります．）

8 津液と気血の関係が衰えた場合の主な病理変化はどれか．

　　A．津が枯れて血が燥する　　B．津が不足して瘀血が発生する
　　C．気に従って液が脱する　　D．気虚により津が不足する
　　E．水が停滞して気が阻まれる

解答　A・B・C・E

9 気血の衰えで見られる主な症状はどれか．

　　A．気血両虚　　B．気随血脱　　C．気不摂血
　　D．気虚血瘀　　E．気滞血瘀

解答　A〜E

> **Wang Point**　『素問』至真要大論篇
> 謹候気宜，無失病機，此之謂也．
> （慎重に気の適性を観察し，病の兆しを見間違わないようにしなければならないといわれていますが，この意味にほかなりません．）

10 気の推動機能が衰えると何が起こるか．

　　A．気逆　　B．気脱　　C．気閉　　D．気虚　　E．気滞

解答　A・C・D・E

11 病機学説の病理観はどれか．

　　A．局所の病が全身に影響を与える
　　B．疾病は単純な局所の病理変化によって起こる
　　C．常に全身性の疾病が局所に反映する
　　D．疾病は局所と全身の結合した病理経過である
　　E．疾病は局所の病変とは関係のない全身性の病変の経過をたどる

解答　A・C・D

12 虚実挟雑の病理状態であるのはどれか．

　　A．表実裏虚　　B．表虚裏実　　C．上実下虚
　　D．上虚下実　　E．虚にいたって実になった

解答　A・B・C・D

13 気機の昇降異常が起こりやすい蔵府はどれか．

　　A．肝　B．腎　C．脾　D．肺　E．胃

解答　A・C・D・E

14 逆気の所見が多く見られる蔵府はどれか．

　　A．心　B．肝　C．胃　D．肺　E．腎

解答　B・C・D

15 血の循環が衰えると見られる病理変化はどれか．

　　A．血行不良　　B．血の消耗　　C．血の逆流
　　D．血行の逆乱　　E．血行の加速

解答　A・C・D・E

第2章 中医学用語を克服しよう（A. 基礎理論に関係のある用語）

16 疾病の伝変が体質に及ぼす影響はどれか．

A．患者の情緒に影響する　　B．虚実の転化に影響する
C．病邪の"従化"を決定する　　D．邪の性質が影響する
E．病邪が侵入する経路と病位に影響する

解答　B・C

Ⅳ 当てはまる言葉を書きなさい．

1 陰盛格陽で形成されるものはどれか．語群から選べ．　　解答　C

2 陰陽がお互いに損なわれたものはどれか．　　解答　E

> A．虚寒証　　B．虚熱証　　C．真寒仮熱証
> D．実熱証　　E．陰陽両虚証

3 気滞によって起こるものはどれか．語群から選べ．　　解答　A

4 気の固摂低下で起こるものはどれか．語群から選べ．　　解答　D

5 大出血によって起こるものはどれか．語群から選べ．　　解答　B

> A．血瘀　　B．気脱　　C．血熱
> D．出血　　E．気陥

6 血虚生風で起こるものはどれか．語群から選べ．　　解答　B

7 血燥生風で起こるものはどれか．語群から選べ．　　解答　A

8 肝陽化風で起こるものはどれか．語群から選べ．　　解答　E

> A．皮膚の乾燥と痒み
> B．四肢のシビレ，手足の拘縮や痙攣，伸展困難
> C．四肢の疼痛，筋脈の拘縮，寒がり
> D．高熱，譫語，抽搐
> E．目眩，震顫，著しいときには半身不随

9 陽の偏衰はどれか．語群から選べ．　　解答　C

10 陰の偏衰はどれか．語群から選べ．　　解答　B

> A．熱，動，燥が特徴的に現れる．
> B．寒，静，湿が特徴的に現れる．

C. 温煦, 推動, 興奮機能の減退が特徴的に現れる.
D. 滋潤, 潜降機能減退が特徴的に現れる.
E. 仮象の出現が特徴的に現れる.

11 気逆が多く現れる蔵府はどこか. 語群から選べ. 解答 **B**

12 気陥はどの蔵府の虚損と考えられるか. 語群から選べ. 解答 **A**

A. 脾　　　B. 肺, 胃, 肝　　C. 肝, 肺, 脾
D. 肝, 腎, 肺　E. 心, 肝, 腎

13 津液を傷つけやすいのはどれか. 語群から選べ. 解答 **A**

14 脱液を起こしやすいのはどれか. 語群から選べ. 解答 **B**

A. 嘔吐と泄瀉　　B. 重症の熱病の末期
C. 高熱で汗が出る　D. 慢性消耗性疾患
E. 脾気の不足

☯ **Wang Point**

津液不足と津液の代謝障害の鑑別点を整理しておきます.
①津液の不足による病証
　▶▶ 診断のポイント　・口渇　・尿量減少　・目, 鼻, 口唇の乾燥　・皮膚や毛髪の艶が無くなる
②津液の代謝障害による病証
　▶▶ 診断のポイント　・水腫　・下痢　・関節の屈伸困難　・喘

V ○×で答えなさい.

1 疾病の経過は正邪の闘争とその盛衰の経過である. 解答 ○

2 疾病の発生と経過において, 虚と実は絶対的なもので, 相対的なものではない. 解答 ×

3 陰陽の失調とは, 陰陽のバランスを失ったこと. 解答 ○

4 気機の失調は, 気虚, 気滞, 気逆, 気陥, 気閉, 気脱などがある. 解答 ○

5 一般的に気逆により上に昇るのは虚が主である. ただし, 実が原因での気逆もある. 解答 ×

💡ヒント　本虚標実証を整理してください.

6 気脱と気陥は気の出入異常を主とする病理状態である. 解答 ×

7	気逆と気陥は気の昇降異常を主とする病理状態である.	解答 ○
8	瘀血とは血液の循行速度が狂う病理状態のことである.	解答 ×
9	脱液とは水を失うことである. 最も起こしやすい脱液は嘔吐と泄瀉である.	解答 ×
10	内火, 内燥, 内湿, 内寒, 内風は内生五邪といわれ, 病を起こす要因である.	解答 ○
11	内寒とは裏寒のことである.	解答 ×
12	陰陽の偏勝で"邪気盛則実"とは実証のことである.	解答 ○
13	陽を損なって陰に波及するとは, 陽熱の大過のことであり, 陰液を消耗し, いずれ陰精の不足にいたる.	解答 ×
14	陰を損なって陽に波及するとは, 陰寒の大過のことであり, 陽気を損なって陽虚にいたる.	解答 ×
15	四肢のシビレ, 手足の拘急や痙攣による伸展障害は血虚生風の現れである.	解答 ○
16	"格陰"の臨床所見は, 寒証が主であるので陽虚と考える.	解答 ×
17	内燥とは燥邪が肺を傷り, 精血と津液を消耗した病的状態である.	解答 ×
18	一般的に陰虚内熱とは, 全身性の虚熱症状が認められる.	解答 ○
19	一般的に陰虚火旺の臨床所見とは, 虚熱の象と対比して局所に認められる.	解答 ○
20	疾病の経過において, 虚が原因で実にいたった場合, 正気が回復し病状が好転していることを表す.	解答 ×
21	"形蔵不同(けいぞうふどう)"は形態と蔵府機能の違いを表す.	解答 ×
22	病が表裏の出入りを決定するのは, 正邪の消長と盛衰である.	解答 ○

5 防治原則

A. 基礎理論に関係のある用語

本章で学ぶ内容

気血津液，病因論，蔵象理論などの基礎理論を学びました．次にこれらの考え方を基礎として，予防と治療の原則を導き出します．虚証であれば補法を，実証であれば瀉法を行います．邪があれば袪邪を行う．寒があれば散寒，袪寒，風があれば袪風，疏風といった具合に本質に対する治療方針を導き出します．治療原則は望，聞，問，切の四診により弁証を行い，"治病求本"（病の治療には必ず本質を求めることが重要である）の原則に基づいて，弁証による治療のための配穴を行うことを治則といいます．

防治原則の概念

1 治病求本（ちびょうきゅうほん）

治療原則は疾病を治療するための基本です．

▶▶▶ **本質を追求して疾患を取り除く考え方**

・求本には病因・病位・病性・病勢・正邪を弁証します．求本より治本を行います．
・求本は治本のための前提条件です．
・治本は求本の目的で，疾病を取り除く手段です．

『素問』陰陽応象大論篇
　治病必求於本．（病を治療するときには必ず本質を求めなさい．）

2 本質より現象を考える

▶▶▶ 標　・現象　　▶▶▶ 本　・本質

『素問病機気宜保命集』病機論
　…故治病不求其本，無以去深蔵大患．
　（病を治すのにその本質を求めないのでは，深く貯蔵されている大病を取り去ることができない．）

3 緩則治本，急則治表
　▶▶▶ 慢性疾患→本質　　▶▶▶ 急性疾患→局所
　『医門法律』
　　　所謂緩急者，察虚実之緩急也．
　　　（緩急の者とは虚実を診察しての緩急である．）
4 生理学→病理学→弁証→論治
　『景岳全書』伝忠録　万事皆有本（すべてのものには本質がある．）

知っておこう！ 防治原則の役割

▶▶▶ 注意を必要とする観察ポイント
・虚と実　補虚瀉実（扶正祛邪）　・寒と熱
・本治法と標治法　　　　　　　　・病位（陰陽，経絡，蔵府）
・経脈の性質　　　　　　　　　　・病勢　・病情
・時（四季），人（体質），場所に応じた治療

明代の李中梓は『内経知要』の中で"治則"の一節を述べています．『辞海』には"疾病治療の総原則"とあります．
『素問』移精変気論篇　治之大則（治療の大原則です．）

I 該当するものを一つ選びなさい．

1 治則に属するのはどれか．
　A．治病求本　B．攻下　C．催吐　D．発汗　E．どれでもない

解答　A

2 中医学の治療の根本的な原則はどれか．
　A．因人，因地，制宜（ケースバイケース）
　B．標本緩急　　　C．扶正祛邪
　D．治病求本　　　E．陰陽調整

Wang Point
『素問』陰陽応象大論篇に登場する考え方です．

解答　D

3 疾病の標本を反映したものはどれか．
　A．本質と現象　B．表と裏　C．虚と実
　D．危と安　　　E．軽と重

解答　A

4 "未病を治す"の内容ではないものはどれか．
　A．薬物による予防　B．弁証論治　C．日頃の鍛練
　D．気分転換をはかり精神を安定させる　E．たばこや酒を控える

解答　B

5 "実は瀉し，虚は補う"方法はどれか．

A. 反治法　　B. 従治法　　C. 治標法
D. 標本兼顧法　E. どれも違う

解答　E

知っておこう!
正治と反治

1 正治（逆治ともいう）
①寒性には熱を補うこと．
②熱性には寒を与えること．
③虚証には補うこと．
④実証には瀉すること．
　『素問』至真要大論篇
　　盛者瀉之，虚者補之．（盛んな者は瀉し，虚の者は補いなさい．）
　『素問』三部九候論篇　実則瀉之，虚則補之．（実は瀉し，虚は補いなさい．）

2 反治（従治ともいう）
①熱因熱用　　　　　　　　②寒因寒用
　・仮熱現象の病証に用いる．　・仮寒現象の病証に用いる．
③塞因塞用　　　　　　　　④通因通用
　・虚証で閉塞不通の病証に用いる．　・実証で排泄が必要な病証に用いる．
　『景岳全書』伝忠録
　　治法有逆順，以寒熱有真假也．
　　（治療方法には順逆があります．寒熱にも真仮があります．）
　『素問』至真要大論篇
　　…正者正治，反者反治．
　　（正病の時は正治法を用い，反病の時には反治法を用いる．）

6 気虚の患者が外邪を感じたときに用いる治療方法はどれか．

A. その標を治す　　　　B. その本を治す
C. 標本同治　　　　　　D. 先に標治，後から本治
E. 先に本治，後から標治

解答　C

7 "扶正祛邪"を使う病証はどれか．

A. とにかく邪気を払いたいとき
B. 邪気が大して強くないとき
C. 邪気も正気も共に盛んであるとき
D. 正気が虚しているが，邪気もあまり盛んではないとき
E. 邪気が盛んで正気が虚しているとき

解答　E

Wang Point　『素問』刺法論篇　正気存内，邪不可干．（正気が内に充実し，外来の邪が侵犯できない．）

8 疾病の"標本"の概念で誤っているのはどれか．

A．本質と現象　　B．外感と内傷　　C．原因と結果
D．原発病と継発病　　E．先病と後病

解答　B

9 治則に属さないものはどれか．

A．治病求本　　B．扶正祛邪　　C．気血の調整
D．陰虚証　　E．蔵府調治

解答　D

🔅 **Wang Point**　治則（治療の法則）と病因病機は区別して覚えるとよい．

知っておこう！　扶正と祛邪

中医学の基本理論です．扶正とは正気を助けることです．抵抗力を高めて，邪気より体を防衛します．虚証に用いられます．祛邪は邪気を取り除くことです．病邪により傷つけられた肉体を回復させるものです．実証に用いられます．扶正は正気の増強を主とし，祛邪は病邪を駆除を目的としたものです．したがって扶正と祛邪は相互間で影響を受けるシステムをとっているのです．

『霊枢』邪客篇　補其不足，瀉其有余．（その不足を補い，その有余を瀉しなさい．）
『素問』離合真邪論篇
　　　有余不足，補写於栄輸．（有余や不足，栄穴や輸穴を用いて補瀉を行う）

10 未病の予防をしているのはどれか．

A．ストレスを溜めないようにする　　B．飲食不摂生を避ける
C．規律ある生活をする　　D．早寝早起き
E．すべて関係する

解答　E

11 瘀血による崩漏証がある．治療方法はどれか．

A．先に正気を補い，後に祛邪をする
B．先に祛邪をして，後に正気を補う
C．正気を補う
D．祛邪をする
E．同時にやらなければならない

解答　B

12 燥邪に傷られ慢性化した咳嗽がある．治療は肺腎の陰を滋養した．どの方法を用いたのか．

A．標本兼治　　B．因人制宜　　C．急則治標

D. 緩則治本　　E. すべてやった

解答　D

13 肝気上逆による喀血がある．どのような治療を行えばよいか．

　　A. 補気　　B. 理気　　C. 行気　　D. 降気　　E. すべて

解答　D

14 脾虚により下痢がある．慢性化すると咳嗽と痰を認める．どのような治療をすればよいか．

　　A. 肺気を補う　　B. 宣肺化痰　　C. 降肺止咳
　　D. 健脾燥湿　　E. すべて行う

解答　D

II　当てはまる言葉を書きなさい．

1 心陽が不足している場合の治療原則はどれか．語群から選べ．

解答　E

2 心脈瘀阻の治療原則はどれか．語群から選べ．

解答　B

3 心火亢盛の治療原則はどれか．語群から選べ．

解答　C

　　A. 補養心血　　B. 活血化瘀　　C. 清心瀉火
　　D. 補養心気　　E. 補益心陽

4 健脾利水の法に適当なものはどれか．語群から選べ．

解答　A

5 益気昇提の法に適当なものはどれか．語群から選べ．

解答　C

　　A. 脾虚水腫　　B. 脾虚湿阻　　C. 脾気下陥
　　D. 脾不統血　　E. 脾虚帯下

6 肝陽上亢で化風が起きている．適当なものはどれか．語群から選べ．

解答　E

7 肝陰不足に適当なものはどれか．語群から選べ．

解答　C

　　A. 疏肝理気　　B. 補養肝血
　　C. 滋養肝陰　　D. 清降肝火
　　E. 滋養肝腎，平肝熄風潜陽

8 陰虚陽亢の病証に対する治療原則はどれか．語群から選べ．

解答　C

9 陰偏衰の病証に対する治療原則はどれか．語群から選べ．

A．寒なるものには熱　　B．熱なるものには寒
C．陽病は陰を治す　　　D．陰病は陽を治す
E．陽の中に陰を求めて治す

解答　C

10 気閉するものに対する治療方法はどれか．語群から選べ．

解答　B

11 脾気下陥のものに対する治療方法はどれか．語群から選べ．

A．行気して鬱を開く　　B．竅を開いて閉を通す
C．和胃して降逆する　　D．気を益して脱を固める
E．気を益して昇提する

解答　E

12 健脾による止血に対して適当なものはどれか．語群から選べ．

解答　C

13 健脾による止帯に対して適当なものはどれか．語群から選べ．

A．脾虚帯下　B．脾気の下陥　C．脾不統血
D．脾虚水腫　E．脾陰虚

解答　A

Ⅲ 該当するものを二つ選びなさい．

1 "熱をもって熱を治す" という方法を使うのに適当なのはどれか．

A．真熱仮寒証　　　　B．真寒仮熱証
C．陽熱が偏盛している　D．裏熱が盛んで仮陰象が出ている
E．陰寒内盛で格陽の象が出ている

解答　B・E

2 "寒をもって寒を治す" という方法を使うのに適当なのはどれか．

A．陰寒偏盛証　B．裏熱が盛んで格陰の象が出ている
C．真熱仮寒証　D．陰寒内盛で格陽の象が出ている
E．真寒仮熱証

Wang Point
本証と標証を見極めることが大切です．

解答　B・C

3 "塞因塞用" で発生する症状はどれか．

A．大便が粘滞でさっぱりしない
B．少腹脹満で疼痛がある
C．腹脹で硬く満ちたまま減らない
D．脾気虚による運化無力

E. 腹部脹満であるが時々減る

解答　D・E

4 "通因通用"で発生する症状はどれか．

A. 頻尿，熱痛　　B. 腎陽虚　　C. 膀胱湿熱
D. 頻尿で長い　　E. 夜間尿が多い，遺尿がある

Wang Point
通じやすくさせます．

解答　A・C

Ⅳ 当てはまるものすべてを答えなさい．

1 標と本は一つの相対的な概念で，いろいろな意味を含むが，一般的にどの概念か．

A. 標本兼治
B. 先に治本，後に治標
C. 緩則治其本（緩なればその本を治す）
D. 先に治標，後に治本
E. 急則治其標（急なればその標を治す）

解答　A・C・E

知っておこう！
治則と
標本緩急

1　標は現象

▶▶▶ 急則治其標（急なればその標を治す）
『素問』標本病伝論篇
　先熱而後生中満者治其標．…先病而後生中満者，治其標，大小不利，治其標．
　（先に熱病を患い，その後に中満が生じた場合には，その中満という標病を先ず治療します．…先に病を患い，その後に中満を生じた場合には，先ず，中満という標病を治療します．また大小便が不通の場合には，先ずその標病を治療します．）

2　本は本質

▶▶▶ 緩則治其本（緩なればその本を治す）
『素問』標本病伝論篇
　先病而後逆者治其本．
　（ある病を先に患っており，その後に気血が逆乱して不和となっているものに対しては，その本病を治療します．）

3　標本同治

▶▶▶ 標と本を同時に治療する原則
『素問』標本病伝論篇
　知標本者，万挙万当．不知標本，是謂妄行．
　（標と本とにおける軽重と緩急との関係がわかると，すべてうまく治療することができるようになるのです．しかし標本を知らなければ盲目的な治療となっ

> てしまいます.)
> 『素問』標本病伝論篇
> 　病有標本，刺有逆従，…（病には標本があり，刺法には逆治，従治の区別…）

2 "因人制宜"（人によって制定する）とは，何を指しているか.

　A．患者の体質　　B．患者の仕事内容　　C．患者の年齢
　D．患者の性別　　E．飲食の状態

解答　A・C・D

🌓 **Wang Point**
臨床上の失敗とならないようにしましょう.
『素問』徴四失論篇
不適貧富貴賤之居，坐之薄厚，形之寒温，不適飲食之宜，不別人之勇怯…
（貧富貴賤ごとの様々な生活を分かたず，居住環境の好し悪しを理解せず，身体が寒か温かに注意を払わず，飲食上の禁忌を考慮せず，勇怯の性情区別せず，分類弁別する方法を応用して分析しない.）

3 "因時制宜"（時によって制定する）とは，何を指しているか.

　A．夏に温熱を加えるときには慎重に行う
　B．冬に寒涼を加えるときには慎重に行う
　C．暑邪の病のときには，暑を解いて湿を化する
　D．秋に外感を受けたときには発散させる
　E．冬は温かいものを食べるとよい

解答　A・B・C・E

🌓 **Wang Point**
その時々の環境の変化に対応していきます.
『素問』異法方宜論篇
一病而治各不同…（同じ病気に対して各種の異なる治療方法がある.）
地勢使然也.（それは地理，形勢の相違によって，治療方法にも各々ふさわしいものがあるからです.）

4 養生の原則を確立するためには何が必要であるか.

　A．発病条件と発病原因の研究
　B．人体の生長と老化という生命規律の研究
　C．疾病予防の実践
　D．老化現象のメカニズムに対する認識を深める
　E．養生法に基づく抗老化現象の研究

解答　A〜E

5 薬膳の特徴はどれか.

　A．主に薬を食材に使う　　B．弁証により膳を施す
　C．薬食の結合　　　　　　D．因人制宜
　E．因時制宜

解答　B・C・D・E

5 防治原則

6 治則を確立する前提条件とは何か.

A. 現実に出ている症状だけにしぼって考える
B. 病因と病位を明らかにする
C. 疾病の性質を明らかにする
D. 発病の過程を明らかにする
E. 正邪の闘争と盛衰を明らかにする

解答　B・C・D・E

7 "虚すれば補う"という方法に基づいているものはどれか.

A. 陽熱を瀉して清し，陽気が流れるようにする
B. 水の流れを正し，陽を制する　　C. 滋陰をしながら扶陽する
D. 陽熱を瀉して消す　　E. 回陽救逆，引火帰原

解答　C・E

8 "未病を治す"という方法に基づいているものはどれか.

A. 弁証をして原因を追求する
B. 因時制宜
C. 未病先防（未病を先に予防する）
D. 既病防変（すでに発生している病を予防し変える）
E. 弁証論治を必ず行う

解答　C・D

9 "未病を治す"という内容のものはどれか.

A. 急すればその標を治す
B. ストレスを溜めず，精神のコントロールを行う
C. 病の根本を求めて治す
D. 肉体的な強化鍛練をする
E. 生活環境を整える

解答　B・D・E

V ○×で答えなさい.

1 邪気は根本，正気は標にある.

解答　×

2 補益をして閉塞不通の病証を治療することは，治法上具体的な方法の一つである

解答　○

3 複雑で変化の多い病証の中で，急則治其本（急であればその本を治す）あるいは緩則治其標（緩なればその標を治す）が原則である.

解答　×

4	標本が同時に出現している場合，急を要しない場合には"緩則治本"を用いるのが原則である．	解答 ×
5	袪邪をする目的は扶正である．	解答 ×
6	"三因制宜"とは，病因がいろいろ考えられるときにとりあえず用いられる治療法則である．	解答 ×
7	"三因制宜"とは，季節，体質，地域，性別，年齢など患者によって違いがあるので，適宜，治療方法を決めなさいという意味である．	解答 ○
8	正虚邪実の場合，重症でない場合には先に補い，後で瀉する．	解答 ×
9	もともと病があって，後から違う症状が出た場合，先の病を本とし，後の病を標とする．	

☯ **Wang Point**
邪気がある場合に補法を行うと，かえって邪気を助けます．

解答 ○

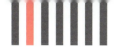

6 経絡

A. 基礎理論に関係のある用語

本章で学ぶ内容

経絡は体内と体表の連絡通路です．気血津液を運んで全身の筋，骨，肌，目，鼻，耳，気道などを養います．それは列車の環状線（経絡）を例にすることができるでしょう．五蔵六府で化生された気血津液という荷物は全身に運ばれていきます．そこで必要により駅（経穴）で荷物を降ろしたり，荷物を積んだりして目的地にまで向かい，物資である気・血・津液・精を送り届けることにより人体が養われているのです．

したがって全身の経絡の流れ方を理解することは，気血津液の供給源となる五蔵六府の働きと，輸送ルートである経絡周辺の変化を通じて，どこに何が送られ，不足と過剰を判断し，信号を体表上に送るといったシステムが人体には組み込まれているのです．先人はこの経絡を河川の流れと捉え，流れに閉塞が生じると様々な症状を引き起こされると考えました．本来，経穴名の由来は経絡を河川の流れと同じように解釈を加えたものや，人体解剖による形態的な特徴，生理的な活動によるものなどにより命名されています．まとまった著作として『鍼灸甲乙経』『十四経発揮』『鍼灸銅人図』などが挙げられます．

知っておこう！ 経絡の構成

経絡は体内で蔵府とつながる体内経脈と，そこより枝分かれしている絡脈，孫脈よりなります．

▶▶▶ 経　脈
　　①十二経脈（正経）・蔵府と連結　・三陰三陽
　　②奇経八脈　・正経に属さない側道的な役割
　　③十二経別　・正経より分かれて流れる脈

▶▶▶ 絡　脈
　　①十五別絡（大絡）
　　②絡脈（狭義）浮絡

> ③孫絡
> ▶▶▶ 十二経筋，十二皮部
> 『霊枢』経水篇
> 　経脈十二者，外合於十二経水，而内属於五蔵六府．
> 　（十二経脈は，外は十二経水に合して，内は五蔵六府に属します．）

Ⅰ　該当するものを一つ選びなさい．

1　経絡系統中で蔵府と直接連絡しているのはどれか．
　　A．十二経脈　　B．十二経筋　　C．十五別絡
　　D．十二経別　　E．奇経八脈

解答　A

2　経絡中"内は蔵府に属し，外は四肢関節につながる"のはどれか．
　　A．別絡　　B．奇経　　C．正経　　D．経筋　　E．経別

解答　C

3　四肢百骸に連絡し，関節運動作用を主るのはどれか．
　　A．別絡　　B．経脈　　C．皮部　　D．経筋　　E．経別

解答　D

4　四肢に分かれて体内蔵府の深部を循行し，上は頸項浅部に出るのはどれか．
　　A．陰維脈　　B．陽蹻脈　　C．足三陰経　　D．経別　　E．浮絡

解答　D

5　"溢奇邪"（奇邪を溢し）"通栄衛"（栄衛を通す）作用があるのはどれか．
　　A．浮絡　　B．孫絡　　C．別絡　　D．経筋　　E．奇経

解答　B

6　一定の起始と停止を有し，その循行路が接合するものはどれか．
　　A．正経　　B．奇経　　C．孫絡　　D．浮絡　　E．十五別絡

解答　A

7　十二経脈の気の動きと筋肉，関節と関係するのはどれか．
　　A．十五別絡　　B．十二経別　　C．十二経筋
　　D．十二皮部　　E．奇経八脈

解答　C

8 十二経脈の気血を調節し，奇恒の府との間で主な関係にあるものはどれか．

　　A．経別　　B．奇経　　C．正経　　D．別絡　　E．皮部

解答　B

知っておこう！ 経絡の機能

1　生理的な機能
①気血を運んで栄養する働き
②体内の蔵府と体表また五官をつなぐ働き
③全身の発育と成長を促す働き

2　病理的な機能
①外邪や体内で発生した病理産物の通路となる．
②蔵府に発生した疾病の情報を経絡に伝え体外に連絡する．

3　病態を信号にして送る機能
①特定な経絡に反応点として現れる．
②四診の際に情報を得る．

　『素問』通評虚実論篇
　　経絡皆実，是寸脈急而尺緩也．
　　（経と絡がともに実というのは，寸口の脈が急で尺膚が弛緩していることを示します．）

　『素問』通評虚実論篇
　　絡気不足，経気有余者，脈口熱而尺寒也．
　　（絡気の不足で経気が有余であるというのは，寸口の脈が滑で尺膚が冷たいことを示します．）

9 十二経脈の機能が体表に反映するところはどれか．

　　A．浮絡　　B．孫絡　　C．経筋　　D．別絡　　E．皮部

解答　E

Wang Point　最も表面に出現する反応部位です．
『素問』皮部論篇
欲知皮部，以経脈為紀者，諸経皆然．
（皮膚の部分について知ろうとするなら，経脈の循行部位をその手がかりとします．どの経もみんなそうです．）

10 正経とは別に法則性を持たない経はどれか．

　　A．十二経別　　B．十二経筋　　C．十二皮部
　　D．奇経八脈　　E．十五別絡

解答　D

☯ **Wang Point** 経絡の側道とも呼ばれています．
　　　　　　『難経』二十七難
　　　　　　脈有奇経八脈者，不拘於十二経，…
　　　　　　（経脈に奇経八脈あり，十二経には属さないが…）

11 肝の経脈名はどれか．

　　A．足の陽明経　　B．足の太陰経　　C．足の厥陰経
　　D．足の少陰経　　E．足の太陽経

　　解答　　C

12 腎の経脈名はどれか．

　　A．足の陽明経　　B．足の太陰経　　C．足の厥陰経
　　D．足の少陰経　　E．足の太陽経

　　解答　　D

知っておこう！
十二経の走行

①十二経の出発点は中焦より始まります．
②肺経より陽明大腸経へと順次巡ります．

　『霊枢』経脈篇
　　肺手太陰之脈，起於中焦，下絡大腸…
　　（手の太陰肺経は，中焦より起こり，下に向かって大腸を絡い…）
　『霊枢』営気篇
　　営気之道，内穀為宝．穀入於胃，乃伝之肺…故気従太陰出，注手陽明，上行注陽明
　　（営気は全身を運行し，飲食物を摂取することを最も貴重とする．飲食物は胃に入った後で肺に運ばれ…営気の運行は手の太陰肺経から始まり，手の陽明大腸経に流注し，上行して足の陽明胃経に注ぐ…）

知っておこう！
経絡の長さ

①手足の六陰六陽と任脈，督脈，蹻脈などには長さがあり合計すると十六丈二尺に達する．
②手の六陰が短く，六陽経が長い．

　『霊枢』脈度篇
　　手之六陽，従手至頭，長五尺五六三丈．…手之六陰，従手至胸中，三尺五寸，三六一丈八尺…
　　（手の六陽経脈は，手から頭部に至り，各々の長さは五尺ですから，五×六で合計三丈となります．手の六陰経脈は手から胸中に至り，各々の長さは三尺五寸ですから，三×六が一丈八尺…）

知っておこう！ 脈気の循環速度

① 太陽が二十八宿の間を周行する状況を引用．
② 一呼吸の間に六寸行き，二百七十回呼吸すると十六丈二尺行き，これが人体の経脈を一巡したことになります．

> 『霊枢』五十営篇
> 天周二十八宿，宿三十六分．…左右，前後二十八脈，周身十六丈二尺，以応二十八宿…
> （天空の一週には，恒星二十八宿があり，各星座は三十六分の分度を持っているので…，経脈は上下，左右，前後に計二十八宿があり，その長さの計は十六丈二尺で，天の二十八宿に対応しております．）

知っておこう！ 経脈の深浅

経脈に対する深さについて認識する．

> 『霊枢』経水篇
> 足陽明，五蔵六府之海也，其之脈大血多，気盛熱壮，刺此者，不深弗散，不留不写也．
> （足の陽明胃経は，五蔵六府の気血の源となる「海」ですから，その経脈は最大で，気血も多く，発熱すれば熱の勢いは必ず盛んです．それで深く刺さないと邪気を発散させることができません．）

知っておこう！ 気血の量

経絡により気血の量には違いがあります．

> 『素問』血気形志篇
> 夫人之常数，太陽常多血少気．少陽常少血多気…
> （人体の気血には多少あるが，その正常な数量は…，太陽経は常に血が多く気が少ない…）

---

13 手の太陽経に所属する蔵府はどれか．

A. 胆　B. 胃　C. 三焦　D. 小腸　E. 大腸

解答　D

☯ **Wang Point**　『霊枢』経脈篇
小腸手太陽之脈，起於小指之端…．（手の太陽小腸経は手の小指の先端より起こり…）

14 足の太陰経に所属する蔵府はどれか．

A. 胃　B. 肝　C. 脾　D. 胆　E. 腎

解答　C

☯ **Wang Point**　『霊枢』経脈篇
脾足太陰之脈，起於大趾之端…．（足の太陰脾経は，足の第一趾の先端より起こり，…）

15 足の太陽経に連絡している蔵府はどれか．

A．肝　B．腎　C．心　D．脾　E．肺

解答　B

☯ **Wang Point**　『霊枢』経脈篇
腎足少陰之脈，…属腎，絡膀胱．（足の少陰腎経は，…腎に属し，膀胱と連絡します．）

16 足の厥陰経に所属している蔵府はどれか．

A．肝　B．腎　C．心　D．脾　E．肺

解答　A

☯ **Wang Point**　『霊枢』経脈篇
肝足厥陰之脈，起於大趾叢毛之際…．
（足の厥陰肝経は，足の大趾の爪の甲の後ろ叢毛の辺縁に起こり…．）

17 足の陽明経に所属している蔵府はどれか．

A．胆　B．膀胱　C．小腸　D．胃　E．大腸

解答　D

☯ **Wang Point**　『霊枢』経脈篇　**胃足陽明之脈，起於鼻之交…．**（足の陽明胃経は，鼻の傍らに起こり…．）

18 足の少陽経に連絡している蔵府はどれか．

A．肝　B．心　C．脾　D．肺　E．腎

解答　A

☯ **Wang Point**　『霊枢』経脈篇
肝足厥陰之脈，…属肝，絡胆…．（足の厥陰肝経の脈は，…肝に属し，胆に連絡します．…）

19 胸腔を走行し，手指末端へ循行する経脈はどれか．

A．心，肝，腎経　　B．胆，胃，三焦経
C．心，肺，心包経　D．心，胆，小腸経
E．肺，脾，胆経

解答　C

20 手指末端から顔面部へ循行する経脈はどれか．

A．小腸，三焦，胃経　　B．胆，大腸，三焦経
C．大腸，小腸，三焦経　D．心，脾，胆経
E．胃，大腸，胆経

解答　C

21 顔面部より足趾末端へ循行する経脈はどれか．

A．腎，膀胱，胆経　B．胃，大腸，胆経　C．脾，胃，肝経
D．肝，胆，腎経　　E．胆，胃，膀胱経

解答　E

22 足趾末端から腹腔と胸腔を走行する経脈はどれか.

A. 肝, 胆, 腎経　　B. 肝, 脾, 胃経　　C. 腎, 膀胱, 胃経
D. 脾, 胃, 腎経　　E. 脾, 肝, 腎経

解答　E

23 顔面部や前額部に分布する経脈はどれか.

A. 陽明経　　B. 太陽経　　C. 少陽経　　D. 厥陰経　　E. 少陰経

解答　A

24 顔面部, 頬部, 頭頂部, 後頭部に分布する経脈はどれか.

A. 陽明経　　B. 太陽経　　C. 少陰経　　D. 太陰経　　E. 少陽経

解答　B

☯ Wang Point

『霊枢』経脈篇
膀胱足太陽之脈, 起於目内眥, 上額交巓. 其支者, 従巓至上角. …
(足の太陽膀胱経は, 目頭からに起こり, 額に上がり, 頭頂に交会する. その枝脈は, 頭頂より耳の上の角に至る. …)

25 頭面部から側頭部に分布している経脈はどれか.

A. 少陽経　　B. 少陰経　　C. 陽明経　　D. 太陽経　　E. 太陰経

解答　A

26 十二経脈の循行において, 経脈が頭面部にまで上がらないのはどれか.

A. 大腸経, 小腸経　　B. 肺経, 心包経　　C. 心経, 脾経
D. 小腸経, 腎経　　E. 肝経, 膀胱経

解答　B

27 "頭は諸陽の会するところ"といわれる由来はどれか.

A. "陽脈の海"である督脈が上行して脳に入るから
B. 手足三陽経が頭面部で交差するから
C. 陰経と表裏をなす陽経が気血を脳に送っているから
D. 五蔵六府の精気が集まるところだから
E. 頭部は上部にあり, 陽経が分布しているから

解答　B

☯ Wang Point

手足三陽と督脈が上行し頭に行く. 足厥陰経と任脈も頭に達します. 陽明経と任脈は頭の全面や顔面に循行し, 太陽経と督脈は頭の後ろ, 少陽経は頭の両側, 足厥陰肝経は目と連係して頭頂部で交じり合います.

28 表裏関係にあるのはどれか.

A. 足少陰経と足陽明経　　B. 足厥陰経と足少陽経
C. 手太陰経と手少陽経　　D. 足太陰経と足太陽経

☯ Wang Point

蔵府の関係を考えます.

E. 手少陰経と手陽明経

解答　B

29 足の陽明経と表裏関係にあるのはどれか．

A. 足少陰経　　B. 足少陽経　　C. 足太陰経
D. 足厥陰経　　E. 足太陽経

解答　C

30 十二経脈の気血流注のルートはどれか．

A. 体の上下を貫いて流れる　　B. 体の左右を貫いて流れる
C. 直線状に流れる　　　　　　D. 手足を貫いて流れる
E. 全身を循環して流れる

解答　E

🔵 Wang Point　『霊枢』営衛生会篇
　　陰陽相関，如環無端．（陰と陽を互いに貫通し，ちょうど環と同じようで，起点も終点も無い．）

31 蔵府には基本的に連ならない経絡はどれか．

A. 帯脈　　B. 任脈　　C. 衝脈　　D. 督脈　　E. 陽維脈

解答　A

32 縦に走行する諸経を束ねている経脈はどれか．

A. 督脈　　B. 任脈　　C. 帯脈　　D. 陰維脈　　E. 陽維脈

解答　C

🔵 Wang Point

帯とは"束"のことです．諸脈をすべて調和させます．
『難経』二十八難
帯脈者，起於季脇，回身一周．（帯脈は胸腹両側の季脇部に起こり，腰を一周する．）

33 表裏の関係がある経脈はどれか．

A. 手太陽経と手少陰経　　B. 足陽明経と足少陰経
C. 衝脈と任脈　　　　　　D. 陰蹻脈と陽蹻脈
E. 陽維脈と陰維脈

解答　A

34 十二経の気血循環で足の厥陰肝経の終わりと接合する経脈はどれか．

A. 足少陽胆経　　B. 手厥陰心包経　　C. 手少陽三焦経
D. 手太陰肺経　　E. 足少陰腎経

解答　D

> **Wang Point** 『霊枢』経脈篇
> 肝足厥陰之脈，…復従肝別，貫膈，上注肺．
> （足の厥陰肝経は，…また，もう一つの支脈は，肝より別れて横隔膜を貫き，肺の中に注ぐ．）

35 十二経脈中で多気多血の経脈はどれか．

A．手足少陽経　　B．手足少陰経　　C．手足太陽経
D．手足太陰経　　E．手足陽明経

解答　E

> **Wang Point** 『霊枢』経水篇
> 十二経之多血少気，与其少血多気，与其皆多血気，与其皆多血気，与其皆少血気，…
> （十二経脈の多血少気と，その少血多気と，その皆血気多きと，その皆血気多きと，その皆血気少きと…．）

36 手の太陽経の起始部と接合する経脈はどこか．

A．足太陽経　　B．手厥陰経　　C．手太陰経
D．手少陰経　　E．足少陰経

解答　D

> **Wang Point** 『霊枢』経脈篇
> 心手少陰之脈，起於心中，出属心系，下膈，絡小腸．
> （手の少陰心経は，心中に起こり，出でて心系に属す，横隔膜を下って，小腸絡う．）

37 手太陰肺経はどこから起こるか．

A．心中　　B．肺中　　C．胸中　　D．中焦　　E．大腸

解答　D

> **Wang Point** なぜ経絡は肺経より出発するのかを考えよう．
> ①まずは脾胃（中焦）で気血が作られます．
> ②脾胃の昇清作用により肺に運ばれます．
> ③肺は粛降の働きで気血を全身に供給します．

38 十二経脈中で経が体表循行上最も長く，通過する経穴が多いのはどれか．

A．足陽明胃経　　B．足太陽膀胱経　　C．足厥陰肝経
D．足少陽胆経　　E．足少陰腎経

解答　D

39 口唇をまとう経脈はどれか．

A．心，脾，肝，胃　　B．胃，肝，衝，任
C．腎，任，胆，衝　　D．脾，肝，衝，任
E．肝，胆，胃，衝

解答　B

40 下歯に入る経脈はどれか．

A．足陽明経　　B．手陽明経　　C．足少陽経

D. 手太陽経　　E. 足少陰経

解答　B

🌓 Wang Point　『霊枢』経脈篇
　　大腸手陽明之脈，…貫頰，…入下歯中，（手の陽明大腸経は…頰を通過して，下歯齦に入り，…）

41 上歯に入る経脈はどれか．

A. 足少陰経　　B. 手陽明経　　C. 足陽明経
D. 足少陽経　　E. 足太陰経

解答　C

🌓 Wang Point　『霊枢』経脈篇
　　胃足陽明之脈，…入上歯中…（足の陽明胃経は…上歯齦に入り…）

42 手三陽経と足三陽経の出会う場所はどこか．

A. 百会　　B. 関元　　C. 大杼　　D. 印堂　　E. 神庭

解答　A

🌓 Wang Point　諸陽の会と称されている所です．

43 前額部に頭痛がある．異常を推定される経絡はどれか．

A. 少陽経　　B. 陽明経　　C. 太陽経　　D. 厥陰経　　E. 督脈

解答　B

44 十二経脈の気血の循環で誤っているのはどれか．

A. 手太陰経→手陽明経→足陽明経
B. 足陽明経→足少陽経→足厥陰経
C. 手厥陰経→手少陽経→足少陽経
D. 足少陽経→足厥陰経→手太陰経
E. 足太陽経→手少陰経→手太陰経

解答　B

45 十二経脈の気血が旺盛なときに注ぐところはどこか．

A. 浮絡　　B. 督脈　　C. 奇経　　D. 別絡　　E. 経別

解答　C

🌓 Wang Point　『十四経発揮』奇経八脈篇
　　…其諸経満溢，則流入奇経焉….
　　（…その諸々の経が満ちて溢れば，すぐに奇経に流れ注がれます．）

46 腹部正中線を走行する経脈はどれか．

A. 脾経　　B. 胃経　　C. 督脈　　D. 任脈　　E. 心経

解答　D

🌓 Wang Point　『素問』骨空論篇　任脈者，起於中極之下，…（任脈は中極の下より起こる…）

47 月経と関係が深い奇経はどれか．

 A. 衝脈，任脈　　B. 陰維脈，陽維脈　　C. 衝脈，督脈
 D. 任脈，帯脈　　E. 陽蹻脈，陰蹻脈

 解答　A

 ☯ Wang Point　『霊枢』五音五味篇　衝脈，任脈皆起於胞中…（衝脈，任脈はみな胞中より起こり…）

48 十二経脈中，喉をまとって舌をはさむのはどれか．

 A. 手太陰肺経　　B. 足陽明胃経　　C. 足少陰腎経
 D. 足厥陰肝経　　E. 足太陰脾経

 解答　C

 ☯ Wang Point　『霊枢』経脈篇
 　　腎足少陰之脈，…入肺中，循喉嚨，挟舌本．
 　　（足の少陰腎経は…肺に入り喉に沿って舌根を挟む．）

49 奇経八脈中，任脈は咽喉部でどの脈と交会するか．

 A. 陰維脈　　B. 陽維脈　　C. 陰蹻脈　　D. 督脈　　E. 衝脈

 解答　A

 ☯ Wang Point　維とは"維持"（よくたもつ，つなぐ）のこと．他の循環ルート（諸脈）をつなぐ脈のことである．

50 奇経八脈中で，脳，髄，腎と密接な関係にあるのはどれか．

 A. 帯脈　　B. 衝脈　　C. 任脈　　D. 督脈　　E. 陰維脈

 解答　C

51 奇経八脈中で，"一身は左右の陰陽を主る"のはどれか．

 A. 任脈　　B. 帯脈　　C. 督脈
 D. 陽蹻脈，陰蹻脈　　E. 陰維脈，陽維脈

 解答　D

52 "胞胎を主る"のはどの経脈か．

 A. 衝脈　　B. 帯脈　　C. 陽蹻脈　　D. 督脈　　E. 任脈

 解答　E

 ☯ Wang Point　滑伯仁は「任とは妊（はらむ）ことだ．腹部の正中線にあり婦人養生の根本で奇経の一つである．」

53 眼目を滋養し，眼瞼の開閉と下肢の運動機能を主る経脈はどこか．

 A. 胃経　　B. 腎経　　C. 陽蹻脈，陰蹻脈
 D. 脾経　　E. 肝経

 解答　C

 ☯ Wang Point　楊玄操は「蹻とは捷疾（はやい）のこと．ゆえに人の走行の機能と足を動かす要点のルート」

54 全身の細小絡脈を導く作用を持つのはどれか.

　　A. 別絡　　B. 浮絡　　C. 経別　　D. 奇経　　E. 正経

解答　A

Ⅱ　該当するものを二つ選びなさい.

1 足陽明経に属し，絡する蔵府はどれか.

　　A. 腎　　B. 膀胱　　C. 三焦　　D. 脾　　E. 胃

解答　D・E

🌓 Wang Point 　『霊枢』経脈篇
　　　　　　　胃足陽明之脈, 属胃, 絡脾. （足の陽明胃経は, 胃に属し, 脾絡う.）

2 十二経筋の持つ意義は何か.

　　A. 十二経脈の機能は体表部に反映する
　　B. 表裏関係にある経絡の間を体表部で連絡している
　　C. 四肢百骸と連絡し，関節運動を促す
　　D. 十二経脈の比較的に大きな支脈である
　　E. 十二経脈の気の動き（結，聚，散，絡）と，筋や関節運動との連絡を持つ

解答　C・E

🌓 Wang Point 　『霊枢』本蔵篇
　　　　　　　経脈者, 所以行血気而営陰陽, 濡筋骨, 利関節者也.
　　　　　　　（経脈は血気を行りて陰陽を営り筋骨を濡し関節を利する所以の者なり.／経脈は, 気血が通降する通路であり, 身体の内部と外部に気血を往復運行させ, 筋骨を潤し, 関節の働きを滑らかにします.）

3 手太陽経脈に属し，絡する蔵府はどれか.

　　A. 小腸　　B. 肺　　C. 心　　D. 胆　　E. 三焦

解答　A・C

🌓 Wang Point 　『霊枢』経脈篇
　　　　　　　小腸手太陽之脈, …入缺盆, 絡心, …属小腸.
　　　　　　　（手の太陽小腸経は…缺盆に入り, 心と連絡して, …小腸に属します.）

4 胸中で接続している経脈はどれか.

　　A. 足厥陰肝経　　B. 足少陽胆経　　C. 手少陰心経
　　D. 足少陰腎経　　E. 手厥陰心包経

解答　D・E

🌓 Wang Point 　『霊枢』経脈篇
　　　　　　　腎足少陰之脈, …其支者, 従肺出絡心, 注胸中.
　　　　　　　（足の少陰腎経は, …その支者は, 肺より出て心に連絡し, 胸中に注ぐ.）

5 心中で接続している経脈はどれか.

   A. 足陽明胃経　　B. 足太陰脾経　　C. 手少陰心経
   D. 手太陽小腸経　E. 手陽明大腸経

解答　B・C

Wang Point　『霊枢』経脈篇
脾足太陰之脈，…其支脈，復従胃別上膈，注心中.
(足の太陰脾経は，…その支脈は，胃より別れ出て横隔膜に上がり，心中に注ぐ.)

6 肺中で接続している経脈はどれか.

   A. 足少陽胆経　　B. 足少陰腎経　　C. 足厥陰肝経
   D. 手太陰肺経　　E. 手陽明大腸経

解答　C・D

Wang Point　『霊枢』経脈篇
腎足少陰之脈，…従腎上貫肝膈，入肺中….
(足の少陰腎経は，腎より上行して肝に至り，…横隔膜を通過して，肺の中に入り….)

7 "頭は諸陽の会" の意味はどれか.

   A. 督脈が上行して頭頂に行くこと
   B. 清陽の出るところだから
   C. 手三陽経が頭部に至ること
   D. 足三陽経が頭部より始まること
   E. 陽気が集まるのが頭部であるから

解答　C・D

III ○×で答えなさい.

1 経絡系統は十二経脈，奇経八脈，絡脈から成り立っている.　解答 ×

2 多くの経脈は体の深部を循行する一定の循行経路を持っている.　解答 ○

3 経脈は大きく正経と奇経の二つに分類される.　解答 ○

4 絡脈は経脈の分支で，多くは浅い部位を循行する.　解答 ○

5 十二経脈は人体の左右対称に分布し循行する.　解答 ○

6 手三陰経は手から頭に走り，足の三陽経と交わる.　解答 ×

7 十二経脈中，手足の三陽経は頭面部で交わる.　解答 ○

8	十二経脈中，手足の三陰経は胸腹部で交わる．	解答 ◯
9	頭面部には陰経が分布しないため"頭は諸陽の会"とされている．	解答 ×
10	手の太陰肺経は中焦から起こり，大腸に絡し，肺に属す．	解答 ◯
11	奇経は，十二経脈のように，それぞれ所属する蔵府を持っている．	解答 ×
12	奇経と奇恒の府は密接な関係にある．	解答 ◯
13	足三陰経は腹部より胸部に至り，手の三陽経と交わる．	解答 ×
14	"任は胞胎を主る"といわれるのは，任脈は胞中より起こり，婦女の妊娠と関係するためである．	解答 ◯
15	十二経筋は十二経脈に連絡し，筋肉の経絡に属するために体の深部を循行する．	解答 ◯
16	経絡には病邪の状態が反映する．	解答 ◯
17	前額部の頭痛は太陽経と関係がある．	解答 ×
18	すべての経絡は陰陽の平衡を保つために協調しあっている．	解答 ◯
19	十二経別は四肢から起こり，蔵府を深部循行し，上は頸項の浅部に出る．	解答 ◯
20	経筋と皮部は十二経脈と筋肉が体表で連絡するところである．	解答 ◯
21	手陽明大腸経と足陽明胃経は鼻翼外方で接続する．	解答 ◯
22	足太陰脾経の分支は心中に入り，手少陰心経と交わる．	解答 ◯
23	手太陰肺経は中府穴から起こる． 💡ヒント　体内流注を考えるとよい．	解答 ×
24	衝脈と任脈は女子の生殖機能と関係する．	解答 ◯
25	帯脈は胞中より起こり，婦人の帯下を主る．	解答 ◯

26 十二経筋は十二経脈のコントロールを受ける．　　　解答 ○

Ⅳ　当てはまるものすべてを答えなさい．

1 経脈に属するのはどれか．

　　A．奇経八脈　　B．十二経脈　　C．十二皮部
　　D．十二経筋　　E．十二経別

解答　A・B・E

> **知っておこう!**
> **奇経八脈の働き**
>
> 1　奇経八脈の作用
> ▶▶▶ 経絡間の連係を維持しています．
> ①督脈　　・陽経が集まる陽気と真気，元気を総督します．
> ②任脈　　・陰経を調節，妊娠と関わる．
> ③衝脈　　・胞中より起こります．
> 　　　　　・五蔵六府，十二経と密接な関係
> ④帯脈　　・諸経を束ねて統括します．
> ⑤陰蹻脈，陽蹻脈　・下肢と体幹の両側の陰陽を調節
> 　　　　　　　　　・下肢の内外則分布する陰経と陽経を協調させます．
> ⑥陰維脈，陽維脈　・陰経と陽経を連絡
> 　　　　　　　　　・全身の表裏をつかさどっています

2 奇経八脈の作用はどれか．

　　A．全身の絡脈を統率している
　　B．十二経脈の気血をコントロールしている
　　C．肝，腎，脳髄と密接な関係を持っている
　　D．五蔵六府間の関係を強めている
　　E．十二経脈との連携を強めている

解答　A・B・C・E

3 腋窩を走り，出る経脈はどれか．

　　A．手太陰肺経　　B．手太陽小腸経　　C．手少陰心経
　　D．手少陽三焦経　　E．手厥陰心包経

解答　A・C・E

☯ **Wang Point** 『霊枢』経脈篇
　　　　　肺手太陰之脈，…従肺系横出腋下…行少陰心主之前…
　　　　　（手の太陰肺経は，…肺系より横に腋下に走り，…手の少陰心主の前を走り，…）

4 手指末端に向かって走行する経脈はどれか．

　A．手太陰経　　B．手厥陰経　　C．手陽明経
　D．手少陽経　　E．手少陰経

解答　A・B・E

Wang Point

『霊枢』経脈篇
肺手太陰之脈，…出大指之端．（手の太陰肺経は，…拇指の先端に出る．）
心手厥陰心包絡之脈…循中指出其端．（手の厥陰心包経は，…中指を経てそのままその先端に達する．）
心手少陰之脈…循小指之内，出其端．
（手の少陰心経は，…小指の内側に沿って先端に至り．）

5 足趾末端より始まる経脈はどれか．

　A．足陽明経　　B．足少陽経　　C．足太陰経
　D．足少陰経　　E．足厥陰経

解答　C・D・E

Wang Point

『霊枢』経脈篇
脾足太陰之脈，起於大趾之端…（足の太陰脾経は，足の第一趾の先端から起こり…）
腎足少陰之脈，起於小趾之下…（足の少陰腎経は，足の小趾の下から起こり…）
肝足厥陰之脈，起於大趾叢毛之際…（足の厥陰肝経は，足の大趾の爪の甲の後ろの叢毛の辺縁に起こり…）

6 経絡が連携を持つのはどれか．

　A．蔵府と四肢関節の間の連携　　B．蔵府と五官九竅の間の連携
　C．蔵府と蔵府の間の連携　　　　D．六府間の連携
　E．経脈と経脈の間の連携

解答　A・B・C・E

7 膀胱経が循行する部位はどこか．

　A．腰部　B．額部　C．頸部　D．後頭部　E．口唇

解答　A・B・C・D

8 督脈の循行する部位はどこか．

　A．頭頂　B．額部　C．鼻部　D．下顎部　E．喉部

解答　A・B・C・E

9 経絡学説が導く疾病の判断方法として正しいのはどれか．

　A．両脇部の疼痛は肝胆疾患である
　B．缺盆の痛みの多くは肺の病である
　C．前額部の疼痛の多くは陽明経の病である
　D．側頭部痛の多くは少陽経の病である

E. 頭頂部の疼痛の多くは太陽経の病である

解答　A・B・C・D

🔯 Wang Point　十二経脈病証を考えましょう．
『霊枢』経脈篇
是動則病肺脹満…，缺盆中痛，…（是動は肺脹満し，…缺盆が痛い．…）

10 経絡の生理機能はどれか．

A. 気血を通して蔵府組織を滋養する
B. 体の表裏上下を疎通させる
C. 感覚を伝導する
D. 生理機能のバランスをコントロールする
E. 蔵府器官を連絡する

解答　A〜E

11 病理に対する経絡の作用はどれか．

A. 蔵府の病変を五官九竅に反映させる連絡路
B. 病変を他の蔵府に相互に影響を与える連絡路
C. 蔵府の病変を体表のある部位に反映させる連絡路
D. 蔵と府の間の病変を互いに影響を与える連絡路
E. 外邪が表より裏に入る経路

解答　A〜E

12 腹部を循行する経脈はどれか．

A. 足陽明　　B. 足太陰　　C. 足少陰　　D. 任脈　　E. 足厥陰

解答　A〜E

13 蔵府中の"大絡"とはどれか．

A. 脾　　B. 胃　　C. 肺　　D. 肝　　E. 腎

解答　A・B

14 大椎穴を通過する経脈はどれか．

A. 手少陽経　　B. 手陽明経　　C. 手太陽経
D. 足太陽経　　E. 足陽明経

解答　A〜E

V　当てはまる言葉を書きなさい．

1 体表に常に浮いて出現するのはどれか．語群から選べ．

解答　B

| 2 | 表裏関係を連絡しているのはどれか．語群から選べ． | 解答 | C |

| 3 | 人体の上肢に分布していないのはどれか．語群から選べ． | 解答 | E |

A．孫絡　　B．浮絡　　C．別絡
D．正経　　E．奇経

| 4 | 足太陰経に属する蔵府は何か． | 解答 | 脾 |

| 5 | 手少陰経に属する蔵府は何か． | 解答 | 心 |

| 6 | 手少陽経に属する蔵府は何か． | 解答 | 三焦 |

| 7 | "維絡諸陰"（諸々の陰を維絡す）のはどれか． | 解答 | 陰維脈 |

| 8 | 腹面で一身の陰経を担っているのはどれか． | 解答 | 任脈 |

💡ヒント　陽維脈　陰維脈　陽蹻脈　陰蹻脈　任脈

| 9 | 足太陰脾経と手少陰心経が接続するのはどこか． | 解答 | 心中 |

| 10 | 足少陰腎経と手厥陰心包経が接続するのはどこか． | 解答 | 胸中 |

| 11 | 足厥陰肝経と手太陰肺経が接続するのはどこか． | 解答 | 肺中 |

💡ヒント　心中　示指尖端　胸中　肺中　小指尖端

| 12 | 頭頂部で左右の脈が交会するのはどれか．語群から選べ． | 解答 | B |

| 13 | 頭部正中線に沿って頭頂に達するのはどれか．語群から選べ． | 解答 | A |

A．督脈　　　　　B．足厥陰肝経
C．足少陰腎経　　D．足太陽膀胱経
E．手太陽小腸経

| 14 | "血海"と称される経脈は何か． | 解答 | 衝脈 |

| 15 | "十二経脈の海"と称される経脈は何か． | 解答 | 衝脈 |

☯ Wang Point　楊玄操は「衝とは通すことだ．この循環ルートは足から頭に流れている十経の"気血"を通受するので"衝"と名付けられた．」

| 16 | "陰脈の海"と称される経脈は何か． | 解答 | 任脈 |

17 女子の月経と関係する奇経は何か． 解答　衝脈

18 妊娠と関係するのはどの経脈か． 解答　任脈

　　　🌓 Wang Point　『霊枢』五音五味篇
　　　　　衝脈，任脈，皆起於胞中，上循背裏，為経絡之海．
　　　　　（衝脈と任脈はどちらも胞中から起こり，上向して脊柱の裏を循行し，経絡の海になる．）

19 全身の陽経の気血をコントロールするのはどの経脈か． 解答　督脈

　　　💡ヒント　督脈　任脈　陽維脈　衝脈　帯脈

20 縦に走る諸経を束ねている経絡はどれか．語群から選べ． 解答　D

21 十二経脈の気血の作用をコントロールするのはどの奇経か． 解答　E

22 一身の左右の陰陽を主るのはどれか．語群から選べ． 解答　C

　　　　A. 腎陰と腎陽　　　B. 陰維脈と陽維脈
　　　　C. 陰蹻脈と陽蹻脈　D. 帯脈
　　　　E. 衝脈

23 足厥陰の脈とつながっている蔵府はどれか．語群から選べ． 解答　E

24 足少陽の脈とつながっている蔵府はどれか．語群から選べ． 解答　C

25 足太陰の脈とつながっている蔵府はどれか．語群から選べ． 解答　D

　　　　A. 心　B. 胃　C. 胆
　　　　D. 脾　E. 肝

第2章 中医学用語を克服しよう！

B. 四診に関係のある用語

1. 望　　診
2. 聞　　診
3. 問　　診
4. 切　　診

　見る，嗅ぐ，聞く，触れるという中医学の診断方法を四診といいます．
　五行論，気血津液，蔵象論，経絡理論，病因論などの中医学の基礎理論を学習し，八綱，蔵府弁証などを頭の中で構築できるようになれば，次は臨床へと進むためのトレーニングが必要となります．ここで大切なことは，理論と実践を結びつけて弁証を行うことです．その第一歩が四診なのです．
　ここで診断学に進む上で三つの基本原則に従い学びましょう．
①体内を体表より診察する．
②病因を探って弁証する．
③四診を合参する．
　人体内部より送られてくる様々なシグナルを，体表部よりキャッチして，気血津液，蔵府，経絡虚実の変化を観察します．四診は臨床で実際の患者を相手にするために，臨床に遭遇した場合を想定して実習してみてください．現場での基礎知識をこの章でトレーニングします．

【四診の種類】
　古来より四診は患者の病態を知るための方法であり，弁証を組み立てる上でも必要な情報源です．
①望診（ぼうしん）：術者の視覚を通じて病態を診察する方法．
②聞診（ぶんしん）：術者の聴覚や嗅覚を通じて病態を診察する方法．
③問診（もんしん）：患者への問いかけにより病態を診察する方法．
④切診（せっしん）：術者の手指を用いた触覚を通じて病態を診察する方法．

『霊枢』論疾診尺篇
　　従外知内（外から内を知る．）
　　有諸内者，必形諸外（諸々の体内の異常は，必ず形になって外に現れる．）
『医門法律』
　　望聞問切，医之不可缺一．（望聞問切は，医の中では一つも欠けてはいけない．）
『四診抉微』
　　然診有四，在昔神聖相伝，莫不併重．
　　（診は四あり，昔，神聖より伝えによると，すべて同様に重要である．）

四　診

1　診断の基本的な概念

　東洋医学では患者さんの病態を診断する上で，現代医学と同様な診察による診断法があります．"診"とは診察，"察"とは観察して理解することです．また，"断"とは判断し分析をすることです．したがって"診断"とは患者を観察し，問い，触診などの手法を得て調べることで，病状の参考資料を詳しく把握することです．患者さんの病状の本質を知ることで，弁証による識別を行い，証により総合的な判断を作り出します．正確な治療をする前提には必ずより正確な診断がなければなりません．

2　四診を行う上で必要な知識

　四診に対する概念を理解していても，四診が利用できなければ意味はありません．そこで四診の応用に対して，最低限の知識を自己点検してみてください．

　まず四診の目標は，病の発生原因と病証との因果関係を明確にしていくことです．すなわち詳細に分析して証を立て，体表面に出現している症状の裏付けを取ることです．

　次に私たちが学んできた病因論，気血津液，蔵象論，経絡理論などの基礎的な知識を活かして，望診，聞診，問診，切診に結合することです．

　病因により疾病の種類を原因別に区別し，気血津液のどれが不足しているか，どこの蔵府の働きが衰えているか，蔵府と連結している経絡上の反応など，今まで学んだ知識を活かすことで，点と点を一本の線で結び，ひとつひとつの因果関係を明らかにしていくのです．ここで初めて理論中医学より臨床中医学へと成長を遂げるのです．したがって四診が出来るかどうかは中医学の基礎理論の習得が必要不可欠なのです．基礎医学を学んでこそ，臨床現場で活かされることは現代医学とまったく同じです．

3　中医基礎理論と四診

　臨床現場で最も必要な知識は虚証と実証の判断を行えることです．では何をもって判断するか，それが四診なのです．

　まず臨床での第一ポイントは，虚証と実証の疾病の勢いです．しかし，「何が」不足し，「何が」過剰しているかを明らかにしなくてはなりません．そこで気血津液の知識を用いることで気虚，血虚，陰虚，陽虚と「何が不足している」というブラックボックスの中が見えるのです．望診や切診などで十分に確認ができます．

　次に気血津液を製造している蔵府が円滑に営まれているか否か，営まれていない場合には「どこの反応」，「どのような症状」で蔵府の機能低下が起きているかを確認します．

　望診，聞診，問診，切診の四診の所見により，八綱弁証，蔵府弁証を用いて証を導き出します．

それらをカルテ(中医学では診籍,医案,病案と呼ぶ)に記載して,四診漏れがないかを確認します.そして治療原則を立て,補法,瀉法,配穴へと進んでいきます(論治).弁証を組み立てるための病態に対する情報収集が四診なのです.

4 歴代医家らの診断学

時代をタイムスリップさせて古代の中国を見てみましょう.まだ現在のようなきれいな活字が存在しなかった遙か昔,紀元前5世紀の名医扁鵲は"切脈,望色,聴声,写形,言病之所在."(切脈,望色,声を聞き,形態を写し,病気の所在)についてすでに論述していたのです.また,鍼灸医学のバイブルといわれている『黄帝内経』では,診断方法について,望診,望色,聞診,問診,脈診などの内容のみではなく,疾病を診断し,患者さんの生体の内部と外部の素因を結合させて,総合的な検討を加え,さらにその理論より弁証学の形成と発展に対して堅実な基礎を打ち立てました.これは疾患に対して診察法と弁証法を互いに結合させ,診断学の完成を貫いたものでした.

治療学のマニュアル『難経』では四診は神聖で巧みな技のひとつであると論じ,とりわけ脈診方法について重要視し,寸口の脈診法を表しました.これは後世に対して大きい影響を残しました.

後漢時代の張仲景は,漢王朝以前の診療経験,病,脈,症状並びに治療を結合させて,弁証論治の理論を提唱しました.その主な内容は,六経病証に八綱を用いて傷寒を弁証し,蔵府病にも八綱をもって雑病を弁証しました.これは理,法,方,薬が一体となって結合されたものでした.このように時代と共に体系化されていきました.このころ日本では,卑弥呼を中心とした国家の建設が進み,魏の国に遣いを送って,魏との文化交流がなされていました.

後漢末期の華佗は麻酔薬の研究とは別に,診察に対しても深い造詣がありました.その代表著作である『中蔵経』に,証,脈,蔵府,寒熱,虚実,生死順逆の法を論じています.

西晋の王叔和は『脈経』を著し,三部九候,寸口,二十四脈などの脈法が分けて述べられています.後世にこの本は訳されて朝鮮,日本,ヨーロッパなどの地まで伝わりました.

このように診断と弁証は両輪のように活用されることで,中医弁証が臨床で活きてくるのです.

5 「病」と「証」を結合する

中医学は"弁病"と"弁証"に対して,お互いに結びつけることを強調しています.

"弁病"と"弁証"は臨床実践の中で必要な診察法です.臨床で疾患の検討を行うとき,先に弁病し後に弁証を行うか,時には先に弁証し後に弁病を行います."弁病"と"弁証"は互いに結合し,疾病の根本的な矛盾を捉えます.通常の臨床現場で,弁証だけを強調し弁病をないがしろにする.あるいは病名の診断だけを行って弁証を怠るのは中医学的な診断を行う上で適切ではありません.私たちは中医学で述べられている,同病異治の原則に基づいて疾患の発生原因を探って病証を判断し,異なった治療方法を行います.所謂,それぞれの患者さんに最も適した治療方法を組み立てることを重要視しなくてはならないのです.

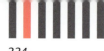

B. 四診に関係のある用語

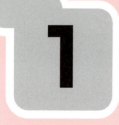

望　　　診

本章で学ぶ内容

治療家の視覚を通じて，患者の顔の色，顔の艶，目つき，表情，動作，姿勢などの変化により病態を知る方法を望診といいます．また，患者の全身の症状や分泌物，排泄物などに対して，一定の観察を進め，病態の変化を理解します．その主な内容は望神，望色，望形態，望動態です．舌診は望診のグループとして位置づけられています．舌の血色や形態などを観察して寒熱，虚実を弁証します．

『霊枢』邪気蔵府病形篇
　　十二経脈，三百六十五絡，其血気皆上於面而走空竅．
　　（十二経脈，三百六十五絡，その血気はすべて上って顔面の空竅に走る．）

知っておこう!
望診の意義　視診

①望診は視診法のことである．
②神・色・形体・動態を診る．すなわち患者の目つき，表情，顔色，姿勢，動作，舌の状態などである．
③得神・失神・仮神・正常色と病色を区別します．

『丹渓心法』
　　欲知其内者，当以観乎外，診於外者，斯以知其内．
　　（体内を理解したいとき，外より観察しなくてはいけない．患者の外に現れた症状を診察すれば，その内の状況を知ることができる．）

『霊枢』外揣篇
　　昭昭之明不可蔽，其不可蔽，不失陰陽也．
　　（この深遠で明白なる道理は覆い隠すべもない．それを覆い隠すことができないのは，陰陽の法則を失っていないからである．）

I 該当するものを一つ選びなさい．

1 「神」がある状態はどれか．

A. 痰迷心竅あるいは痰火擾心を生じて，精神状態が普通でない状態
B. 精気が衰弱し，陰陽のバランスが崩れて陽虚となり，重病である状態
C. 元気が傷つき，精気が虚損する．あるいは邪気が盛んで蔵府機能が障害された重病状態
D. 元気が不足し，神気が盛んではなく，虚証か虚弱である状態
E. 精気が充足していて神気が旺気していない．あるいは精気の損傷はない患者である

◐ Wang Point
「神」
1．生命活動
2．精神活動

解答　E

2 神気不足とはどのような状態か．

A. 体がとても痩せている　　B. 顔に色艶がない
C. 両目が暗い　　　　　　　D. 意識が混迷している
E. 動作が鈍い

◐ Wang Point
精神との関係が大きい．

解答　D

3 神気不足の患者の状態はどれか．

A. 精気が充足しているが，あるいは精気の損傷はないが患者で比較的軽い状態に属する
B. 元気が不足し，神気が旺盛ではなく，虚証あるいは虚弱である状態
C. 元気が傷つき，精気が虚損している．あるいは邪気が亢盛で蔵府の機能が障害され，重病である状態
D. 精気が衰弱し，陰陽のバランスが崩れたため陽虚となり，重病である状態
E. 痰迷心竅あるいは痰火擾心で，精神状態が普通でない状態

解答　B

知っておこう！ 神の種類

生命状態と精神状態を現しています．
①得神（有神）　　②少神（神気不足）
③失神（無神）　　④仮神（残灯復明）

◆◆◆ 神気を鑑別するワンポイントアドバイス
1　得神：有神と呼ばれ，精気充足し，神気が旺盛で健康な状態．

>> 診断のポイント
・病気をしても予後の回復が早く　・慢性化しない
・意識や言語がハッキリしている　・両目には輝きがある
・皮膚にも光沢や艶がある

2 少神：神気の不足を指しています．精気が軽度に損傷し，蔵府機能が比較的に衰えた状態で有神と無神の中間です．

>> 診断のポイント
・両目の神は乏しく　・顔の艶もさえない
・倦怠感がある　・動作は緩慢である

3 無神：精を失い神気が衰えた状態か，邪が盛んとなり神を乱した重病状態です．

>> 診断のポイント
・慢性疾患などの重病者である　・予後も不良である
・呼吸弱くて，言語錯乱　・顔色に艶が無い
・動作が緩慢である　・両目には力がない
・意識も朦朧としている

4 仮神：重篤な患者が突然症状が快復したように見えたものを指します．

>> 診断ポイント
・蔵府精気がすでに失われ，臨終の兆しでもある
（「回光返照」とも呼ばれています．）

『素問』玉機真蔵論篇
五色脈変，揆度奇恒，道在於一．
（五色と五脈の変化，正常と異常の変化など，これらすべての道は，神という一字にある．）

---

4 精や神が衰えた「失神」の状態とはどれか．

A．顔に色艶がない　　　　　B．呼吸が微弱である
C．筋肉があまり無く，痩せている
D．意識が混迷し，うわ言を言う　E．動作が鈍い

解答　D

🌀 **Wang Point**

『霊枢』天年篇　**失神者死，得神者生也．**（神を失う者は死す，神を得るものは生きる．）
神気の有無は症状の改善と深く関係します．
>> チェックポイント「眼」

5 神が失われた患者の状態はどれか．

A．精気が充足しているが，神気が旺気していない．あるいは精気の損傷はないが患者で，比較的軽い状態に属する
B．元気が不足し，神気が旺気せず，虚証あるいは虚弱である状態

🌀 **Wang Point**

『霊枢』平人絶谷篇
故神者，水穀之精気也．
（神とは水穀の精微の気の化する所です．）

C. 元気が傷つき，精気が虚損している．あるいは邪気が亢盛で蔵府の機能が障害され，重病である状態
D. 精気が衰弱し，陰陽のバランスが崩れたため陽虚となり，重病である状態
E. 痰迷心竅あるいは痰火擾心で，精神状態が普通でない状態

解答　C

6 「仮神」である状態はどれか．

A. 昏睡状態から脱し，目がしっかりしてきた
B. 意識が鮮明である
C. 食欲が出て，人と会うことを嫌がらなくなった
D. 顔色は悪いが，頬が少し紅くなった
E. 局部症状の好転と全身の病状悪化が不釣り合いである

解答　E

7 「仮神」である患者はどれか．

A. 気血の不足があり，精神状態が普通でない
B. 体の陰陽が重篤に失調している
C. 蔵府機能が低下している
D. 元気が回復したかのように見える
E. 陰が内盛している

Wang Point
『素問』上古天真論篇
形神合一（肉体と精神は一つである．）

解答　D

知っておこう　色を望診する

望色方法の別名を「色診」あるいは「気色診」と呼んでいます．この色診法は患者の体表の色，すなわち全身の皮膚（主に顔面の皮膚）の色艶の変化を診察することで，病状を知る方法です．この方法で蔵府の虚実と気血の盛衰を理解することができます．

『素問』陰陽応象大論篇
　　善診者，察色按脈，先別陰陽．
　　（善く診する者は，色を察し，脈を按じ，先ず陰陽を別つ）
（顔面蔵府配当方法）『素問』刺熱論篇より
①額部は心　　②鼻部は脾　　③左頬は肝
④右頬は肺　　⑤頜部は腎
（顔面の色沢の動態変化に注意する）
　疾病の発展過程中で，病状の変化によって，患者の顔面の色艶の発生も病情によって変化する．したがって患者の顔色，艶の動変化に注意観察することにより，疾病の発展，病態の変化と転帰を推測することができます．

『霊枢』五色篇
　　五色各見其部，察其浮沈，以知浅深；察其沢夭，以観成敗；察其散摶，以知遠近；視色上下，以知病処；積神於心，以知往今．
　　（五色における各々の部を見るためには，その浮沈を察してもってその浅深を

> 知り，その沢夭を察してもってその成敗を観る．その散搏を察してもって遠近を知る．色の上下を視てもって病処を知る．神は心に積みて，もって往今を知る．)
>
> すなわち色が浮であれば病は浅く，沈であれば深いということがわかる．病色の艶と暗さより，病後の善し悪しがわかる．艶があれば予後は良好で，暗いと予後は不良である．病色の消散と集結で病気の経過がわかる．色が消散するものは，病の経過が短い新病で，色が集結しているものは慢性病である．

8 患者の顔色が淡白で艶が無く，唇の色が淡であるのはどの状態か．

　　A. 気虚　　B. 血虚　　C. 陽虚　　D. 陰虚　　E. 陽気暴脱

解答　B

☯ **Wang Point** 紅い血色を出すものというと，人体では一つだけです．

9 患者の頬が紅く，カサカサしているのはどの状態か．

　　A. 気虚　　B. 血虚　　C. 陽虚　　D. 陰虚　　E. 陽気暴脱

解答　D

10 陽気暴脱の患者の顔色は多くはどのようになるか．

　　A. 顔色が淡白で艶がない　　　　B. 顔色が白い
　　C. 顔色が白く，カサカサしている　D. 顔色が蒼白
　　E. 顔色が青く暗い

解答　D

☯ **Wang Point**

陽気が不足することで血の推動が衰えて発生する．
『医門法律』望色論
色者，神之旗也．神旺則色旺，神衰則色衰，神蔵則色蔵，神露則色露．
（色は神の旗である．神が旺盛であれば色も旺盛である．神が衰えると色も衰える．神蔵は則ち色蔵である．神が現れれば則ち色が現れる．）

11 顔色が白く見えない証はどれか．

　　A. 気虚証　B. 血虚証　C. 陰虚証　D. 陽虚証　E. 亡陽証

解答　C

☯ **Wang Point**

診断ポイント　▶▶ 寒証→白色　▶▶ 熱証→赤色・黄色
『霊枢』外揣篇　日与月焉，水与鏡焉，鼓与響焉．（日と月，水と鏡，鼓と響き）

12 顔色が満面紅に見えるのはどれか．

　　A. 実熱証　　B. 陰虚証　　C. 肝胆湿熱
　　D. 脾胃気虚証　E. 亡陽証

解答　A

13 陰虚証の顔色はどのように見えるか．

　A．満面紅　　B．頬が紅い
　C．白くなったり紅になったりする
　D．蒼白　　　E．暗い色になる

解答　B

14 顔色が紅く見えないのはどれか．

　A．実熱証　　B．陰虚証　　C．脾胃実熱
　D．肝火上炎　E．腎精虚損

解答　E

15 腎精を消耗し，陰虚火旺している患者の顔色はどれか．

　A．暗く黒っぽい　　B．黒っぽく，カサカサした感じ
　C．眼の回りにくまができる
　D．青白い　　　　　E．潮紅

解答　B

16 患者であるが，肥満でよく食べ，筋肉壮健に見えるのはどれか．

　A．形気が有余　B．形盛気虚　　C．胃火亢盛
　D．陰虚火旺　　E．形気の虚損

解答　A

> **知っておこう！　形体を望診する**
>
> ①形体の望診は患者の身体の強弱と形体の太り具合，体質形態の異常表現より病情を診察する方法です．即ち身体の強弱，骨肉，皮膚の状態を観察して病状を把握します．これは診断上の大切な法則です．形体とは体形のことです．
>
> 　　　『素問』経脈別論篇
> 　　　観人勇怯骨肉皮膚，能知其情，以為診法也．
> 　　　（人の勇怯・骨肉．皮膚を観て，よくその情を知りて，もって診法となすなり．）
>
> ②人体は五蔵を中心としている．外部には皮毛，肌肉，血脈，筋腱，骨格の五種類の基本的な組織（または五体と呼ぶ）により身体を構成して五蔵と五体との間で密接な連携を保っています．
>
> ③五蔵の精気の盛衰と五蔵の働きは，五体を通じて外部に反映します．形体の強壮と五蔵機能の盛衰はお互いにコントロールされ，内部の五蔵の働きが活発であれば，外部に内部の旺盛な状態が強く映し出されます．その反対に内が衰えれば外部に内部の衰弱している状態が反映するのです．したがって患者の形体の強弱と太り具合を観察すると，異なる症状が出現します．
>
> ④まず患者の身体が肥えているか痩せているかを見て，正気の虚実を知り，それが実証では瀉法を施し，虚証では補法を施します．

> 『素問』三部九候論篇
> 必先度其形之肥痩，以調其気之虚実．
> （必ず先ずその形の肥痩をはかり，もってその気の虚実を調う．）

17 形体が盛んで気が虚している患者はどれか（形盛気虚のこと）．

　　A．太っていてよく食べ，筋肉が壮健である
　　B．太っているがあまり食べず，疲労倦怠感がある
　　C．痩せているがよく食べ，舌質が紅，苔が黄色い
　　D．痩せているが顔色は良く，皮膚が乾燥気味である
　　E．臥床していることが多く，起きられず，骨が見えそうなほど痩せて見える

解答　B

☯ **Wang Point**　多くは脾胃の虚弱による運化の衰えによる痰湿内停の現れです．
　　　　　　　　『医門法律』肥人湿多（肥胖の者は湿が多い）
　　　　　　▶▶ よく見られる症状　・痰飲病　・中風証

18 体格は良いがあまり食べず，疲れ気味に見えるのはどれか．

　　A．形気が有余　　B．形盛気虚　　C．胃火亢盛
　　D．陰虚火旺　　　E．蔵府精気が衰弱

解答　B

19 体形が痩せて陰が虚しているのはどれか．（形痩陰虚のこと）

　　A．痩せているがよく食べ，舌質が紅，舌苔は黄である
　　B．痩せていてあまり食べず，舌質は淡，舌苔は白である
　　C．痩せていて，頬が紅く，皮膚が焦げたような色をしている
　　D．臥床していることが多く，起きられず，骨が見えそうなほど痩せて見える
　　E．痩せていて，呼吸が荒く，頭がフラフラし，眩暈がある

解答　C

☯ **Wang Point**　蔵府精気の衰えで気液が枯渇した無神の状態の現れです．
　　　　　　　　『黄帝内経』大骨枯槁，大肉陥下（骨は枯れ，肉は陥ちて痩せる）
　　　　　　▶▶ よく見られる症状　・全身無力感　・無気力

20 痩せていて，頬が紅く，皮膚が焦げたような色をしているように見えるのはどれか．

　　A．形気が有余　　B．形盛気虚　　C．胃火亢進
　　D．陰虚火旺　　　E．蔵府精気が衰弱

解答　D

Wang Point 多くは陰血の不足で内部には虚火が現れています。
『医門法律』痩人火多（痩せた者は火が多い）
▶▶▶ よく見られる症状　・肺癆など

知っておこう！ 姿態を望診する

◎肥胖と消痩について

肥胖や消痩は病理の状態である．形体の肥胖や消痩を観察するときには，その中の精気の強弱に注意する（主に蔵府機能の虚実の現れを重視する）．
・「形」と「気」の両者より総合判断を加える．
・脾と腎が関わります．

『素問』六節蔵象論篇
腎者，主蟄，封蔵之本，精之処也．其華在髪，其充在骨….
（腎は蟄蔵されている場所であり，収蔵の根本をなすもので，五蔵六府の精気を貯蔵している部分です．腎の栄華は頭髪に現れ，骨の充実している様子に…）

1　形気の有余

▶▶▶ 精気の充足した身体の健康の現れです．
・身体が肥胖で食が多い　・肌肉が堅実である
・神が旺盛で有力の者

2　形気の不足

身体が肥胖で食が少なく肌肉が落ちて皮が緩み，精神疲労の者は，形は盛んであるが気が虚している．

「動」の者は，症状の強い者，すぐに仰向けになる者
▶▶▶ 陽証，熱証，実証に属している．

「静」の者は，体力の弱い者，すぐに俯き屈曲する者
▶▶▶ 陰証，寒証，虚証

座って仰向けになりたがり，胸が脹り鼻息が荒い者
▶▶▶ 肺実気逆

座って俯きたがり，呼吸が少なくて独り言を言う者
▶▶▶ 肺虚体質

横になると常に顔を外に向けて，燥動不安で，身は軽く身体の方向を換えることができる者
▶▶▶ 陽証，熱証，実証

横になると常に顔を内に向け，「静か」を好み，動くことが怠く，からだの方向を換えることができない者
▶▶▶ 陰証，寒証，虚証

病人が座ることはできるが，横になることができない，あるいは横になると気逆する者
▶▶▶ 喘咳肺脹あるいは水飲が胸腹で停滞

横になることと座ることが困難で，座ると目がくらむ者
▶▶▶ 気血大虚，あるいは脱血奪気で，無理な体位をとる．

> 『霊枢』外揣篇
> 　　鼓響之応，不後其声．動揺則応和，尽得其情．
> 　　（鼓を打つと，打った手の力に応じて響きを発し，影や像や響きは，すべて本体のものが動くにつれて動くのだ．この道理が理解できれば，鍼の使い方に関する理論もまた完全に掌握できる．）

21 蔵府の精気が衰弱しているのはどれか．

　　A．痩せているがよく食べ，舌質が紅，舌苔は黄である
　　B．痩せていてあまり食べず，舌質は淡，舌苔は白である
　　C．痩せていて，頬が紅く，皮膚が焦げたような色をしている
　　D．臥床していることが多く，起きられず，骨が見えそうなほど痩せて見える
　　E．痩せていて，呼吸が荒く，頭がフラフラし，眩暈がある

解答　D

22 臥床していることが多く，起きられず，骨が見えそうなほど痩せて見えるのはどれか．

　　A．形盛有余（けいせいゆうよ）　B．形盛気虚（けいせいききょ）　C．胃火の亢進
　　D．陰虚火旺　E．蔵府の精気が衰弱

解答　E

23 眼瞼がむくんでいる患者の多くはどれが疑われるか．

　　A．水腫病　B．津液損傷か気血不足
　　C．肝胆火旺　D．腎精消耗　E．脾胃の虚衰

解答　A

☯ **Wang Point**

眼瞼の浮腫は水腫の現れである．
『霊枢』水脹篇
水始起也，目窠上微腫，如新臥起之状…．（水の始めて起こるや眼窩の上微しく腫れ，新たに臥より起きる状の如し…）
眼瞼は脾に属し，脾は湿を悪み，かつ該当する組織をゆるめるために，水腫がまず眼瞼に出現する．ここの僅かな腫れは水腫の早期発見を観察することができる．ただし，健康な人が枕を低くして睡眠した後の一時的な眼瞼の少しの浮腫は病態ではない．

24 眼窩が落ちくぼんでいる患者の多くはどれが疑われるか．

　　A．水腫病　B．津液損傷か気血不足
　　C．脾胃虚衰　D．腎精消耗　E．脾胃気虚

解答　B

☯ **Wang Point**　眼窩の陥凹の多くは津が傷られ液が消耗する，または気血の不足によるものです．

25 瞳孔散大の患者の多くはどれが疑われるか．

　　A．水腫病　　　B．津液損傷か気血不足
　　C．脾胃虚衰　　D．腎精消耗　　　　E．脾胃気虚

解答　D

🌓 **Wang Point** 腎精が消耗し尽くした患者に見られ，危篤状態に属し，両側の瞳が完全に散大する．

26 嘔吐物が透明な水液状であることから疑われるのはどれか．

　　A．寒嘔　　B．熱嘔　　C．食べすぎ　　D．痰飲　　E．嘔気

解答　D

27 嘔吐物が濁って汚く酸臭があるのはどれか．

　　A．寒嘔　　B．熱嘔　　C．食べすぎ　　D．痰飲　　E．嘔気

解答　B

28 嘔吐物が透明で酸臭のないものはどれか．

　　A．寒嘔　　B．熱嘔　　C．食べすぎ　　D．痰飲　　E．嘔気

解答　A

29 実熱証のとき，よく見られる唇の色はどれか．

　　A．淡白　　B．ピンク　　C．深紅　　D．青紫　　E．青黒

解答　C

30 瘀血証のとき，よく見られる唇の色はどれか．

　　A．淡白　　B．ピンク　　C．深紅　　D．青紫　　E．青黒

解答　D

🌓 **Wang Point** 『素問』五蔵生成篇
　　　　　　脾之合，肉也，其栄，唇也．（脾は肉に配合する．その栄華は唇に現れる．）

31 「湿痰」の特徴はどれか．

　　A．白くて希薄，量が多い
　　B．黄色くて粘調，塊を含む
　　C．量が少なく粘調で吐き出しにくい
　　D．血が混じっていやな臭いがある
　　E．白くて量が多く，吐き出しやすい

解答　E

32 実証の失神はどれか．

　　A．神志が落ち着いていて，眼目に精彩があり，顔色が良い

B. 本人は意識がないが，突然覚醒し，頬に赤みがさす
C. うわ言を言い，意識がはっきりせず，高熱があり，四肢に痙攣が起きる
D. 意識がはっきりせず，顔に色艶がなく，倦怠無力である
E. 体が痩せていて，落ち込んでいて，顔に色艶がない

解答　C

🉐 Wang Point　精神状態に熱の所見が現れたりします．
▶▶▶ 代表的な病証　心では痰火擾心証（たんかじょうしんしょう）

33 少神はどれか．

A. うわ言を言い，意識がはっきりせず，高熱があり，四肢に痙攣が起きる
B. 体が痩せていて，落ち込んでいて，顔に色艶がない
C. 神志が落ち着いていて，眼目に精彩があり，顔色が良い
D. 意識がはっきりせず，顔に色艶がなく，倦怠無力である
E. 本人は意識がないが，突然覚醒し，頬に赤みがさす

🉐 Wang Point
『類経図翼』巻五
神即生化之理，…

解答　D

34 仮神はどれか．

A. 意識がはっきりせず，顔に色艶がなく，倦怠無力である
B. 本人は意識がないが，突然覚醒し，頬に赤みがさす
C. うわ言を言い，意識がはっきりせず，高熱があり，四肢に痙攣が起きる
D. 神志が落ち着いていて，眼目に精彩があり，顔色が良い
E. 体が痩せていて，落ち込んでいて，顔に色艶がない

解答　B

35 虚証の失神はどれか．

A. 体が痩せていて，落ち込んでいて，顔に色艶がない
B. 意識がはっきりせず，顔に色艶がなく，倦怠無力である
C. うわ言を言い，意識がはっきりせず，高熱があり，四肢に痙攣が起きる
D. 本人は意識がないが，突然覚醒し，頬に赤みがさす
E. 神志が落ち着いていて，眼目に精彩があり，顔色が良い

🉐 Wang Point
『脾胃論』
心之神，真気之別名也．
（心の神は真気の別名である．）

解答　A

36 仮神を表しているものはどれか．

A. 病人ではあるが，精気が充足しており，神も旺気している．あるいは病人ではあるが，精気の損傷はなく，比較的軽い病

である
B. 元気が不足し，神気が旺気せず，虚証あるいは虚弱である
C. 元気が傷つき，精気も虚衰した重病である
D. 神明を高熱が犯し，邪が心包に入った重病である
E. 精気が衰弱し，元気にみえるが，陰陽のバランスが崩れたため陽虚となり，重病である状態

解答　E

37 痰が少なくて粘調で吐き出しにくいものはどれか．

　A. 湿痰　　B. 熱痰　　C. 燥痰　　D. 寒痰　　E. 肺虚

解答　C

🌓 Wang Point　痰は熱が加わることにより変化します．
　　　　▶▶ 熱→黄色で粘稠　　　▶▶ 寒→白色で稀薄

38 発熱があり，痰が黄色くて塊があるものはどれか．

　A. 湿痰　　B. 熱痰　　C. 燥痰　　D. 寒痰　　E. 肺虚

解答　B

39 患者であるが体格が良く，よく食べ，筋肉も壮健で，神が有力なものはどれか．

　A. 形気有余（体形も良く気が充分にある状態）
　B. 形気不足（体形も，気も不足した状態）
　C. 形盛気虚（体形は良いが気が不足した状態）
　D. 蔵府の精気が虚損し，気血津液が枯れた状態
　E. 形痩陰虚（体形は痩せて陰が虚している状態）

解答　A

40 長患いでなかなか起きられず，骨が見えそうなほど痩せているのはどれか．

　A. 形痩陰虚　　　B. 形気有余
　C. 形気不足　　　D. 形盛気虚
　E. 蔵府の精気が虚損し，気血津液が枯れた状態

解答　E

41 体格は良いがあまり食べず，疲れ気味のものはどれか．

　A. 蔵府の精気が虚損し，気血津液が枯れた状態
　B. 形盛気虚　　C. 形痩陰虚
　D. 形気不足　　E. 形気有余

解答　B

> **Wang Point** 『素問』刺志論篇
> 気実形実，気虚形虚．此其常也．反此者病．
> （気が充実すれば，形体も充実し，形体が衰えれば，気もまた不足す．これが正常で，これに相反するのが病です．）

42 うつむくことが多く，両目が落ちくぼみ，眼目に精気がないものはどれか．

　A．精気神明が衰弱している　　B．筋脈が衰弱している
　C．腎気が衰弱している　　　　D．宗気が衰弱している
　E．骨髄が衰弱している

解答　A

43 足腰が弱く，疼痛があり，倦怠感があるものはどれか．

　A．宗気が衰弱している　　　　B．精気神明が衰弱している
　C．腎気が衰弱している　　　　D．骨髄が衰弱している
　E．筋脈が衰弱している

> **Wang Point**
> 下焦との係わりが大きいです．

解答　C

44 両膝に屈伸不利があり，ものに摑まらないとイスに座れないのはどれか．

　A．宗気が衰弱している　　　　B．骨髄が衰弱している
　C．腎気が衰弱している　　　　D．筋脈が衰弱している
　E．精気神明が衰弱している

解答　D

45 長い時間立っていられず，ふらついてしまうものはどれか．

　A．筋脈が衰弱している　　　　B．精気神明が衰弱している
　C．腎気が衰弱している　　　　D．宗気が衰弱している
　E．骨髄が衰弱している

解答　E

> **Wang Point** 『素問』脈要精微論篇
> 腰者，腎之府．転揺不能，腎将憊矣．
> （腰は腎の府です．腰を回し動かせないようであれば，腎の蔵が疲れきったのです．）

46 歯茎が紅く腫れて疼痛，出血，口渇がある．脈は滑数．この症状はどれか．

　A．脾不統血　　B．胃火上炎　　C．虚火上炎
　D．血虚失血　　E．胃陰不足

解答　B

47 歯茎は紅くはなく，痛みもないが，わずかに腫れていて出血がある．舌質は淡，脈は弱．この症状はどれか．

　　A．血虚失血　　B．胃火上炎　　C．胃陰不足
　　D．脾不統血　　E．虚火上炎

解答　D

🔸 Wang Point　『素問』五常政大論篇
　　　　　　　　　脾，其畏風，其主口．
　　　　　　　　（脾は風をおそれ，脾口を主り）

48 傷食の症状はどれか．

　　A．嘔吐物は透明な液体
　　B．嘔吐物は黄緑色の苦い液体である
　　C．嘔吐物は未消化で酸っぱい味がする
　　D．嘔吐物は汚く濁っている
　　E．嘔吐物は透明で無味

解答　C

49 肝胆鬱熱の症状はどれか．

　　A．嘔吐物は透明で無味
　　B．嘔吐物は汚く濁っている
　　C．嘔吐物は未消化で酸っぱい味がする
　　D．嘔吐物は黄緑色の苦い液体である
　　E．嘔吐物は透明な液体

🔸 Wang Point
胆蔵象の働きについて参照してください．

解答　D

50 きのうから下痢である．大便は透明で水のようである．

　　A．寒湿　　B．脾虚　　C．湿熱　　D．実熱　　E．痰飲

解答　A

51 最近，大便に未消化物が混じる．あるいは形がないほど軟便である．

　　A．痰飲　　B．脾虚　　C．実熱　　D．湿熱　　E．寒湿

解答　B

Ⅱ　該当するものすべてを選びなさい．

1 望神をするときに重点的に何を診るか．

　　A．精神状態　　B．眼目　　C．顔色　　D．態度　　E．呼吸

解答　A・B・C・D

2 望神からわかることは何か．

A．蔵気の盛衰がわかる　　B．病邪の弁別ができる
C．気血津液をどれくらい損傷したかがわかる
D．疾病の軽重が判断できる　　E．疾病の予後が推測できる

解答　A・D・E

3 精と神が衰え，失神となった状態はどれか．

A．精神的に落ち込み，顔色が悪い
B．目がうつろで，呼吸が微弱である
C．高熱が出て，イライラし，四肢が痙攣する
D．うわ言を言い，おかしな行動をとる
E．体が痩せ細り，動作が鈍い

解答　A・B・E

4 神気不足はどれか．

A．精神不安定　　B．体が痩せ細っている　　C．色が暗い
D．やる気がない　　E．動作が緩慢

解答　A・D・E

5 顔色が白いのはどれか．

A．虚証　B．寒証　C．脱血　D．奪気　E．肝風

解答　A・B・C・D

6 寒証の顔色はどれか．

A．青　B．赤　C．黄　D．白　E．黒

解答　A・D・E

7 瘀血証の顔色はどれか．

A．青　B．赤　C．黄　D．白　E．黒

解答　A・E

8 顔色が紅くなるのはどの証か．

A．実熱証　　B．陰虚証　　C．傷寒　　D．涼燥　　E．陽虚証

解答　A・B

9 顔色が紅くなるのはどれか．

A．傷暑　B．痰湿　C．実熱証　D．瘀血証　E．陰虚証

解答　A・C・E

10 鮮血を嘔吐した，あるいは暗色の血塊を吐いた．考えられるのはどれか．

　　A．胃に積熱がある　　B．肝痰湿熱　　C．肝火犯胃
　　D．胃に瘀血がある　　E．寒邪犯胃

解答　A・C・D

Ⅲ　○×で答えなさい．

1 望神は人間の精神，意識，思惟活動を診察することである．

解答　○

2 失神とは元気を大きく傷つけ，精気を虚損して，体の機能が重篤に衰弱した状態をいう．

解答　×

3 少神とは元気を大きく傷つけ，精気を虚損して，体の機能が重篤に衰弱した状態をいう．

解答　×

4 仮神とは局所の症状が暫定的に好転しているのだが，体全体の状態は悪化しており，局部症状と全体症状が符合しない状態をいう．

解答　○

5 顔色が紅い場合は，必ず実熱証である．

解答　×

6 瘀血証は顔色が青または黒っぽく見える．

解答　○

7 唇，眼瞼，指，足が顫動するのは，熱が旺盛となり風動現象の兆候である．

解答　×

8 望診で口や唇に異常な変化が観察された場合は，脾と胃の病変であると診察することができる．

解答　○

知っておこう！　舌を望診する

1　舌　診
・舌診は望診方法の一つです．人体の五蔵六府は主に経絡，経筋の循行により舌と連絡しています．したがって，舌は経絡，経筋により営養を受けているのです．
・舌診は舌体の形態，動き，舌質色の浅深，舌苔の厚薄を観察し蔵府や気血の盛衰，寒熱や病邪の進行状況などを知る診断方法です．
　1）正気の盛衰を判断する
　　▶▶▶ 嫩舌→気虚　　▶▶▶ 老舌→実証

2) 病位の深浅を弁別する

⇒ 厚苔→裏証，実証　　⇒ 薄苔→表証，虚証

『辨舌指南』
辨舌質，可訣五蔵之虚実．視舌苔，可察六淫之浅深．
（舌質を弁証することで，五蔵の虚実を知る．外感病（六淫）は苔の厚薄で知ることができる．）

3) 病邪の性質を区別する

⇒ 淡舌→血虚，寒証　　⇒ 紅舌→実熱，陰虚

4) 病情の進行具合を推測する

⇒ 胖舌→陽虚，熱盛　　⇒ 痩舌→気血両虚，陰虚

『辨舌指南』
無病之舌，形色各有不同，…（無病の舌は形，色がそれぞれ違う．）

⇒ 裂紋→陰虚，血虚　　⇒ 芒刺→熱邪，蔵府熱

…舌紅赤，苔膩厚而裂紋者，蔵府実熱也，即宜苦寒泄熱．如無苔無点而裂紋者，陰虚火炎也，宜苦寒兼育陰．
（舌が赤く，膩苔で厚く裂紋が生じる者は蔵府の実熱である．苦寒による熱の排泄が良い．無苔無点で裂紋の者は，陰虚火炎である．苦寒に陰を育てるとよろしい．）

I　該当するものを一つ選びなさい．

1 舌が関係している経脈はどれか．

A. 心　B. 肝　C. 脾　D. 肺　E. 腎

解答　A

● Wang Point　『黄帝内経太素』巻第十五
心主於舌，心脈血盛上衝於舌．（心は舌を主り，心脈の血の旺盛は上衝して舌に行く．）
⇒舌は心の苗である．
『医方集解』瀉火之剤　耳為腎竅，舌為心竅．（耳は腎の竅で，舌は心の竅である．）
※竅とは気が出入りする穴のこと

2 舌尖部の状態はどの蔵府を表しているか．

A. 腎　B. 肝胆　C. 心肺　D. 脾胃　E. 三焦

解答　C

● Wang Point　『霊枢』五閲五使篇　舌者，心之官也．（舌は心の官なり．）

3 舌根部の状態はどの蔵府を表しているか．

A. 肝胆　B. 腎　C. 脾胃　D. 三焦　E. 心肺

解答　B

● Wang Point　蔵府分画法で配当されています．

4 一般に腎・膀胱の病変は舌のどの辺りに観察されるか.

  A. 舌面 B. 舌尖 C. 舌中 D. 舌辺 E. 舌根

解答　E

5 舌をまとわない経絡流注はどれか.

  A. 手太陰肺経 B. 手少陰心経 C. 足少陰腎経
  D. 足太陰脾経 E. 足厥陰肝経

解答　A

> **知っておこう！ 舌と経絡の関係**
> ①手の少陰心経の別絡は舌本に連なります．舌象と蔵府経絡との連絡に関与します．
> ②舌は脾の外候を為している．足の太陰脾経は舌の根本に連なり，舌下に散布されます．
> 　また，舌は胃の外候で，舌苔は胃気が蒸化されて穀気が上昇し舌面に形成されます．
> 　舌体は気血の滋養を受けるために気血生化の源である脾胃の働きに頼っています．
> ③腎は精を貯蔵します．足少陰腎経は舌本を挟んでいます．
> ④肝は血を貯蔵し筋を主ります．その経脈は舌本と連絡します．

6 舌象の生理的変化を与えるものはどれか.

  A. 光の当たり方 B. 年齢 C. コーヒー
  D. 牛乳 E. 色のついた薬

解答　B

7 正常な舌象とはいえないものはどれか.

  A. 舌体が柔軟 B. 舌体が自在に動く
  C. 舌質－淡，嫩，舌苔－少 D. 舌質－淡紅
  E. 舌苔－薄白

解答　C

8 舌が全体的に白っぽく見えた．可能性があるのはどれか.

  A. 卵 B. みかん C. 牛乳 D. タバコ E. キャンデー

解答　C

9 舌が全体的に黄色っぽく見えた．可能性があるのはどれか.

  A. 牛乳 B. たばこ C. チョコレート
  D. ごはん E. ビール

解答　B

10 正常ではない舌象はどれか．

　　A．舌体が自由に動く
　　B．舌体が胖になったり痩になったりする　　C．舌質－淡紅
　　D．舌苔が細かく緻密で膩である　　E．舌質－滋潤

解答　D

11 健康体には見られない舌質はどれか．

　　A．舌質－淡紅　　B．舌体－柔軟　　C．自由に動く
　　D．舌質－滋潤　　E．舌体－胖大

解答　E

12 淡白舌が見られないものはどれか．

　　A．大出血の後　　B．長患い　　C．冷え
　　D．水湿内停　　E．瘀血阻滞

解答　E

13 舌質－紅絳，舌苔－少，燥，考えられるのはどれか．

　　A．寒邪　　B．痰飲内停　　C．湿熱困脾
　　D．営血熱盛　　E．瘀血内停

解答　D

14 外感熱病で熱邪が経絡に入ったと考えられる．観察されるであろう舌象はどれか．

　　A．青紫舌　　B．紅舌　　C．紅絳舌　　D．淡白舌　　E．淡紅舌

解答　C

15 舌質－淡白が見られるのはどれか．

　　A．外感表熱　　B．心火上炎　　C．外感表寒
　　D．陰虚　　E．肝陽上亢

解答　C

16 紫舌がよく見られるのはどれか．

　　A．湿困　　B．瘀血　　C．痰飲　　D．津液虚損　　E．食中毒

解答　B

> **知っておこう!**
> **舌色で見分ける**
>
> 正常な舌→淡紅舌
> 舌の形態→舌の腫脹やこわばり，萎縮や歪みなどが認められない状態です．
> 舌質の色→淡紅色で気血の巡りが良い状態．
> 苔の色と質→適度な湿り気と薄い白苔がある状態．
> 寒証→白，青紫　熱証→紅，絳，赤紫
>
> 　　『霊枢』五色篇
> 　　　青黒為痛，黄赤為熱，白為寒．
> 　　　（青暗いの〔黒いの〕は痛みで，黄〔黄色〕赤いのは熱で，白色は寒である．）
> 　　これは異なる疾病の性質が異なる皮膚色となって反映するとされています．

17 舌象から熱盛で津液が虚損したといえるのはどれか．

 A．舌質－淡紅，舌苔－薄白　　B．舌質－紅絳，舌苔－黄膩，潤
 C．舌質－暗紫，舌苔－少　　　D．舌質－暗紫，燥
 E．舌質－紅，燥

解答　D

☯ **Wang Point**　『医門棒喝』傷寒論本旨
　　観舌本，可験其病之陰陽虚実；審舌垢，即知其邪之寒熱浅深也．
　　（舌本を観察しその病の陰陽虚実を知り，舌苔を診てその邪の寒熱深浅を知る．）

18 邪気が盛んになりつつある舌苔の変化はどれか．

 A．苔が厚から薄になった　　B．苔が薄から厚になった
 C．苔が潤から燥になった　　D．苔が多から少になった
 E．苔が突然消えた

解答　B

19 舌苔が乾燥して見えるのはどれか．

 A．風寒表証　　B．食滞　　　C．瘀血内阻
 D．水湿内停　　E．津液虚損

解答　E

20 高熱が続き，津液が虚損したとみられる舌象はどれか．

 A．舌苔が潤から燥になった　　B．舌苔は無
 C．舌苔が燥から潤になった　　D．舌苔が白色から黄色になった
 E．舌苔が燥で裂紋がある

解答　E

第2章 中医学用語を克服しよう（B. 四診に関係のある用語）

21 今朝から発熱して，津液が損傷を受けた．観察される舌象はどれか

 A．舌苔が白色から黄色になった B．舌苔がなくなった
 C．舌苔が潤から燥になった D．舌苔が厚から薄になった
 E．舌苔が燥で裂紋が入った

解答　C

22 滑苔が見られるのはどれか．

 A．陽虚 B．気滞 C．瘀血 D．痰湿 E．実熱

解答　D

23 燥苔が見られるのはどれか．

 A．気血両虚 B．水湿内停 C．陰虚液損
 D．外感風寒 E．食積停滞

解答　C

☯ **Wang Point**　『傷寒指掌』
白苔辺紅，此温邪入肺，灼於肺津．
（白苔で舌辺が紅い，これは温邪が肺に入って肺津を焼き尽くしたからである．）

24 舌質－紅，舌苔－少が見られるのはどれか．

 A．熱盛 B．瘀血 C．気虚 D．陰虚 E．陽虚

解答　D

☯ **Wang Point**　紅舌は熱証を司っている．舌が鮮紅で苔が少ない，あるいは裂紋があり，光って紅く無苔の者は虚熱証である．

25 舌質－淡白，舌苔－滑白が見られるのはどれか．

 A．寒湿 B．暑湿 C．気血両虚 D．食積 E．陰虚

解答　A

26 舌苔－厚がみられないものはどれか．

 A．胃腸食積 B．痰濁停滞 C．裏証
 D．外感風寒 E．腸熱府実

解答　D

☯ **Wang Point**

苔質の厚薄で注意すべきことは，見底できるか見底できないかです．これは主に邪気の深浅を予測します．
厚苔は胃気に湿濁邪気を挟み薫蒸を受けることで生じます．これは邪が盛んになり裏に入ったか，内に痰飲があり食滞がある場合に見られます．
▶▶▶ 薄苔　外感表証か軽度の内傷病
▶▶▶ 厚苔　胃気に湿濁邪気を挟んで薫蒸する．

27 舌苔を観察していないものはどれか.

　A．厚薄　　B．潤燥　　C．紅絳　　D．膩腐　　E．白黄

解答　C

28 舌苔－膩,滑になるものはどれか.

　A．肝陽上亢　　B．外感風寒　　C．気血両虚
　D．痰飲上泛（痰飲が上部にあふれる）
　E．痰湿化熱

解答　D

29 痰飲内停に見られるものはどれか.

　A．積粉苔　　B．膩滑苔　　C．厚粘苔　　D．薄白苔　　E．無苔

解答　B

☯ Wang Point　膩苔の多くは湿濁が内蘊されることにより発生します．
▶▶▶よく見られる症状　湿濁,痰飲,食積,湿熱,頑固な痰

30 剥苔の特徴ではないものはどれか.

　A．剥げ落ちる場所が変わる
　B．剥げ落ちた境界線がはっきりしている
　C．剥げなかったところには苔がある
　D．剥げ落ちたところは無苔である
　E．剥げ落ちたところに新しく苔がつくられる

☯ Wang Point
胃陰の存亡を判断する資料です．

解答　E

31 舌質－淡白,胖嫩,舌苔－滑が見られるのはどれか.

　A．気血両虚　　B．陽虚水停　　C．熱痰内蘊
　D．陰虚内熱　　E．瘀血内停

解答　B

32 舌苔が緻密でぬぐっても取れず,粘液がかかってねばっているのはどれか.

　A．腐苔　　B．滑苔　　C．膩苔　　D．垢苔　　E．痰濁苔

解答　C

33 膩苔が見られないのはどれか.

　A．湿熱　　B．痰飲　　C．食積　　D．陰虚　　E．水湿

解答　D

34 鏡面舌は何を表しているか．

A． 水湿が溢れている　　B． 重症
C． かなり熱がある　　　D． 熱が経絡を犯している
E． 胃腸に熱がある

解答　B

> **知っておこう！**
> **注意を要する舌**
>
> 症状が重篤な場合の舌の変化には注意しましょう！
> ①舌の上の苔が取り除かれたもの，膜を取り去った豚の腎のように見られます（熱病が原因で陰が傷られて胃気が絶えるとき）．
> ②舌の上が粗造で点刺があり，魚の鱗のように乾燥し裂けたもの（津液の枯渇状態）．
> ③舌がライチを乾燥したように見えるもの（熱が極まって津液がない状態）．
> ④舌が短くなり，陰嚢が縮んだ状態（肝気がまさに絶えようとしている状態）．
>
> 『素問』平人気象論篇　胃気あれば生き，胃気なければ死す．

35 舌苔が剥離しているのは何を表しているか．

A． 食べすぎ　　　　　　B． 熱邪が亢盛
C． 痰濁がたまっている　D． 胃の気陰両虚
E． 脾胃陽虚

解答　D

36 胃気が戻りつつあることを表しているのはどれか．

A． 舌苔が剥げた部分が移動した　　B． 舌苔が全部剥げ落ちた
C． 剥苔から薄白苔に変わった　　　D． 無苔になった
E． より厚くなった

解答　C

◎ Wang Point

飲食物より作り出される後天の精，水穀の精微とも呼ばれています．
『察舌弁証新法』には徐々に舌苔が消失するものを「真退真化」と称し，胃気が回復する兆しを示している．
▶▶消長：疾病の進み具合を判断する．　消は厚苔→薄苔（消退）　　長は薄苔→厚苔（増長）

37 元気が弱りつつあることを表しているのはどれか．

A． 舌苔が全部剥げ落ちた　　B． 剥苔から薄白苔に変わった
C． 剥苔が膩苔に変わった　　D． 苔が白くなった
E． 剥げ落ちた部分が移動した

解答　A

38 舌質—紅絳，舌苔—白膩は何を表しているか．

A． 陰虚で痰濁が多い　　B． 血が熱を持っている

C. 陰虚内熱　　　　D. 気虚で痰濁が多い
E. 陽虚で痰濁が多い

解答　A

39 舌苔－薄白，潤にはならないものはどれか．

A. 表証の初期　　B. 健康人　　C. 陽虚内寒
D. 気血両虚　　　E. 陰虚内熱

解答　E

☯ Wang Point 舌の潤沢は津液の上昇を現している．即ち病中において津液が傷られていない状態です．
▶▶潤苔　津液の状態を反映します　正常
▶▶燥苔　津液不足　痰飲水湿など

40 痰濁が内停し，津液が宣発，気化していないことを表しているのはどれか．

A. 粉がふいたような苔　　B. 白く厚い膩苔
C. 黄苔　　　　　　　　　D. 薄苔　　　E. 無苔

解答　B

41 寒湿がある患者が発熱した．どのような舌が見られるか．

A. 舌質－青，舌苔－白　　　B. 舌質－紅，舌苔－薄黄
C. 舌質－紅絳，舌苔－薄白　D. 舌質－紅，舌苔－黄白膩
E. 舌質－淡白，舌苔－黄膩

解答　D

42 陽虚寒湿で痰飲内停がある．見られないのはどれか．

A. 白膩苔　　　　　　　　B. 潤滑苔
C. 舌質－淡白，胖嫩　　　D. 舌質－紅，舌苔－滑
E. 舌質－淡白，舌苔－白膩苔

解答　D

☯ Wang Point 滑苔は寒湿の現れです．三焦の陽気が衰えて，水湿を運化ができずに，湿が集まって痰飲を形成して，経脈の流れに随って上部に溢れ滑苔となります．

43 舌苔－黄膩が見られるものはどれか．

A. 食積化熱　　B. 陽虚　　C. 寒湿内停
D. 痰飲阻滞　　E. 外感風寒

解答　A

44 舌苔－黄膩が見られないものはどれか．

A. 痰熱　　B. 食積　　C. 湿熱　　D. 痰濁　　E. 寒湿

解答　E

●第2章　中医学用語を克服しよう（B．四診に関係のある用語）

45 舌苔－黄燥が見られるものはどれか．

A．表熱証　B．実熱証　C．湿熱証　D．虚熱証　E．仮熱証

解答　B

46 気虚を表している舌象はどれか．

A．舌質－淡紅，舌苔－薄白　　B．舌質－淡痩，舌苔－白膩
C．舌質－淡胖，舌苔－滑　　　D．舌質－淡白，舌苔－薄白
E．舌質－紫暗，舌苔－少

解答　D

47 重篤なことを表している舌象はどれか．

A．歪斜舌　B．裂紋舌　C．鏡面舌　D．胖嫩舌　E．芒刺舌

解答　C

48 元々，陰虚火旺の体質を持っている患者が，風寒を受けて風邪をひいたときに見られる舌象はどれか．

A．舌質－紅絳，舌苔－黄燥
B．舌質－紅，舌苔－薄白
C．舌質－紅絳，舌苔－白っぽい黄色
D．舌質－紅，舌苔－滑
E．舌質－淡白，舌苔－黄，裂紋有

解答　B

知っておこう！
舌と蔵府の関係

【蔵府分画法】
①舌中→脾胃
②舌尖→心肺
③舌根→腎
④舌辺→肝胆

【胃経分画法】
①舌中→中脘
②舌尖→上脘
③舌根→下脘

『辨舌指南』
辨舌質，可訣五蔵之虚実．視舌苔，可察六淫之浅深．
（舌質で五蔵の虚実を弁証し，舌苔を視て六淫の深浅を察知する．）

---

49 五蔵の腎を表す舌上の部分はどこか．

A．舌面全体　B．舌中部　C．舌根部
D．舌辺部　　E．舌尖部

解答　C

50 五蔵の心を表す舌上の部分はどこか．

　　A．舌尖部　　B．舌根部　　C．舌中部
　　D．舌辺部　　E．舌面全体

解答　A

51 舌中部はどの蔵府を表しているか．

　　A．三焦　　B．脾胃　　C．腎　　D．肝胆　　E．心肺

解答　B

52 舌辺部はどの蔵府を表しているか．

　　A．心肺　　B．腎　　C．脾胃　　D．肝胆　　E．三焦

解答　D

53 口渇があるが水を欲しがらない．舌質－暗紫．何を表しているか．

　　A．津液損傷　　B．寒湿困脾　　C．瘀血
　　D．運化不利　　E．気機不暢

解答　C

54 舌質－紅，舌苔－燥．何を表しているか．

　　A．気機不暢　　B．寒湿困脾　　C．瘀血
　　D．津液損傷　　E．運化不利

解答　D

55 舌苔－厚膩が突然消えた．何を表しているか．

　　A．病状が虚から実に変わった
　　B．熱の勢いが増して，津液を過度に損傷している
　　C．邪盛により胃気が途絶えた
　　D．邪が表から裏に入った
　　E．元気がだんだん回復し，病が好転に向かっている

解答　C

56 舌苔－厚膩がだんだんと消失してきている．何を表しているか．

　　A．元気（胃気）がだんだん回復し，病が好転に向かっている
　　B．邪盛により胃気が途絶えた
　　C．熱の勢いが増して，津液を過度に損傷している
　　D．邪が表から裏に入った
　　E．病状が虚から実に変わった

解答　A

57 舌苔が薄苔から厚苔に変わってきている．何を表しているか．

A. 元気がだんだん回復し，病が好転に向かっている
B. 熱の勢いが増して，津液を過度に損傷している
C. 邪盛により胃気が途絶えた
D. 邪が表から裏に入った
E. 病状が虚から実に変わった

Wang Point
陰陽の消長について参照してください．

解答　D

58 水湿内停があると見られるのはどれか．

A. 舌苔は無根である　　B. 舌苔が滑潤である
C. 舌苔は厚くて乾燥している　　D. 舌苔は黄膩苔である
E. 舌苔が剥落する

解答　B

59 湿熱内阻があると見られるのはどれか．

A. 舌苔が剥落する　　B. 舌苔が滑潤である
C. 舌苔は黄膩苔である　　D. 舌苔は厚くて乾燥している
E. 舌苔は無根である

解答　C

知っておこう！　舌と八綱との関係

①虚実は舌質の色と舌苔の厚薄で診る．
②寒熱は舌質と舌苔の色と潤燥で診る．
③表裏は舌苔の厚薄で診る．

---

60 疾病の性質がわかるのはどれか．

A. 舌苔の潤燥　　B. 舌苔の有無　　C. 舌苔の厚薄
D. 舌苔の裂紋　　E. 舌苔が有根か無根か

解答　A

Wang Point　八綱弁証で寒熱を診断するための資料です．

61 病位の深浅がわかるのはどれか．

A. 舌苔の有無　　B. 舌苔の潤燥　　C. 舌苔の厚薄
D. 舌苔が有根か無根か　　E. 舌苔の色

解答　C

Wang Point　八綱弁証で表裏を診断するための資料です．

62 津液の損傷具合がわかるのはどれか．

A．舌苔の有無　B．舌苔の潤燥　　C．舌苔の厚薄
D．舌苔の色　　E．舌苔が有根か無根か

解答　B

63 舌苔－黄厚燥となるのはどれか．

A．裏熱証　B．表寒証　C．寒湿証　D．虚寒証　E．陰虚証

解答　A

64 舌苔－少，津液の損傷があるのはどれか．

A．寒湿証　B．裏熱証　C．虚寒証　D．表寒証　E．陰虚証

解答　E

65 舌苔－白厚膩となるのはどれか．

A．裏熱証　B．寒湿証　C．表寒証　D．陰虚証　E．虚寒証

解答　B

66 肝胆湿熱に多く見られるのはどれか．

A．舌質－淡，舌苔－白潤　　B．舌質－紅，舌苔－黄厚
C．舌質－紅，舌苔－黄膩　　D．舌質－淡紅，舌苔－薄
E．舌質－紅絳，舌苔－少

解答　C

67 裏実熱証に多く見られるのはどれか．

A．舌質－紅，舌苔－黄厚　　B．舌質－淡，舌苔－白潤
C．舌質－淡紅，舌苔－薄　　D．舌質－紅，舌苔－黄膩
E．舌質－紅絳，舌苔－少

解答　A

68 陰虚火旺に多く見られるのはどれか．

A．舌質－淡紅，舌苔－薄　　B．舌質－淡，舌苔－白潤
C．舌質－紅，舌苔－黄膩　　D．舌質－紅，舌苔－黄厚
E．舌質－紅絳，舌苔－少

 Wang Point
熱が営血に入った状態

解答　E

69 気血の盛衰が判断できるのはどれか．

A．舌体の色　B．舌体の動き　C．舌苔の厚薄
D．舌下の静脈　E．舌苔の色

解答　A

> **Wang Point** 気の推動作用が正常であれば頭部を滋養し血色が著しく出現します．

70 病邪の性質が判断できるのはどれか．
　　A．舌体の色　　B．舌苔の厚薄　　C．舌体の動き
　　D．舌苔の色　　E．舌下の静脈

解答　D

Ⅱ　当てはまるものすべてを選びなさい．

1 舌診からわかることは何か．
　　A．蔵府の精気が舌を栄養するため，蔵府の病変は舌に反映される
　　B．舌は心の苗であるので，心の状態が舌に反映される
　　C．舌は脾の外候であるので，舌苔は胃気の状態を反映する
　　D．舌は肝の蔵血，腎の蔵精，精血によって栄養されている
　　E．肺経は咽喉を巡って上へ進むので，気が上へあがり舌に供給される

解答　A・B・C・D

2 紅絳舌が見られるのはどれか．
　　A．裏熱証　　B．営分証　　C．陰虚証　　D．気虚証　　E．実熱証

解答　A・B・C・E

3 舌診をするときに注意しなくてはいけない事項はどれか．
　　A．光線の具合　　B．舌を出す姿勢　　C．舌を出す時間
　　D．染苔　　　　　E．年齢と体質

解答　A・B・C・D

4 舌質―淡白が見られるのはどれか．
　　A．気血両虚　　B．血虚　　C．陽虚　　D．気滞　　E．瘀血

解答　A・B・C

5 舌質―淡が見られるのはどれか．
　　A．気虚　　B．血虚　　C．陽虚　　D．気滞　　E．瘀血

解答　A・B・C

6 健康な人にも見られる舌象はどれか．
　　A．黒苔　　B．歯痕舌　　C．腫脹舌　　D．裂紋舌　　E．地図舌

解答　B・D・E

1 望 診 253

7 舌象が生理的に変化する因子はどれか．

A. 年齢　B. 体質　C. 性別　D. 気候　E. 感情

解答　A・B・C・D

8 舌体を観察しているものはどれか．

A. 舌質－紅絳，舌苔－淡白　　B. 軟らかくて萎えている
C. 形が胖大　　　　　　　　　D. 根があってぬぐっても取れない
E. 湿潤で粘液がはったようになっている

解答　A・B・C・E

9 淡紅舌の表しているものは何か．

A. 健康である
B. 外感病の初期である
C. 内傷病でも気血の損傷はない
D. 気血の損傷はないが，津液に損傷がある
E. 気機不暢

解答　A・B・C

10 紅絳舌になるのはどれか．

A. 熱入営分証　B. 気分熱盛証　C. 陰虚火旺証
D. 気滞血瘀証　E. 外感表熱証

解答　A・C

11 舌質－紅絳，舌苔－少が見られるのはどれか．

A. 熱病の後，陰虚になっている
B. 風熱が衛気を損傷して発熱した
C. 嘔吐して陰を消耗した
D. 痰濁の熱邪が内蘊している
E. 長く入院していて陰虚火旺になった

解答　A・C・E

12 瘀血があるときの舌象はどれか．

A. 舌質－紅絳，舌苔－少，裂紋あり
B. 舌質が紫色である　　C. 舌質－紅，舌苔－少
D. 舌質－青紫で瘀点がある　E. 舌質－淡紅，舌苔－膩燥

解答　B・D

13 舌苔の厚薄からわかることは何か．

A．病邪の性質　B．病邪の盛衰　C．陰陽のバランス
D．病状の進退　E．病位の深浅

解答　B・D・E

14 舌苔が潤から燥になった．考えられるのはどれか．

A．邪熱が火になり，津液を消耗した
B．熱の勢いが盛んになり，津液を損傷した
C．湿が陽気を阻害し，津液が気化しない
D．熱が営血に入り，津液を損傷した
E．燥邪が外襲し，肺の津液が損傷した

解答　A・B・D・E

15 舌苔が潤である．考えられるのはどれか．

A．風寒表証　B．涼燥証　C．湿証　D．瘀血証　E．陽虚証

解答　A・C・D・E

16 燥苔が見られるのはどれか．

A．熱が旺盛で津を傷る　B．陰血の不足
C．津が輸布を失う　D．燥邪が津を傷る
E．気血の両虚

解答　A・C・D・E

17 舌苔の有無，消長，剥落という変化から何がわかるか．

A．正気と邪気の盛衰　B．病気の予後　C．病性の寒熱
D．胃気の存亡　E．胃陰損傷の程度

解答　A・B・D・E

18 黄膩苔が見られるのはどれか．

A．食積熱腐　B．湿熱蘊結　C．痰飲化熱
D．熱入営血　E．外感風寒

解答　A・B・C

19 灰黒苔が見られるのはどれか．

A．裏証　B．熱が極まったとき
C．寒が極まったとき　D．表証　E．瘀血

解答　A・B・C

20 裏熱証のときに見られるのはどれか．

A．黒苔　B．灰苔　C．黄膩苔　D．黄燥苔　E．白膩苔

解答　A・B・C・D

21 陽気不足，湿濁内停がある．見られる舌象はどれか．

A．舌質－淡胖，舌苔－白滑膩苔　　B．舌質－淡紫，舌苔－白燥
C．舌質－淡紫，舌苔－灰黒潤　　　D．舌質－淡白，舌苔－黄滑潤
E．舌質－淡白，舌苔－灰膩

解答　A・C・D・E

22 舌質－絳紅，舌苔－白滑膩苔である．考えられるのはどれか．

A．舌は仮熱を示し，苔は真寒を示している
B．営分に熱があり，気分に湿がある
C．陽熱が内盛しているところへ，寒湿を受けた
D．舌は真熱を示し，苔は仮寒を示している
E．陰虚火旺，痰濁食積を示している

解答　B・C・E

23 舌診をみるときに大切なことはどれか．

A．舌の神気と胃気の観察をする
B．病位，病性，病勢を分析する
C．患者の状態に応じて，舌象の変化を分析する
D．病状を認識し，予後を分析する
E．舌質と舌苔を総合的に分析する

解答　A・C・E

Ⅲ　○×で答えなさい．

1 舌診は，先に舌根を見て次に舌尖を見る．その次に舌苔を見て最後に舌質を見る．

2 舌苔が膩苔あるいは滑苔であり，部分的に剥落している．この患者は恐らく複雑な病状があると考えられる．

3 舌診をするときは，患者に舌根部まで見えるように舌を出してもらう．

4 舌診をするときは，あまり時間をかけずに観察するのがよい．

5 症状が違うと，舌象は違う．

6	夏は舌苔が厚く，微黄色になることがある．	解答 ○
7	痩せた白い舌を淡舌という．	解答 ×
8	舌下の絡脈の変化は，津液の状況を反映する．	解答 ×
9	白い苔は表証，寒証のときだけではなく，熱証でも見られる．	解答 ○
10	剥苔は先天性の病を表し，難しい区別はない．	解答 ×
11	白膩苔は，湿熱が阻滞し，津液が傷つけられていることを表す．	解答 ×

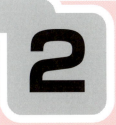

B. 四診に関係のある用語

聞　　　診

本章で学ぶ内容

　治療家の聴覚と嗅覚を通じて，患者の呼吸音や口臭，体臭などを観察して蔵府経絡の虚実や正気と邪気の情報を得る診察方法を聞診といいます．よく私たちは「きき酒」という言葉を耳にすることがあります．これはお酒の臭いを香って，お酒の銘柄などをあてる，といった嗅覚を用いた方法です．きき酒といって，実は香っているのです．聞診については，『素問』陰陽応象大論篇では五音と五声が五蔵に対する変化が述べられています．『傷寒論』には呼吸，言語，咳嗽，嘔吐などについての記述があります．一度，私たちも臭いや息について敏感になってみましょう．あなたの身近な人より始めてみてはどうですか？

聞診の意義

1　聴覚を必要とするもの
　　発声音　言語　呼吸音　咳嗽　嘔吐　喘（呼吸困難）
　　ため息　げっぷ（噫気）　吃逆　くしゃみ（噴嚏）　いびき（鼾声）　ぐる音（腹中雷鳴）　息切れ（短気）

　『難経』四難
　　　呼は心と肺に出て，吸は腎と肝に入る呼吸の間に脾は穀味を受ける．

2　嗅覚を必要とするもの
　　体臭　口臭　排泄物　帯下　分泌物

▶▶▷ 悪臭→熱証　実証
▶▶▷ なまぐさい→寒証　虚証

　『霊枢』脈度篇
　　　肺気通於鼻，肺和則鼻能知香臭矣．
　　　（肺気は鼻に通じている，肺の機能が調和していれば，鼻は能く香臭を嗅ぎ分けることができます．）

I 該当するものを一つ選びなさい.

1 言語が重く濁っているものの原因はどれか.

A. 外感風燥　B. 外感風寒　C. 外感風熱
D. 寒邪客肺　E. 熱邪壅肺

解答　B

🌓 Wang Point　これは実証です.

2 意識がハッキリとせず, 声が高く, 支離滅裂な言語を認めるものはどれか.

A. 錯語　B. 独語　C. 譫語　D. 吃語　E. 鄭声

解答　C

🌓 Wang Point　高熱などにより神気が常軌を失った状態です.

3 譫語が起こる病機はどれか.

A. 心気が強く傷られて, 精神が散乱した状態
B. 熱が心神を擾乱して, 神明を主ることができない状態
C. 心気の不足により神を養えない状態
D. 気が鬱して痰と結合し, 心竅を阻むため
E. 瘀血が心竅を阻むため

解答　B

🌓 Wang Point　実証で声が高いが, 話の筋は通らないようです.

4 鄭声が起こる病機はどれか.

A. 心気の不足により, 神を養えない状態
B. 心気が強く傷られて, 精神が散乱した状態
C. 瘀血が心竅を阻むため
D. 熱が心神を擾乱して, 神明を主ることができない状態
E. 痰湿が心竅を阻むため

解答　B

🌓 Wang Point
虚証で声が低く同じことを繰り返して話します.
『霊枢』外揣篇
五音不彰, 五色不明, 五蔵波蕩, 若是則内外相襲, 若鼓之応桴, 響之応声, 影之応形, 故遠者司外揣内, 近者司内揣外.
(声が澄んでおらず［五音］, 色艶がくすんでいると［五色］, 五蔵の機能に変化が生じている. それは人体の陰陽が内外相互に影響しあっていることである. ばちで鼓を打つと, 音は必ず打つにしたがって発せられるのと同様で, また影が形に似ているのと同様である. ゆえに遠とは, 身体の外表の変化から蔵府の疾病を推測することができるということである. いわゆる近とは, 蔵府の疾病から外表の証候を推測することができる.)

知っておこう！ 聞診と音声

- ▶▶ 声が小さい　宗気の不足
- ▶▶ 鼻づまりのような声　肺気の宣発作用が衰えます
- ▶▶ 声がかれる（嗄声）　肺腎陰虚　肺気不宣
- ▶▶ 声が高い　・実証
- ▶▶ 声が低い　・虚証
- ▶▶ 言語錯乱　・譫語
- ▶▶ 繰り返して同じことを言う　・鄭声
- ▶▶ うめくもの　・呻吟
- ▶▶ 独り言を言う　・独語
- ▶▶ 言語錯乱　・錯語

『難経』四十難　肺主声．（肺は声を主る．）
『医宗金鑑』
　　五蔵各有正声，以合於五音也．…此五音不病之常声也．
　　（五蔵のひとつひとつには，それぞれがもつ声があり，これが五音を作り出しています．）

---

5 言語錯乱があるが，語った後で会話の内容が混乱していることに気がつくのはどれか．

　A. 錯語　　B. 独語　　C. 譫語　　D. 吃語　　E. 鄭声

解答　A

6 高熱で意識不明で意味のはっきりしないものはどれか．

　A. 錯語　　B. 独語　　C. 譫語　　D. 吃語　　E. 鄭声

解答　C

7 精神の錯乱，狂燥があるものはどれか．

　A. 吃語　　B. 狂言　　C. 譫語　　D. 鄭声　　E. 独語

解答　B

Wang Point　痰火擾心に出現する熱証です．

8 喘息発作を誘発する一番の原因はどれか．

　A. 痰が内に鬱積した場合　　B. 外邪を感受した場合
　C. 過度の労働のあと　　　　D. 辛いものを食べすぎた後
　E. 情志が失調しているとき

解答　B

9 咳嗽とはどれのことか．

A． 呼吸促迫　　B． 有痰無声　　C． 有痰有声
D． 無痰無声　　E． 有声無痰

解答　C

10 咳声が重く濁り，吐き出した痰が白い．何を表しているか．

A． 風寒束表　　B． 寒邪客肺　　C． 熱邪壅肺
D． 陰虚燥肺　　E． 痰湿阻肺

解答　E

11 咳声が軽く低い．何を表しているか．

A． 風寒束表　　B． 風熱犯肺　　C． 肺陰不足
D． 肺気虚損　　E． 燥邪犯肺

解答　D

12 咳声が不暢，痰が粘り黄色い．発熱，口渇あり．何を表しているか．

A． 痰熱壅肺　　B． 寒邪客肺　　C． 風熱襲表
D． 痰湿阻肺　　E． 陰虚燥肺

解答　A

13 乾咳で無痰か少痰で粘りがある．何を表しているか．

A． 風熱襲表　　B． 燥邪犯肺　　C． 熱邪犯肺
D． 痰湿阻肺　　E． 肺気虚損

解答　B

知っておこう！ 聞診と呼吸

▶▶▶ 息切れ　気虚が肺で発生しています．
▶▶▶ ため息　ストレスにより肝気が鬱結しています．
▶▶▶ 咳嗽
　　　虚証：肺気虚　腎気虚　肺陰虚　　実証：風熱犯肺　風寒束肺　痰湿阻肺

『霊枢』五邪篇
　　邪在肺，則病皮膚痛，寒熱，上気喘，汗出，咳動肩背．
　　（邪が肺にあると，則ち皮膚の痛み，悪寒発熱，気が逆上して息苦しい，汗が出る，咳が肩や背に響きます．）

『素問』大奇論篇
　　肺之壅，喘而両脇満．
　　（肺が塞がると，喘が起こって両脇が脹満します．）

『霊枢』本蔵篇
　　肺高則上気，肩息咳．
　　（肺の位置が高ければ，則ち気が逆上し，肩で息をする．）

2 聞 診

14 先人が称した「噫気」とは何を指しているか.

A. あくび　B. げっぷ　C. ため息
D. くしゃみ　E. 吐き気

解答　A

● Wang Point　満腹時にみられます.

15 情緒抑鬱, 胸悶不暢により出現するため息はどれか.

A. 吃逆　B. 太息　C. あいき　D. 喘息　E. 噴嚏

解答　B

● Wang Point　深いため息のことです.

16 最も太息に至りやすいのはどれか.

A. 肝風内動　B. 肝気虚弱　C. 肝気鬱結
D. 肝陽上亢　E. 脾気虚弱

解答　C

● Wang Point　情志の鬱結によります.

17 水逆証の嘔吐における特徴はどれか.

A. 飲んだ後に吐く　B. 頻繁に吐く　C. 朝食後に吐く
D. 吐いたものが酸腐臭である　E. 固形物が混じる

解答　A

● Wang Point　嘔は声があって物がない, 吐は物あって声がない. 胃の上逆により発生します.

18 吃逆の原因に属さないのはどれか.

A. 風寒を感受したとき　B. 熱邪客胃　C. 胃気の衰退
D. 脾失健運　E. 寒邪客胃

解答　D

● Wang Point　胃気の上逆のことで, 慢性化したものには気をつけましょう.

Ⅱ　○×で答えなさい.

1 術者は声を聞くことにより疾病の診察ができる.

解答　○

2 飲食によるげっぷは病態ではない.

解答　○

3 哮喘は哮証と喘証に分けられる.

解答　○

4 すべての吃逆は疾病に属さない.

解答　○

Ⅲ 当てはまるものすべてを答えなさい.

1 言語の音が高く響き,有力である証がどれか.

　　A. 陽証　　B. 陰証　　C. 寒証　　D. 実証　　E. 熱証

解答　A・D・E

2 反胃による嘔吐の特徴はどれか.

　　A. 有形物が出ない　　　　B. 朝食べたものを夕方に吐く
　　C. 夜食べたものを朝吐く　D. 噴き出すように吐く
　　E. 食後すぐに吐く

解答　B・C

3 語声が細くて低く,懶言(らんげん),音声が途切れるなどの症状があり,初期は軽く,慢性化することにより重くなる証はどれか.

　　A. 陰証　　B. 虚証　　C. 実証　　D. 陽証　　E. 寒証

解答　A・B・E

4 「声を聞く」の内容に含まれるものはどれか.

　　A. 言語　　B. 耳鳴り　　C. 呼吸　　D. 咳嗽　　E. あくび

解答　A・C・D

☯ Wang Point　紀元前5世紀の名医,扁鵲は
　　切脈,望色,聴声,写形,言病之所在.
　　(切脈,望色,声を聞き,形態を写し,病気のありか〔所〕を語る.)

Ⅳ 当てはまる言葉を書きなさい.

1 胃腸の虚寒による腸鳴はどれか.語群から選べ.

解答　B

2 胃腸の気虚による腸鳴はどれか.語群から選べ.

解答　C

3 飲が胃腸に溜まることによる腸鳴はどれか.語群から選べ.

解答　E

　　A. 腹部痞満.腸鳴音が高い
　　B. おなかが減ったときの音.温まると軽くなる
　　C. 腹脹で食が少なく腸鳴音が弱い
　　D. 腹腸で痛く,腸鳴音が消失する
　　E. 胃腸が鳴り,水様の振動音がある

4 食滞性(消化不良)嘔吐の特徴はどれか.語群から選べ.

解答　B

5 反胃の嘔吐の特徴はどれか．語群から選べ． 解答 E

> A．乾嘔で物が出ない　　B．嘔吐物に酸腐臭がある
> C．嘔吐物が清稀である　　D．噴射性の嘔吐
> E．朝食べたものを夕方吐く

6 意識がハッキリせず，言語が重複し，声が低くて弱いものはどれか．語群から選べ． 解答 B

7 意識がハッキリせず，支離滅裂な言語を認め，声が高くて有力なものはどれか． 解答 A

8 精神が錯乱し，滅裂性言語を認め，狂燥のあるものはどれか．語群から選べ． 解答 E

> A．譫語　　B．鄭声　　C．独語
> D．錯語　　E．狂言

知っておこう！ 聞診と臭い

1　五蔵と臭い
▶▶▶ 心　こげくさい
▶▶▶ 肝　あぶらくさい
▶▶▶ 脾　かんばしくさい
▶▶▶ 肺　なまぐさい
▶▶▶ 腎　くされくさい

『形色外診簡摩』
病人後気極臭者，為胃有停食，腸有宿糞，為内実易治，若不臭者，在平人為気滞…
（患者のおならが臭いものは，胃に滞った食べ物があり，腸に宿便があります．内実であって治しやすい，もし，臭くないものは健康な人では気の停滞です…）

9 胃腸積滞を認める．口気（口から出る臭い）の多くはどのような臭いがするか．語群から選べ． 解答 A

10 体内に潰瘍がある．口気の多くはどのような臭いがするか．語群から選べ． 解答 C

> A．酸臭　　B．なまぐさい　　C．腐臭
> D．無味　　E．臊臭

11 消渇病の特徴はどれか．語群から選べ． 解答 E

12 宿食停滞の特徴はどれか．語群から選べ． 解答 C

13 脾胃虚寒の特徴はどれか．語群から選べ．

解答　A

A. 下痢がある
B. 下痢で腐臭
C. 大便が腐った卵の臭い
D. 小便が濁ってあぶらくさい
E. 小便が甘い臭い

14 痰熱証における咳嗽の特徴はどれか．語群から選べ．

解答　C

15 白喉の咳嗽の特徴はどれか．語群から選べ．

解答　D

A. 咳嗽，少痰
B. 咳声が低い
C. 咳，痰が黄色くて粘調
D. 犬が吠えているような咳
E. 空咳

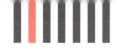

B. 四診に関係のある用語

3 問　　診

本章で学ぶ内容

問診は望診，聞診，切診と比べて，経験の浅い治療家でも，臨床の中で用いることができる方法です．主に患者やその家族に対して問いかけるので，主訴や症状を容易に把握することができます．問診は主訴，発病の時期，原因，現病歴や既往歴を問いかけて，病態の情報を収集します．また，嗜好品や喫煙，糖や塩分などの食生活などの生活習慣や，趣味，労働時間や職種も発病の原因となることがあります．しかし，あまり聞きすぎてプライベートの話にはならないように，節度をもって問診をしましょう．お友達といっしょに，お互いの症状を問診し合うのもよい訓練方法です．ご家族やご兄弟にお願いしてトレーニングをしてください．

『素問』上古天真論篇
　逆於生楽，起居無節，故半百而衰也．
　（養生に反して享楽し，労働と休息に節度がありません．こんなことだから五十歳になったら衰老してしまうのです．）

問診の意義

問いかけによる問診は四診の中で重要な位置を占めます．患者の現病歴を聞くことで，病因病理を明らかにする方法です．

その意義は：
① 多くの病情の資料を手に入れて病気の発生と発展またプロセス，治療経過，生活習慣，既往歴，飲食住居などを聞き出すことで，病の性質を掌握し，病位の判断，病情の分析を行うための根拠となります．
② 患者の動作や情志の変化により病情を分析します．

『素問』陰陽応象大論篇
　以我知彼，以表知里，以観過与不及之理，見微得過，用之不殆．
　（我を以て彼を知る，表を以て裏を知る，以て過と不足の理を観て微見過を得れば，之を用いて殆からず．自分の正常な状態によって病人の異常を比較し，表面の症状から内面の病変を理解し，さらに太過と不及とを判断すれば，病の初期の段階によく病邪の所在を知ることができる．）

これは中医診断の基本的な原理です．
［注意事項］
①患者の主訴について要点をまとめておきます．
②術者は熱心な姿勢で詳細な問診を行う．
③患者に対して難解な医学用語の使用は避ける．
④患者に対しては細心の注意を払い忍耐強く接触する．
⑤患者より知り得た情報は漏らさない．
『医門法律』問病論　医，仁術也．（医は仁術なり．）

Ⅰ　該当するものを一つ選びなさい．

1　「十問歌」を唱えた医家とは誰か．

　　A．華佗　　B．張仲景　　C．張景岳　　D．李時珍　　E．扁鵲

解答　C

2　問診に含まれないものはどれか．

　　A．既往歴　　B．職歴　　C．個人の生活史
　　D．婚姻状況　　E．家族の既往歴

解答　B

知っておこう！
十問歌

「十問歌」は明代の張景岳の『景岳全書』伝忠録に記載されている問診における具体的な質問です．これらの患者に対する問いかけより，寒熱虚実などから八綱弁証や，気血津液弁証，蔵府弁証にリンクさせます．

『景岳全書』十問篇
▶▶▶ 診断のポイント
　1　寒　熱
　　・悪寒発熱　・但寒不熱　・但熱不寒
　2　汗
　　・無汗　・自汗　・無汗　・盗汗　・大汗　・頭汗
　3　疼　痛
　　1）部　位
　　　・頭　・胸　・脇　・腹　・腰　・四肢
　　2）痛みの性質
　　　・脹痛　・重痛　・刺痛　・絞痛　・隠痛
　　　・鈍痛　・灼痛　・冷痛　・酸痛　・空痛　・掣痛
　　3）痛みの喜悪
　　　・拒按　・喜按　・喜温　・喜冷
　　4）睡　眠
　　　・不眠　・嗜眠

4 二　便
　1）小　便
　　・小便自利　・小便不利　・小便閉　・癃閉　・頻尿
　2）大　便
　　・便秘　・下痢（泄瀉）　・軟便（溏便）
5 食　欲
　1）食欲がない（納呆）
　2）食べてもすぐにお腹が減る（消穀善飢）
　3）たくさん食べられない（少食）

『霊枢』海論篇
　　胃者水穀之海．（胃は水穀の海である．）
6 胸脇脘腹
　　・心悸　・胸悶　・痞満　・胸脇苦満　・嘈雑
7 耳
　　・耳鳴り　・耳聾　・難聴
8 口　渇
　1）冷たい飲み物を欲しがる口渇→熱証　胃熱
　2）口渇はあるが多く飲まない→痰飲
9 月　経
　　・周期　・量　・色と質　・月経前の痛み
10 脈色・神
　術者の心得として考える．

『医学入門』
　　医者必須委曲請問，決無一診而能悉知其病情也．
　　（医者は詳しく問い訪ねる必要があり，ちょっと診ただけでその病情を知ることは決してできません．）

『素問』陰陽応象大論篇
　　善診者，察色按脈，先別陰陽．
　　（善く診する者は，色を察し，脈を按じ，先ず陰陽を別つ．）

---

3 特に地域性のある疾病はどれか．

A．麻疹　B．中風　C．疫病　D．生理不順　E．眩暈

解答　C

 Wang Point　国によってはすでに根絶されました．
『素問』疏五過論篇
凡欲診病，必問飲食居処．
（およそ病人を診察する者は，必ずまず飲食と周辺の環境を問いなさい．）

4 現病歴に含まれないものはどれか．

A．発病状況　B．症状の変化　C．診断方法
D．治療歴　E．過去の罹患歴

解答　E

5 発病に含まれないものはどれか.

　　A. 発病前の疾患　　B. 発病した時間　　C. 発病の原因
　　D. 初期症状　　　　E. どのような処置をしたか

解答　　A

🌓 **Wang Point**
日本の一般外来の患者さまは，肉体的な症状が顕著に出現することで来院します.
『素問』三部九候論篇
必審問其所始病，与今之所方病，而後各切循其脈.
（必ず発病時の状況と現在の症状を詳しく尋ね，その後にそれぞれの按脈部位で脈拍を診る.）

6 問診だけから知ることが可能な症状はどれか.

　　A. 面紅　　B. 発汗　　C. 白膩苔　　D. 頭痛　　E. 水腫

解答　　D

🌓 **Wang Point** 望診や聞診と混乱しないようにしてください.

7 軽微な発熱に属さない証はどれか.

　　A. 正気の虚損　　B. 胃腸実熱　　C. 気陰両虚
　　D. 陰液虚損　　　E. 情志の抑鬱

解答　　B

8 術者が患者の家族の既往歴を問う意味はどこにあるか.

　　A. 病因を分析するため　　　B. 病の性質を弁別するため
　　C. 治療に協力してもらうため　D. 遺伝病を弁別するため
　　E. 予後の判断をするため

解答　　D

9 日晡潮熱の特徴はどれか.

　　A. 午後になると熱が著しい　　B. 夜間時の高熱
　　C. 夜に熱が出て朝にはひく　　D. 身熱が著しい
　　E. 寒熱が往来する

解答　　A

10 但熱不寒に属さないものはどれか.

　　A. 日晡潮熱　　B. 五心煩熱　　C. 壮熱不退
　　D. 悪寒著明　　E. 身熱不暢

解答　　D

11 既往歴と関係なく発生する病はどれか．

A. 感冒　　B. 哮病　　C. 癲癇　　D. 中風　　E. 肝病

解答　A

12 既往歴に含まれないものはどれか．

A. どのような疾患をほかに罹患したか
B. どのような予防接種を行ったか
C. 居住地または旅行先
D. アレルギーの有無
E. 手術の経歴

Wang Point
過去に出現した疾患への問いかけです．

解答　C

13 生活歴と関係するものはどれか．

A. 罹患状況　　B. 治療経過　　C. 予防接種
D. 好きな食べ物　　E. 体質

解答　D

14 特に精神的な状況を注意する必要がある病証はどれか．

A. 感冒　　B. 肝病　　C. 腎病
D. 伝染病　　E. 痹病

解答　B

15 特に精神や情志と関係しない病証はどれか．

A. 眩暈　　B. 胸悶　　C. 関節痛　　D. 胃脘痛　　E. 脇痛

解答　C

16 現病歴で最初に問わなければならないのはどれか．

A. 飲食　　B. 十問歌　　C. 症状の進行状況
D. 主訴　　E. 体質

解答　D

Wang Point　最も術者に伝えたいことです．
『難経』六十一難　問而知之謂之工．（問いかけにより知る方法は工技である．）

17 病理的な発汗ではないのはどれか．

A. 労働中に汗をかいた　　B. 寝汗
C. 頭だけ汗をかく　　D. 左半身だけ汗をかいた
E. 高熱が出て汗をかいた

Wang Point
汗は人体の津液が気化されたものです．

解答　A

18 病理的な発汗はどれか．

　A．厚着したら汗をかいた　　　B．天気が良くて汗をかいた
　C．日中に汗をかいて止まらない　D．活動中に汗をかいた
　E．辛いものを食べたら汗が出た

☯ Wang Point
自汗の時によくみられます．

解答　　C

知っておこう！　発　汗

1　いつも汗の出た状態…自汗と呼ばれています．
　▶▶▶ よく見られる病証　①気虚（固摂の低下）　②陽虚
　▶▶▶ よく見られる症状　①息切れ　②気力の減退　③精神疲労

2　汗が頭にだけ出るもの…上焦の邪熱・中焦の湿熱

3　寝汗…盗汗といわれています．陰虚が原因しています．
　▶▶▶ よく見られる症状　①不眠　②手足のほてり　③口渇

4　無汗…表実証
5　大汗…高熱によるものです．
　▶▶▶ よく見られる所見
　　①脈洪
　　　絶汗，脱汗と注意する．
　『素問』陰陽別論篇
　　　陽加於陰謂之汗．（陽脈が陰脈の倍ほどあれば発汗します．）
　『霊枢』決気篇
　　　腠理発泄，汗出…津．（腠理による排泄，出る汗は津液です．）

19 多汗である．考えられる証はどれか．

　A．裏熱証　　B．表熱証　　C．実寒証
　D．半表半裏証　E．虚熱証

解答　　A

20 肝経の風火上擾で出現しない症状はどれか．

　A．目の痒み　B．目の痛み　C．鳥目　D．眩暈　E．目赤

解答　　C

21 失眠ではないのはどれか．

　A．徹夜　　　　B．睡眠中によく夢をみる
　C．寝付きが悪い　D．すぐ目が覚める
　E．一度目が覚めると寝られなくなる

解答　　B

22 心気虚の失眠には伴わない症状はどれか．

　　A．すぐ目が覚める　　B．潮熱盗汗　　C．心悸
　　D．淡白舌，白苔　　　E．沈脈

解答　B

🔅 Wang Point　気虚により血の推動無力が関係しています．

23 肝鬱化火の失眠に伴わない症状はどれか．

　　A．心悸健忘　　B．煩躁失眠　　C．面紅，目赤
　　D．弦数脈　　　E．急躁易怒

解答　A

🔅 Wang Point　神志の異常とは考えられません．

24 食滞内停の失眠に伴わない症状はどれか．

　　A．噫気が酸腐臭　　B．納呆厭食　　C．不眠症
　　D．煩躁不眠　　　　E．胸悶腹脹

解答　D

25 昼夜を問わず熟睡し，眠気があり，いつも知らない間に寝てしまうのはどれか．

　　A．昏眠　　B．鼾眠　　C．嗜眠　　D．欲眠　　E．不眠

解答　C

🔅 Wang Point　よく見られる症状　①陽虚　②腎虚　③痰湿困脾

26 痰湿困脾による嗜眠の特徴はどれか．

　　A．全身倦怠感，だるさ，頭重感
　　B．精神疲労と不眠
　　C．精神疲労，食後すぐに眠たくなる
　　D．高熱で情緒不安定，やたらに眠たい
　　E．いびきと痰鳴がひどい

解答　A

27 食後の嗜眠，精神疲労，倦怠感があり，食が少なく納呆がみられる．何が考えられるか．

　　A．痰湿困脾　　B．中気の不足　　C．心腎陽虚
　　D．熱入心包　　E．肝陽化風

解答　B

🔅 Wang Point　後天の精の不足で起こる症状を考えます．
　　　　　　　『難経』四十九難　**虚為不欲食，実為欲食．**（虚証では食欲がなく実証では食欲がある．）

28 脾胃虚弱による腹部疼痛の特徴はどれか．

　　A．隠痛　　B．差し込むような激痛　　C．脹痛
　　D．酸痛　　E．痛みが定まらない

解答　　A

29 瘀血による頭痛の特徴はどれか．

　　A．脹痛　　B．隠痛　　C．重痛
　　D．刺痛　　E．痛みが定まらない

解答　　D

30 腎陽虚による腰痛の特徴はどれか．

　　A．隠痛で按じると喜ぶ　　　　B．冷えて休みなく痛い
　　C．重痛により活動制限がある　D．痛みの場所が定まらない
　　E．固定した刺痛

解答　　B

🌓 Wang Point

陽気の衰えがこの症状のポイントです．
『素問』厥論篇
陽気衰於下，則為寒厥．（陽気が下の方で衰えると「寒厥」が発生します．）
陰気起於五指之裏，集於膝下而膝上，故陰気勝，則從五指至膝上寒．
（陰気は五指の裏より起こり，膝の上下に集まります．寒厥が下の方で衰えて，陰気が一方的に勝るので，逆冷はまず足の五指に起こり，上がって膝に達するのです．）

31 肝鬱気滞による胸脇痛の特徴はどれか．

　　A．脹痛　　B．掣痛　　C．絞痛　　D．隠痛　　E．灼痛

解答　　A

32 口渇があるが多く飲みたがらないのはどれか．

　　A．多くは寒湿証　　B．燥熱の病証とは考えない
　　C．正常　　　　　　D．湿蘊化熱
　　E．津液は傷ついていないことを表す

解答　　D

33 口が渇き，少し飲みたがる．発熱，悪寒，咽喉部の腫痛がある．どの証と考えるか．

　　A．温熱病の初期　　B．陽明経証　　C．消渇病
　　D．水逆証　　　　　E．湿熱証

解答　　A

34 口が渇き，少し飲みたがる．発熱，悪寒，咽喉部の腫痛がみられる．
原因は何か．

　A．裏熱熾盛　　B．外感風熱　　C．湿熱内蘊
　D．熱邪入営　　E．痰湿内停

解答　B

35 厭食，油もの，味の濃いものが食べられない．胸脇脹痛，黄膩苔．
考えられることは？

　A．肝胆病　　B．脾胃病　　C．食積　　D．妊娠　　E．胃病

解答　A

🔵 **Wang Point**

結構，勘違いがあります．もう一度整理しておきます．
①油っこいものが食べられない…肝胆湿熱，胸脇苦満がある．
②傷食…腹脹，胃部のつかえ，腐食臭が逆上する．
③妊娠…酸を好む，悪心，嘔吐感．

36 厭食，油もの，味の濃いものが食べられない．胸脇脹痛，黄膩苔．
何が原因と考えられるか．

　A．飲食の停滞　　B．脾胃の湿熱　　C．肝胆の湿熱
　D．痰湿内蘊　　　E．肝胃不和

解答　C

37 消穀善飢はどれか．

　A．飢餓感がないこと　　　B．多食だがすぐ腹がすく
　C．厭食だが油ものを好む　D．腹がすくが食べたくない
　E．食事は欲しくないが間食はする

解答　B

38 消穀善飢が現れやすいのはどれか．

　A．脾胃虚弱　　B．肝胆湿熱　　C．胃火熾盛
　D．胃陰不足　　E．胃寒証

解答　C

🔵 **Wang Point**

胃熱が基本にあります．胃熱は熱邪が胃に停滞することにより出現します．多飲，多食，多尿（三消）を主としています．
『素問病機気宜保命集』巻下
中消者，胃也，渇而飲食多，小便黄…
（中消の者は胃である．口渇が多くてよく食べたがる，小便は黄色…）
『景岳全書』巻十八　**上消善渇，中消善飢**…（上消はよく口渇があり，中消ではよく飢える．）

39 四肢麻木（しびれ）が起こらないのはどれか．

　A．肝風内動　　B．痰湿阻絡　　C．気血虚損
　D．瘀血阻絡　　E．風邪侵襲

解答　E

● Wang Point　内傷により発生する症状で外感性のものではありません．
▶▶ 麻木（しびれ）単独の場合の原因　①気血虧虚　②肝風内動　③湿痰　④瘀血

40 四肢麻木，精神疲労，倦怠感，呼吸が粗く懶言あり．考えられるものはどれか．

　A．痰湿阻絡　　B．瘀血阻絡　　C．気虚による温煦低下
　D．肝風内動　　E．風熱侵襲

解答　C

● Wang Point　全身に気血が行き届かない状態です．

41 四肢麻木，屈伸不利（運動障害），口唇及び舌質―淡白．考えられるものはどれか．

　A．肝風内動
　B．血虚による失養（養うことができない）
　C．気虚による温煦不利
　D．瘀血による絡脈の阻害（阻絡）
　E．痰湿による絡脈の阻害（阻絡）

● Wang Point
口唇と舌質が淡白であることに注目します．

解答　B

42 四肢麻木，皮膚がカサカサする．口唇が青紫色である．考えられるものはどれか．

　A．気虚による温煦不利　　B．肝風内動
　C．痰湿による絡脈阻害　　D．瘀血による絡脈阻害
　E．血虚による失養

● Wang Point
口唇が青く紫色であることに注目します．

解答　D

43 四肢麻木，全身がだるく，舌苔―白膩苔である．考えられるものはどれか．

　A．肝風内動　　　　B．気虚による温煦不利
　C．痰火によるもの　D．痰湿による阻絡
　E．瘀血による阻絡

解答　D

● Wang Point　だるい，膩苔が白色であることに注目します．
①湿には下注性がある．　②膩苔は痰飲，湿濁により形成されます．

44
耳鳴りが蝉の鳴く声のように小さく，押さえると鳴き声が軽くなるか止まるものはどれか．

A．肝風内動　　B．肝胆の火が旺盛な状態
C．肝腎陰虚　　D．気血の虚損
E．肝経の風火によるもの

Wang Point
耳は心腎の通路で肝胆の経，宗脈の集まるところです．

解答　C

45
飲食を問う場合に含まれない項目はどれか．

A．口渇と水分量　　　　　B．食欲とカロリー量
C．食後の腹部の痞脹と疼痛の有無　　D．味覚異常の有無
E．気味異常の有無

解答　C

46
外感による風寒湿邪では出現しない症状はどれか．

A．灼痛　　B．固定痛　　C．痛みが移動する
D．重痛　　E．冷痛

解答　A

47
熱証によって起こるものはどれか．

A．口淡　　B．口苦　　C．口酸　　D．口辛　　E．口甘

解答　B

48
口酸を最も起こしやすい病証はどれか．

A．食滞，肝胃不和証　　B．胃気の上逆
C．脾胃の陽気虚損　　　D．脾胃湿熱の内蘊
E．壮熱か津液を損傷した場合

解答　A

49
便秘の原因で除くことができるのはどれか．

A．熱が結す　　B．陽が虚す　　C．寒により凝固する
D．湿熱　　　　E．血虚

解答　D

Wang Point　『景岳全書』
二便為一身之門戸，無論内傷外感皆当察此，以弁其寒熱虚実．
（二便は一身の門戸です．無論，内傷，外感すべてを此処で察し，其の寒熱虚実を弁証します．）

50
泄瀉の原因に含まれないのはどれか．

A．腎陽の衰え　　B．腎陰の損傷　　C．胃腸の食物積滞
D．大腸湿熱　　　E．脾胃虚弱

解答　B

51 下痢時に黄色くてザラザラし，腹痛と肛門の灼熱感を呈するものはどれか．

A． 大腸湿熱　　B． 食滞腸胃　　C． 腎陽の衰え
D． 脾胃の虚弱　　E． 脾虚寒湿

解答　A

52 便の質の異常に含まれないものはどれか．

A． 未消化物　　B． 大便の乾燥　　C． 膿血が混ざる
D． 毎日数回出る　　E． コロコロする

解答　D

53 大腸湿熱では出現しない症状はどれか．

A． 下痢が黄色くて粥状　　B． 膿血　　C． 溏で不調
D． 肛門灼熱　　E． 裏急後重

解答　C

54 白帯に混ざる血液はどれか．

A． 白帯　B． 黄帯　C． 赤帯　D． 赤白帯　E． 五色帯

解答　D

55 新生児の問診に対する意義はどれか．

A． 伝染病罹患歴の有無
B． 妊娠期，産育期の母体における栄養健康状態
C． 妊娠期，産育期の母体における罹患歴
D． 妊娠期，産育期の薬物の使用経歴
E． 分娩時の状態（難産，早産など）

解答　A

56 排尿後の余瀝（ポタポタ落ちる）の原因はどれか．

A． 腎陽虚　　B． 腎陰虚　　C． 瘀血内阻
D． 腎気不固　　E． 結石による閉塞

解答　D

57 腎気の不足によるものはどれか．

A． 小便失禁　　B． 小便渋痛　　C． 睡眠中の遺尿
D． 頻尿　　E． 余瀝が尽きない

解答　B

3 問 診

58 月経初期には起こらない症状はどれか．

　A．営血を損なう　　B．肝鬱血熱　　C．気虚不摂
　D．陰虚火旺　　　　E．陽盛血熱

解答　B

🔵 Wang Point
月経について問診をしなくてはいけない項目：
婦人には妊娠の有無を問い，月経の前後期，脹痛の有無を問います．
①月経の周期　②月経の日数　③月経時の血の量　④月経時の血の色　⑤月経時の血の質
『難経』五十九難　脾…**主裏血，温五蔵，主蔵意．**（脾…裏血を主り五蔵を温め，意を蔵するを主る．）

59 月経後期には起こらない症状はどれか．

　A．営血を損なう　　B．陽虚　　C．気滞血瘀
　D．寒凝血熱　　　　E．陽盛血熱

解答　B

🔵 Wang Point　寒証，気滞，血瘀
　　　　　　　『医宗金鑑』
　　　　　　　…陽蔵者陰必虚，陰虚者多火．（…陽蔵の者は陰が必ず虚している，陰虚の者は火が多い．）
　　　　　　　陰蔵者陽必虚，陽虚者多寒故也．（陰蔵の者は陽は必ず虚している，陽虚の者は寒が多い．）

60 帯下を問うときに意義を持たないことはどれか．

　A．帯下の日数　　B．量の多少　　C．帯下の色
　D．質の変化　　　E．匂いの有無

解答　A

知っておこう！　気の不足を知る

（気虚の原因）
①先天の精の不足
②後天の精が補充されない
③心身の過労
④不摂生の房事
⑤慢性疾患
　⏩ よく見られる症状　　・倦怠感　・めまい　・自汗
　⏩ 昇清作用の低下によるもの　・胃下垂　・腎下垂
　⏩ 固摂の低下によるもの　・多汗　・多尿　・遺精　・出血
『素問』挙痛論篇　労すれば則ち気耗る

II 当てはまる言葉を書きなさい．

1 心煩，不眠，潮熱，盗汗，腰膝酸軟がある．適当な証はどれか．語群から選べ．

2 不眠，腹脹があり，著しいときには脹痛が認められる．適当な証はどれか．語群から選べ．

A．心脾両虚　　B．心胆気虚　　C．心腎不交
D．肝鬱化火　　E．食滞内停

解答　E

☯ Wang Point

『霊枢』口問篇
陽気尽，陰気盛，則目瞑．
（陽気が尽きて，陰気が盛んになりますと，めまい閉じて安眠することができます．）
陰気尽而陽気盛，則寤矣．（陰気が尽き陽気が盛んになりますと，人はめまいを覚えます．）

3 盗汗を示すものはどれか．語群から選べ．
解答　B

4 自汗を示すものはどれか．語群から選べ．
解答　D

5 脱汗を示すものはどれか．語群から選べ．
解答　C

A．熱汗が止まない　　　　B．睡眠時に発汗する
C．冷汗が出て止まらない　D．動くと発汗が促進する
E．戦慄発汗

6 自汗が見られるのはどれか．語群から選べ．
解答　C

7 盗汗が見られるのはどれか．語群から選べ．
解答　A

8 脱汗が見られるのはどれか．語群から選べ．
解答　E

A．陰虚証　　B．血虚証　　C．陽虚証
D．津液不足　E．気脱証

知っておこう！ 発熱の種類

1　悪寒発熱
①外感病の初期（悪寒）
②悪寒が重くて発熱が軽い（風寒表証）．
③発熱が重く悪寒が軽い（風熱表証）．
④四肢の寒冷，手足が冷たいもの（陽虚，気滞）．

2　但寒不熱
寒気がするが，発熱はないものをいう．
①温めても寒気は取れない（外感寒邪）．
②温めると寒気は取れる（陽虚）．

3　但熱不寒

発熱がある，悪寒なしのものをいう（裏熱証）．

①壮熱→高熱，悪熱して悪寒のないもの．
風寒や風熱が裏に入る．正気旺盛で邪気が強いほど高熱になる．

▶▶ **よく見られる症状**　・口渇　・多汗　・煩躁

②潮熱→五心煩熱（手足のほてりと胸部の熱感）
骨蒸発熱

③寒熱往来→悪寒発熱が交互に来るもので，正気と邪気の闘争を表しています．
半表半裏証

④長期微熱→気虚発熱と陰虚発熱がある．

9　壮熱の病機はどれか．語群から選べ．　　解答　D

10　陰虚発熱の病機はどれか．語群から選べ．　　解答　B

11　気虚発熱の病機はどれか．語群から選べ．　　解答　E

12　日晡潮熱の病機はどれか．語群から選べ．　　解答　C

    A. 外感風寒による衛気と陽気の鬱閉
    B. 陰液の不足による陽熱の偏旺
    C. 胃腸の燥熱により内部で結合する
    D. 外邪が裏に入り，陽熱が内で旺盛となる
    E. 中気の不足により，清陽が蓄積する

13　外感風寒表証の寒熱の特徴はどれか．語群から選べ．　　解答　A

14　外感傷風表証の寒熱の特徴はどれか．語群から選べ．　　解答　C

15　外感風熱表証の寒熱の特徴はどれか．語群から選べ．　　解答　B

16　半表半裏証の寒熱の特徴はどれか．語群から選べ．　　解答　E

    A. 悪寒が重くて発熱が軽い
    B. 発熱が重くて悪寒が軽い
    C. 発熱が軽くて悪風がある
    D. 但寒不熱
    E. 寒熱往来

17　裏熱証の寒熱の特徴はどれか．語群から選べ．　　解答　B

18	裏寒証の寒熱の特徴はどれか．語群から選べ．	解答 E
19	表証の邪は軽く，正気が衰えているときの寒熱の特徴はどれか．語群から選べ．	解答 C
20	表証の邪と正気がともに旺盛であるときの寒熱の特徴はどれか．語群から選べ．	解答 D

A．発熱と悪寒がともに出現する
B．但熱不寒
C．発熱悪寒が比較的に軽い
D．寒熱往来
E．但寒不熱

知っておこう！ 頭痛の種類

1　風寒などによる六淫の邪（実証）
2　痰濁・瘀血によるもの（実証）
3　気血精の不足によるもの（虚証）
疼痛部位による分類：
　①太陽経…後頭部〜項背部にかけての痛み
　②陽明経…前額部〜眉間にかけての痛み
　③少陽経…両側〜側頭部にかけての痛み
　④厥陰経…頭頂部にかけての痛み
『類経』疾病類
　五蔵六府之精気，皆上注於頭，…故頭為精明之府．
　（五蔵六府の精気はすべて頭に注がれる．…故に頭を精明の府と為す．）

21	頭痛が左右両側にある．病の所在はどこか．語群から選べ．	解答 B
22	前額部の痛みが眼窩まで拡がった．病の所在はどこか．語群から選べ．	解答 C
23	頭痛が後頸部に及ぶ．病の所在はどこか．語群から選べ．	解答 A

A．太陽経　B．少陽経　C．陽明経
D．太陰経　E．少陰経

| 24 | 後頸部の激痛で悪寒発熱を生じる原因は何か．語群から選べ． | 解答 A |
| 25 | 頭痛や頭重，脹痛を生じる原因は何か．語群から選べ． | 解答 C |

26 頭痛，脹痛，発熱悪風を生じる原因は何か．語群から選べ． 解答 E

　　A．風寒　　　B．瘀血　　　C．痰湿
　　D．陽の亢進　E．風熱

27 風邪の偏盛により生じるものはどれか．語群から選べ． 解答 B

28 腎虚による肉体の衰えから生じるものはどれか．語群から選べ． 解答 C

29 寒邪の偏盛により生じるものはどれか．語群から選べ． 解答 A

　　A．四肢の強烈な冷痛
　　B．遊走性の疼痛
　　C．下腿部から膝の酸痛
　　D．体が重く酸脹疼痛
　　E．局所が赤く腫れ灼痛を認める

30 脾胃の虚寒の腹痛に属するものはどれか．語群から選べ． 解答 A

31 寒凝肝脈の腹痛に属するものはどれか．語群から選べ． 解答 D

32 膀胱湿熱の腹痛に属するものはどれか．語群から選べ． 解答 E

　　A．腹部に隠痛があり，温めたり按じると喜ぶ
　　B．腹部の脹痛と便秘がある
　　C．腹部の脹痛があり，下痢後に痛みが減る
　　D．下腹部の冷痛が陰部にまで及ぶ
　　E．下腹部の脹痛があり，尿は赤くて灼熱痛がある

33 シクシクとした頭痛が長く続き，過労により悪化するものはどれか．語群から選べ． 解答 A

34 頭痛，ふらつき，心悸を認めるものはどれか．語群から選べ． 解答 C

35 頭痛，腰膝酸軟を認めるものはどれか．語群から選べ． 解答 E

　　A．気虚　　B．陰虚　　C．血虚
　　D．陽虚　　E．精の不足

（血虚の原因）
① 後天の精の不足
② 脾胃の働きが衰えたことによる消化吸収の不良
③ 情志の乱れで肝と脾に影響を与える．
　▶▶ 肝血蔵・脾統血の働きを損なう．
④ 過労，過度の房事による血の消耗．
⑤ 慢性疾患
　『素問』調経論篇　血気不和百病乃変化而生（血気和せざれば，百病すなわち変化して生ず．）

36 暴飲暴食や食事の不摂生により罹患すると考えられる病証はどれか．語群から選べ． 解答 E

37 辛いものや塩からいものなどに食生活が偏りすぎると罹患すると考えられる病証はどれか． 解答 D

38 過度な肉体労働により罹患すると考えられる病証はどれか．語群から選べ． 解答 B

　A．痰湿証　　B．虚証　　C．寒証
　D．熱証　　　E．腹部痛

39 正確に掌握し，記録を厳密に残す必要があるものはどれか．語群から選べ． 解答 A

　A．主訴　　　B．現病歴　　C．既往歴
　D．現在の症状　E．家族の罹患歴

☯ Wang Point

四診の基本です．
『素問』徴四失論篇
診病不問其始，憂患飲食之失節，起居之過度，或傷於毒，不先言此，卒持寸口，何病能中．
（診断する際に，その病がいつ起きたか尋ねはしないし，精神上と飲食上の不摂生，日常生活の乱れ，中毒やけがによるものかどうか，といったことをまず最初に訊ねず，やみくもに寸口の脈を診察する．）【悪い例】

40 痰湿内阻（痰湿が内部を阻むこと）の症状はどれか．語群から選べ． 解答 E

41 肝火上炎（肝火が炎上して上部を犯すこと）の症状はどれか．語群から選べ． 解答 C

| 42 | 瘀血阻滞（瘀血によって閉塞を受けること）の症状はどれか．語群から選べ． | 解答 D |

　　A．めまいがあるが顔面は白く，精神疲労と倦怠感がある
　　B．重いめまい，縄で締めつけられるような頭痛がある
　　C．めまいがあり，顔と目が赤く，脹るような頭痛がある
　　D．めまいがあり，刺すような頭痛があるが，疼痛部位が固定している
　　E．めまいがあり，頭重感と脹痛があるが，足は軽い

| 43 | 心気の不足による症状はどれか．語群から選べ． | 解答 E |

| 44 | 肝気の鬱結による症状はどれか．語群から選べ． | 解答 C |

| 45 | 痰湿が体内で阻滞することによる症状は次のどれか．語群から選べ． | 解答 D |

　　A．胸悶感があり，ぜいぜいいう
　　B．胸悶感があり，刺すような痛みがある
　　C．胸悶感があり，脇が脹るような感じがする
　　D．胸悶感があり，痰が多い
　　E．胸悶感があり，呼吸が荒い

| 46 | 生殖器系と関係のある病証はどれか．語群から選べ． | 解答 C |

| 47 | 職業と関係のある病証はどれか．語群から選べ． | 解答 D |

| 48 | 地域や水と関係のある病証はどれか．語群から選べ． | 解答 E |

　　A．水痘証　　B．痹証　　C．遺精
　　D．珪肺証（石材などの粉末を吸うことによって起こる一種の職業病）
　　E．瘿瘤（単純性甲状腺腫）

| 49 | 地方病を疑うときに詳しく聞く必要があるのはどれか．語群から選べ． | 解答 B |

| 50 | 遺伝病を疑うときに詳しく聞く必要があるのはどれか．語群から選べ． | 解答 A |

　　A．家族歴　　B．生活歴　　C．婚姻と発育状況
　　D．精神感情　　E．飲食や嗜好

● 第2章　中医学用語を克服しよう（B．四診に関係のある用語）

知っておこう！ 痛みの性質を知る

①脹痛…気滞（腫れた感じ）
②刺痛…瘀血（錐で刺したような感じ）
③重痛…湿（重く感じるもの）
④冷痛…寒（冷えを伴うもの）
⑤絞痛…寒，結石，瘀血（締め付けられるような痛み）

51 気機の阻滞による疼痛の性質はどれか．語群から選べ．　解答　A

52 湿邪による疼痛の性質はどれか．語群から選べ．　解答　B

53 結石による閉塞が原因で起こる疼痛の性質はどれか．語群から選べ．　解答　E

　　A．脹痛　　B．重痛　　C．刺痛
　　D．冷痛　　E．絞痛

54 食欲がなく，食事量が減少し，おいしく感じられないものはどれか．語群から選べ．　解答　D

55 飢餓感がなく，食欲もなく，口膩で，心下痞があるのはどれか．語群から選べ．　解答　B

　　A．納少　　　B．納呆　　C．悪食
　　D．食欲不振　E．貪食

知っておこう！ 便秘を分ける

1　便秘には潮熱や口渇があります．
　▶▶ 熱証・実証→胃腸熱
2　便意はあるが排便無力
3　硬い便，軟便→気虚
　兎糞便の硬い便→血虚
4　腎陽虚の便秘
　▶▶ よく見られる症状　①四肢の冷え　②夜間頻尿

56 大便が乾燥し，コロコロしていて，紅舌，少苔であるものはどれか．語群から選べ．　解答　C

57 便秘があるが，唇や舌が淡白で，脈が細無力であるのはどれか．語群から選べ．　解答　E

 Wang Point　脈道を血で充足しきれないことが原因しています．

58 排便はあるがサッパリとしない．心身の疲労があり，淡白舌，弱脈であるものはどれか． 解答 D

　　A．熱結便秘　　B．寒凝便秘　　C．陰虚便秘
　　D．気虚便秘　　E．血虚便秘

59 血熱が体内で熾盛して生じる月経はどれか．語群から選べ． 解答 C

60 血虚の栄養不良の月経はどれか．語群から選べ． 解答 A

　　A．淡紅色で稀薄で薄い
　　B．紫暗色で血の固まりを含む
　　C．深紅色で粘りがある
　　D．紅く稀薄
　　E．紫黒色で血塊が混じる

61 生理前，生理中に下腹部に刺すような生理痛がある．多くはどれに属するか．語群から選べ． 解答 E

62 生理前，生理中に下腹部が冷えるような生理痛がある．多くはどれに属するか． 解答 D

63 生理前，生理中に下腹部に持続的な鈍痛がある．腰がだるくて痛む．多くはどれに属するか． 解答 C

　　A．気滞　　B．陰虚　　C．血虚
　　D．寒証　　E．瘀血

64 寒湿の下注による帯下（おりもの）がある．多くはどれに属するか．語群から選べ． 解答 C

65 湿熱下注の帯下がある．多くはどれに属するか．語群から選べ． 解答 B

　　A．青帯　　B．黄帯　　C．白帯
　　D．黒帯　　E．赤帯

☯ **Wang Point** 色により判断できます．望色診を忘れないようにしましょう．
　　①白色で稀薄　　▶▶　虚証　寒証
　　②黄赤で濃く臭い　▶▶　実証　熱証

II ○×で答えなさい．

1 表証における寒熱の軽重は病邪の性質によって決定する． 解答 ×

2 寒熱は外感表証だけに関係するとは限らない． 解答 ○

3	生活経歴を問診するときには，患者の出生地，居住地，職歴など，プライベートなことを問うてはならない．	解答 ○
4	患者の精神状況を問うことは，どのような疾患に対しても必要である．	解答 ×
5	無汗のすべては表実証とは限らない．	解答 ○
6	耳聾，難聴は精が虚すことによって発生する．	解答 ×
7	昏睡は嗜睡には属さない．	解答 ○
8	飲食の偏りは症状の一つである．	解答 ×
9	便秘の場合，大便の質は必ず乾燥して硬いとは限らない．	解答 ○
10	脾胃湿熱と肝胆湿熱は口の内部が粘ることは共通している．	解答 ×
11	大便失禁は脾腎の虚衰で出現するとは限らない．	解答 ○
12	排便にさっぱり感がないのは大便難と考える．	解答 ×
13	小便頻尿は下焦の虚寒に属する．	解答 ×
14	月経痛は月経時の腹部痛のことをいう．	解答 ×

IV 当てはまるものすべてを答えなさい．

1 畏寒（寒さを恐れる）の原因はどれか．

A．外感風寒　　　B．寒邪が直接蔵府を侵したとき
C．風邪を感受したとき　D．風湿の外襲
E．陽気が虚したとき

解答　A・B・E

2 壮熱の合併症状はどれか．

A．両頬部の発赤　B．発汗が多い
C．煩渇して冷たいものを飲みたがる
D．舌紅，少苔　　E．洪数脈

解答　A・D

☯ **Wang Point** 正気が盛んで邪気が強いほど高熱です．
⏩ よく見られる症状　・多汗　・煩躁　・口渇
煩躁と口渇の両方が生じた場合には煩渇と呼びます．

3 陰虚発熱に合併して見られるのはどれか．

A．両頬の潮紅　　B．口燥と喉乾　　C．胸悶
D．五心煩熱　　　E．舌紅，少苔

解答　A・B・D・E

4 気虚発熱に合併して見られるのはどれか．

A．精神疲労と四肢の倦怠感　　B．口と喉の乾燥
C．顔色が淡白である　　　　　D．呼吸が浅く，独り言をいう
E．黄膩苔

解答　A・C・D

5 脱汗の合併症状はどれか．

A．熱と汗が止まらない　　B．四肢の厥冷感
C．顔面部の蒼白　　　　　D．突然，寒くて震える
E．微脈で時々飛ぶ

☯ **Wang Point**
生命が途絶えようとしているときの汗です．

解答　B・C・E

6 冷痛が容易に出現する部位はどこか．

A．小腹　B．四肢関節　C．胸脇　D．胃　E．腰背

解答　A・B・D・E

☯ **Wang Point** 寒証によるものが多い．

7 肝腎の虚損，精血の不足が原因で発生するのはどれか．

A．目昏　　　B．耳痛　　C．めまい
D．目の痒み　E．目が赤い

解答　A・C

☯ **Wang Point**
『霊枢』脈度篇
肝気通於目，肝和則目能辨五色矣．
(肝気は目に通じているので，肝の機能が調和していれば，目は五色を見分けることができます．)

8 気滞証で出現する痛みはどれか．

A．掣痛　　B．固定性の痛み　　C．刺痛　　D．脹痛　　E．絞痛

解答　B・D

☯ Wang Point　気滞（気の停滞のこと）の原因
　　　　　　　①情緒の乱れるとき　②寒湿による経絡の阻滞
　　　　　　　③飲食の不摂生　　　④痰などによる経絡流注の阻滞　⑤七情の鬱結
　　　　　　『素問』挙痛論篇　**百病生於気也．**（百病は気より生ず．）

9 精血の虚損で出現する疼痛はどれか．

A．空痛　　B．灼痛　　C．隠痛　　D．冷痛　　E．掣痛

解答　A・C・E

10 口腔内の疼痛を発生させる原因はどれか．

A．胃火上炎　　B．陰虚火旺　　C．風熱侵襲
D．肝胆湿熱　　E．脾経蘊熱

解答　A・B・E

11 排便感覚の異常を発生させる原因はどれか．

A．肛門灼熱　　B．裏急後重　　C．溏結不固
D．泄瀉失禁　　E．肛門の気墜

解答　A・B・D・E

12 正常な成人の排尿基準はどれか．

A．一日に3～5回　　　　　　　B．夜間時0～1回
C．昼夜の尿量が2000cc以上　　D．昼夜の尿量が1000～1800cc
E．昼夜の尿量が1000ccを超えない

解答　A・B・D

13 癃閉を起こす原因はどれか．

A．腎陽虚による気化作用の低下
B．津液が膀胱を養うことができない
C．瘀血が体内に留まり，砂石が閉塞をするため
D．湿熱が下注し，気の機能が滞る
E．腎陰虚により津液が内部にたまる

解答　A・C・D

☯ Wang Point　寒証によるものが多い．排尿障害に下腹部の脹満があるものを指す．
　▶▶ 実証：結石　湿熱　瘀血　　▶▶ 虚証：腎陽虚　脾肺気虚

知っておこう！ 排尿障害

中医学では小便不利といわれ，主に尿の排尿困難を指します．多くは癃閉，淋濁，水腫，外感熱病，熱盛傷津などにより小便不利を引き起こします．脾肺腎の三蔵との関係があり，その病位は膀胱にあります．

原因：
①膀胱の気化不利のため．
②肺気が水道通調作用を助け，膀胱に運ぶことができないため．
③脾の運化作用が衰えて，水湿の運搬ができなくなったため．
④腎気虚，命門の火が衰えたこと．
⑤三焦の決瀆が失われたため．

『素問』宣明五気篇
膀胱不利爲癃，不約爲遺溺．
（膀胱の気が動かないと，小便が不通となります．それを制御できないときは失禁します．）

『霊枢』五癃津液別篇
…留於下焦，不得滲膀胱，則下焦脹，水溢則爲水脹．
（…下焦に留滞して，水分を膀胱に滲み入らせられなくなるので，下焦に脹を生じ水液は外に溢れて水脹となります．）

14 腎気不固の症状はどれか．

A. 遺尿　B. 小便が渋り痛い　C. 癃閉
D. 余瀝（尿がポタポタ）が尽きない　E. 小便失禁

解答　A・D・E

Wang Point 気虚の症状が出現し，その中で固摂作用に注目してください．
▶▶ その他の症状　・遺精　・帯下　・流産しやすい
『難経』八難
所謂生気之原者，謂十二経之根本也，謂腎間之動気也．
（いわゆる生気の原は十二経の根本である．いわゆる腎間の動気である．）

15 生理不順の原因はどれか．

A. 営血の不足　B. 肝気の鬱滞　C. 衝脈，任脈の失調
D. 陰虚血熱　E. 瘀血の阻滞

解答　B・C・E

16 小児疾患を起こす原因はどれか．

A. 過度な七情の変化　B. 暴飲暴食　C. 驚きやすい
D. 過労　E. 六淫を感受する

解答　B・C・E

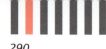

4 切 診

B. 四診に関係のある用語

本章で学ぶ内容

中医学で問診は四診の首,脈診は四診の末と呼ばれています．最初の脈診は遍診法です．脈診の別名を切脈,摸脈といって,術者が直接患者の肌に触れることで体の情報を集める方法です．古代中国から正気と邪気の勢い,病位と病性と予後を判断するために脈診は診察方法のひとつとして用いられていました．歴代の文献では脈状の種類について一致していません．

『脈経』は二十四脈に分け,『景岳全書』では十六脈,『瀕湖脈学』では二十七脈,『診家正眼』では疾脈を加えて二十八脈とし,後代に引き継がれてきました．

「見微知著」(わずかなことを見て著しいことを知る),この言葉は『医学心悟・医中百誤歌』に出てきます．つまり僅かな変化を通して,生体の情況を推測することができ,身体の一部が,生体の生理,病理の情報を含んでいるという意味です．したがって脈の反応は人体の生理的な活動により,脈という微妙なシグナルから,蔵府の働き,気血津液の量を見つけ出すのです．

I 脈 診

1 疾病の判断を行う

病位と病性,正邪の盛衰を診る脈象の浮沈は病位の深浅を反映させていきます．例えば脈が浮いている場合は病位が表にあります．逆に沈んでいるときには病位が裏にあります．

疾病の性質である寒証と熱証にも分けることが可能です．脈象の遅数は疾病の性質が反映されたもので,脈が遅であれば寒証,逆に数であれば熱証と判断ができます．また,病気が変化する過程において,正気と邪気の闘争は虚実となって脈の力の有無となり出現します．無力な脈は虚証で正気不足の現れです．

有力の脈は実証で邪気の亢盛の現れです．これは徐霊胎のいう「虚実之要,摸逃於脈.」

> (虚実の要は脈の動きでわかる.) です.
>
> **2 疾病の発展状態と予後を判断する**
> 　慢性疾患に対する病脈の緩和，これは胃気が回復し，病気が退いていく兆しです．慢性疾患で気虚，虚労，失血，長期の下痢で洪脈が診られれば，多くは邪が盛んとなり，正気が衰弱した危険な徴候です．
>
> 　『景岳全書』
> 　　欲察病之進退吉凶者，但当以胃気為主．…此察邪正進退之法也．
> 　　（病の進退や好し悪しを診察する者は胃気を主に診ます．…これは正邪の進退を診察する方法です．）

I　該当するものを一つ選びなさい．

1 中国において最も古い脈学の専門書は何か．

A. 内経　　B. 脈訣　　C. 脈経　　D. 難経　　E. 瀕湖脈学

解答　C

2 『脈経』の作者は誰か．

A. 崔嘉彦　　B. 張景岳　　C. 華佗　　D. 扁鵲　　E. 王叔和

解答　E

3 術者が脈診を行う際に，指力を軽按から重按にしたり，重按から軽按にしたりすることを何というか．

A. 挙　　B. 按　　C. 尋　　D. 循　　E. 推

解答　C

🔵 **Wang Point**

①指の基本的な置き方には二つあります．
　・総按法　・単按法
②指力の入れ方の基本には三つあります．
　脈診を行うときに用いる指の力の入れ方
　①挙　②按（浮取　沈取　中取）　③尋　④循　⑤推
『診家枢要』持脈之要有三：曰挙，按，尋．（脈診を行うためには三つの要がある．それは挙，按，尋です．）

4 術者が脈診を行う際に，手指を脈道に沿って移動させたりすることを何というか．

A. 挙　　B. 按　　C. 尋　　D. 循　　E. 推

解答　D

🔵 **Wang Point**

呼吸を整えて探ってみます．
『素問』脈要精微論篇　持脈有道，虚静為保．（脈を診るには道理があります．虚心平静を保つべきです．）

5 牢脈の特徴はどれか．

A. 脈は長くて弦で硬い

B. 軽取では触知できず，重按で拾うことができる
C. 沈で按じると実大弦長
D. 重按で骨に接するあたりで触知が可能
E. 三部とも挙按で有力

解答　C

6 弦細脈の主な疾患はどれか．

A. 水飲の内停　　B. 寒滞肝脈　　C. 肝鬱気滞
D. 肝胆湿熱　　　E. 血虚肝鬱

解答　E

7 浮緊脈の主な疾患はどれか．

A. 表寒証　B. 裏寒証　C. 表熱証　D. 表虚証　E. 痰飲証

解答　A

🌓 Wang Point　浮脈は表証，緊脈は寒証によく見られます．

8 浮数脈の主な疾患はどれか．

A. 衛分証　B. 気分証　C. 営分証　D. 表寒証　E. 表虚証

解答　A

🌓 Wang Point　浮脈は表証，数脈は熱証です．外邪の進入経路を考えましょう．

9 浮滑脈の主な疾患はどれか．

A. 太陽中風　　B. 虚陽浮越　　C. 表証で痰を挟む
D. 痰火内盛　　E. 内熱食積

解答　C

🌓 Wang Point　浮脈は表証，滑脈は痰飲証によく見られます．

10 表証の痰飲を挟んだ脈はどれか．

A. 浮脈　B. 浮緩脈　C. 浮滑脈　D. 浮緊脈　E. 浮数脈

解答　C

11 沈遅脈の主な疾患はどれか．

A. 裏寒証　　B. 肝鬱気滞　　C. 水飲内停
D. 気滞血瘀　E. 陰血虚損

解答　A

🌓 Wang Point　沈脈は裏証，遅脈は寒証によく見られます．

12 沈渋脈の主な疾患はどれか．

A. 肝鬱気滞　　B. 水飲内停　　C. 陽虚血瘀

D. 脾腎陽虚　　E. 血虚肝鬱

解答　C

🔴 Wang Point　脈道内を血で充足できません．

13 沈弦脈の主な疾患はどれか．

A. 表証に痰を挟む　　B. 肝胆湿熱　　C. 水飲内停
D. 肝火に痰を挟む　　E. 食積停滞

解答　C

14 浮脈類に属さない脈はどれか．

A. 滑　B. 芤　C. 洪　D. 散　E. 革

解答　A

🔴 Wang Point　脈の分類の基本です．

15 脈が来るときには極めて細くて軟，按ずると絶え，有るか否かの脈はどれか．

A. 滑　B. 芤　C. 洪　D. 散　E. 革

解答　B

🔴 Wang Point　中空無力の脈です．

16 主に陰寒内盛の脈はどれか．

A. 沈　B. 微　C. 緊　D. 牢　E. 革

解答　D

🔴 Wang Point　脈道を広げる力に欠けています．

知っておこう！ 脈状形成の原理

①脈状を形成する上で，基本的な働きを起こすのが胃気といわれている脈です．胃気は脾胃で化成されて全身に供給されます．胃気は谷気，水穀の精微，後天の精とも呼ばれています．したがって，胃気の有無により病気の予後の判断や正邪の有無を知ることができます．

　　『素問』平人気象論篇
　　　人以水穀為本，故人絶水穀則死，脈無胃気亦死．
　　　（人は水穀［穀］を根本とします．ゆえに水穀が絶えれば死にます．脈に胃気がなければ死にます．）

②肝の蔵血は血流量の調節と関係する．疏泄の働きは気血を通暢するので，脈状が有力となり弦のようになります．

③腎の蔵精は元気の根本を保護する蔵府機能の原動力です．また全身の陰陽の根本です．腎気が充実していれば脈を重按しても絶えることはなく，尺脈が有力です．これはいわゆる「有根」と呼ばれているものです．逆にもし精血が衰えていた場合には，虚陽浮越の脈象が出て浮に変じ，重按でも触れることがありません．これは虚大中空の無

根脈です．これは陰陽が離散した危篤状態です．
④脈には気血運行の主要通路だけではなく，血流が脈内に従順な運行を推進させる働きがあります．これは気血を休みなく全身に巡らせるための重要な条件です．さらに「肺朝百脈(はいちょうひゃくみゃく)」により心を補助します．

『素問』六節蔵象論篇
　　心主血脈，其充在脈．（心は血脈を主る．それは脈道を充足させます．）
脈は血の府と呼ばれています．営気を束ねて脈内を走らせます（行血）．
『霊枢』本神篇　心蔵脈，脈舎神．（心は脈を蔵し，脈は神が宿ります．）
『霊枢』決気篇
　　壅遏営気，令無所避．
　　（堤防のように営気の運行を制約して，それが勝手気ままな所に行かないようにするものを脈といいます．）
「壅遏（よう・あつ）」とは張介賓説で，壅遏は堤防を意味します．

17 胃気の脈の特徴はどれか．

A．浮きも沈みもしない　　B．柔らかく有力
C．大きくなく，小さくもない
D．ゆったりとした緩やかな流れがある　　E．尺脈が有力

解答　B

🔘 **Wang Point**　脾胃によって補われる後天の精です．
　　李東垣：脈中有力，即有神也．（脈中の有力は即ち神があることを示している．）

18 神気の脈の特徴はどれか．

A．浮きも沈みもせず，大きくも小さくもない脈
B．ゆったりとした緩やかな流れのある脈
C．柔らかく有力で一定のリズムのある脈
D．尺脈が有力で，沈取でも絶えない脈
E．遅くなく速くなく，強くなく弱くない脈

🔘 **Wang Point**
規則正しく調律のある脈です．

解答　C

19 季節によっての平脈の特徴はどれか．

A．春鈎，夏弦，秋石，冬毛　　B．春弦，夏鈎，秋石，冬毛
C．春弦，夏鈎，秋毛，冬石　　D．春石，夏弦，秋毛，冬鈎
E．春毛，夏石，秋鈎，冬弦

🔘 **Wang Point**
五季と脈状の関係です．

解答　C

20 浮脈の特徴はどれか．

A．軽く取ると得られ，来るときは盛んで去るときに衰える
B．軽く取ると得られ，細くて軟らかく無力である

🔘 **Wang Point**
脈の種類の基本です．

C. 挙で有余，按じると不足
D. 挙で有余，按じるとなくなる
E. 軽く取るとすぐに得られる．中空で外は硬い

解答　C

21 沈脈は主に何を反映しているか．

A. 脈の位置　　B. 脈の数　　C. 脈の力
D. 脈の幅　　　E. 脈の長さ

解答　A

22 沈脈の特徴は何か．

A. 軽取では触れず，重按で得られる
B. 軽取では触れず，沈で実大弦長
C. 軽取では触れず，沈で細軟
D. 軽取では触れず，重按で骨まで押し込むと得られる
E. 軽取では取れず，沈取で硬く移動しない

● Wang Point

脈の種類の基本です．

解答　A

23 芤脈の特徴は何か．

A. 軽く按じると中空で外が硬い
B. 浮大で無力，按じると中空
C. 脈位が浅く，細軟で無力
D. 浮大で無根
E. 三部脈が挙で無力，按じると空虚

● Wang Point

脈の種類の基本です．

解答　B

24 脈は来るときに浮大で軟，按じると中空の脈とはどれか．

A. 散脈　B. 虚脈　C. 芤脈　D. 革脈　E. 濡脈

解答　C

25 出血多量の脈はどれか．

A. 浮脈　B. 伏脈　C. 結脈　D. 緩脈　E. 芤脈

解答　E

● Wang Point　血流状態の異常を示します．

26 芤脈と革脈の共通点はどれか．

A. 浮いて無力，按じて空虚　　B. 浮でまとまりがない
C. 浅表で大きい　　　　　　　D. 浮にして中空
E. 浅表で細軟無力

● Wang Point

脈の種類の基本です．

解答　D

27 遅脈の出現を認めないのはどれか．

A. 陰虚内熱証　　B. 陽気虚衰証　　C. 陽虚陰盛証
D. 邪熱結聚証　　E. 寒邪凝滞証

解答　A

☯ Wang Point　陽の不足と陰の不足の特徴を考えます．

28 病的緩脈が認められるものはどれか．

A. 気機の阻滞　　B. 水飲の停滞　　C. 湿邪困脾
D. 陰寒積聚　　　E. 瘀血阻滞

解答　C

29 数脈の特徴はどれか．

A. 一息七八至　　　B. 一息四五至
C. 一息六拍以上　　D. 一息五拍至以上で一度止まる
E. 一息五拍至以上で揺れる

解答　C

知っておこう‼　脈状の種類

《脈診の種類》

▶▶▶ 基本的な脈診を知っておく！

祖脈（浮・沈・数・遅・虚・実）より展開されます．
脈状と症状との関係をグループにしました．
基本的には六つのタイプに分類されます．

1　浮脈類（表証　虚証　元気離散　精血虚寒　熱邪亢盛）
　・浮→表証　・洪→熱邪亢盛　・濡→虚証
　・散→元気離散　・芤→失血傷陰　・革→精血虚寒

2　沈脈類（裏証　陰寒内実　気血不足）
　・沈→裏証　・伏→激痛　・牢→陰寒内実
　・弱→気血不足

3　遅脈類（寒証　湿証　陰盛気結）
　・遅→寒証　・緩→湿証　・結→陰盛気結

4　数脈類（虚熱　気滞血瘀　陽極陰竭　痛　元気将脱）
　・数→虚熱　・促→気滞血瘀
　・疾→陽極陰竭　・元気将脱
　・動→痛

> 5　虚脈類（虚証　気血両虚　五蔵の衰え）
> ・虚→虚証　・微→気血両虚
> ・細→気血両虚　・代→五蔵の衰え
> ・短→有力で気鬱，無力で気損
>
> 6　実脈類（実証　痰飲　肝胆病）
> ・実→実証　・滑→痰飲　・緊→痛
> ・長→陽気有余　熱証　・弦→肝胆病　痰飲
>
> 『通俗傷寒論』
> 　六経感証：浮為風，緊為寒，虚為暑，濡為湿…洪為火．
> 　（六経で感受した証では，浮は風を，緊は寒を．虚は暑を，濡は湿を，…洪は火を表しています．）
>
> ▶▶▶ 比較脈診　①三部九候　②人迎脈口　③六部定位

30 数脈が認められやすいものはどれか．

　A．熱証　B．血凝　C．寒凝　D．気滞　E．痰湿

解答　A

31 複合脈に属さないものはどれか．

　A．散　B．疾　C．微　D．結　E．洪

解答　B

32 洪脈が表す主な病はどれか．

　A．表熱　B．虚労　C．失血　D．久泄　E．気分熱盛

解答　E

33 浮脈にして大きく，来るときは盛んで去るときは衰える脈はどれか．

　A．浮　B．大　C．散　D．芤　E．洪

解答　E

34 弦脈の脈象変化は主に何を反映しているか．

　A．脈の位置　B．脈の数　C．脈の力
　D．血流の速度　E．血管の緊張度

解答　E

● Wang Point　ピィーンと張りつめた状態よりイメージしてください．

35 弦脈の主病に含まれないものはどれか．

　A．肝胆病　B．諸々の疼痛　C．痰飲　D．瘧疾　E．食積

解答　E

36 肝胆病，痛症を主る脈象はどれか．

　　A．緊　　B．結　　C．滑　　D．弦　　E．促

解答　D

37 緊脈と弦脈の共通点はどれか．

　　A．脈位　　　B．脈幅　　　C．脈の長さ
　　D．血流速度　E．緊張度

解答　E

38 濡脈の特徴はどれか．

　　A．軟にして沈細　　　B．浮にして細軟
　　C．往来がゆっくりしている　　D．浮大で無力
　　E．脈が線のように細い

解答　B

39 洪脈と浮脈の共通点はどれか．

　　A．脈位　　B．脈の力　　C．脈の幅　　D．緊張度　　E．脈の数

解答　A

40 脈が来るときは細く，軟弱無力が明らかな脈はどれか．

　　A．弱脈　　B．濡脈　　C．細脈　　D．微脈　　E．散脈

解答　C

41 普通健康体である人の脈はどれか．

　　A．大　　B．滑　　C．洪　　D．実　　E．数

解答　B

　　● Wang Point　営分，衛分が充実していて，血量も充分で血行が流暢脈に来るときは指に円滑に触れることのできる脈状です．痰飲病などの病脈との特徴を区別してください．

42 脈が来るときは沈にて細く軟，指に触れても無力の脈はどれか．

　　A．濡　　B．微　　C．細　　D．弱　　E．虚

解答　D

43 脈が来るときに浮にて細無力の脈はどれか．

　　A．革　　B．散　　C．芤　　D．弱　　E．濡

解答　E

44 痰飲を主な病としない脈はどれか．

A. 滑　B. 弦　C. 促　D. 結　E. 濡

解答　E

> **知っておこう!**
> **脈状の四要素**
>
> 脈の象には主に位，数，形，勢の四つの要素があるとした．
>
> 1　脈　位
> ▶▶ 診断のポイント　◇浮沈で知る
> 　・表裏　・虚実
>
> 2　脈　数
> ▶▶ 診断のポイント　◇数遅で知る
> 　・寒熱
>
> 3　脈　形
> ▶▶ 診断のポイント　◇浮沈で知る
> 　・気血の不足　・気血の流れ
>
> 4　脈　勢
> ▶▶ 診断のポイント　◇浮沈，数遅で知る
> 　・虚実　・盛衰
>
> 『霊枢』外揣篇………（中医学の司外揣内の根本思想です．）
> **合而察之，切而験之，見而得之，若清水明鏡之不失其形也．**
> （様々な現象を総合的に観察し，脈診によって脈象を観察し，視診によって病証を得るということは，あたかも清い水や明鏡にその形を映すことと同じである．）

45 濡脈と弱脈の主な区別はどれか．

A. 脈のリズム　　B. 脈の数　　C. 脈の力
D. 脈の位置　　E. 脈の速度

解答　D

☯ Wang Point　脈の種類の基本です．按じるときに特徴がある脈です．

46 促脈と結脈の区別はどれか．

A. 脈の位置　　B. 脈の数　　C. 脈の力
D. 脈のリズム　　E. 脈の幅

解答　D

☯ Wang Point　脈の種類の基本がわかれば区別ができます．

47 結脈，代脈，促脈の共通点はどれか．

A. 脈が来るときにはゆったりとしている
B. 脈が来るときに一時停止する

C. 脈の数が定まらない
D. 脈が遅い
E. 脈拍が止まるときに決まった数で停止する

解答　B

48 気滞血瘀の脈はどれか．

A. 革　B. 虚　C. 渋　D. 疾　E. 実

解答　C

49 気滞，血瘀，精血不足の証で出現する脈はどれか．

A. 渋　B. 革　C. 弦　D. 促　E. 実

解答　A

50 滑脈の特徴はどれか．

A. 軽取で触れる　　B. 来るときは旺盛で，去るときは衰える
C. 途中で止まる　　D. 三部とも挙按で有力である
E. 流利円滑である

解答　E

51 脈が来るときには遅緩，ときに一度止まり，その数が定まらない脈はどれか．

A. 代　B. 結　C. 促　D. 渋　E. 散

解答　B

52 滑脈の脈象変化は主に何を反映しているか

A. 脈の位置　B. 脈の数　C. 脈のリズム
D. 脈の速度　E. 脈の緊張度

解答　D

☯ **Wang Point**　脈の種類の基本です．流利円滑の脈です．

知っておこう！ 脈診の部位

1 寸関尺
- 寸口脈の別名を気口，脈口とも呼んでいる．
- 寸口脈が五蔵六府の病変が反映されたものと考える．
- 『素問』と『難経』の理論から五蔵六府と相関関係にあり，脈に反映していることがわかります．寸口の三部九候を取り調べて，それにより全身疾病を推測する方法が，いまなおそのまま用いられています．

4 切 診

> 『難経』一難
> 独取寸口，以決五蔵六府死生吉凶之法．
> （ただ寸口を取ることによって，五蔵六府が生死吉凶の法を決める．）
> ・寸関尺の三部と浮中沈の三候，寸口診法の三部九候です．
> 『難経』十八難
> 三部者，寸，関，尺也；九候者，浮，中，沈也．
> （三部とは，寸，関，尺です．九候とは浮，中，沈です．）

II 当てはまる言葉を書きなさい．

1 胃気の脈の主な特徴はどれか．語群から選べ． 解答 **B**

2 神気の脈の主な特徴はどれか．語群から選べ． 解答 **C**

3 有根の脈の主な特徴はどれか．語群から選べ． 解答 **D**

> A. 浮き沈みがなく，大きくも小さくもない
> B. 容と緩の両方の流れが去来する
> C. 柔軟で有力であり，リズムが一定している
> D. 尺脈が有力であり，沈取が可能である
> E. 速くも遅くもなく，強くも弱くもない

4 「脈訣」の作者は誰か．語群から選べ． 解答 **E**

5 「瀕湖脈学」の作者は誰か．語群から選べ． 解答 **A**

6 「脈神章」の作者は誰か．語群から選べ． 解答 **C**

> A. 李時珍　B. 王淑和　C. 張景岳
> D. 張仲景　E. 崔嘉彦

7 数脈の特徴はどれか．語群から選べ． 解答 **D**

> ● Wang Point　邪熱を受けて血が鼓動し，脈が加速されます．

8 遅脈の特徴はどれか．語群から選べ． 解答 **A**

9 緩脈の特徴はどれか．語群から選べ． 解答 B

🔴 **Wang Point** 気の流れが湿に阻害されて緩慢になります．

> A．一息，不足四至（一呼吸に四回には足らない）
> B．一息，四至（一呼吸に四回）
> C．一息，四～五至（一呼吸に四～五回）
> D．一息，五～六至（一呼吸に五～六回）
> E．一息，七至以上（一呼吸に七回以上）

10 散脈の特徴はどれか．語群から選べ． 解答 D

11 芤脈の特徴はどれか．語群から選べ． 解答 B

12 洪脈の特徴はどれか．語群から選べ． 解答 C

> A．浮いて指にすぐ感じる　　B．浮大で中空
> C．浮大で有力　　D．浮で無根　　E．浮で細軟

13 浮脈の特徴はどれか．語群から選べ． 解答 A

🔴 **Wang Point** 脈の基本です．軽く取ってすぐに得ることができる脈です．

14 芤脈の特徴はどれか．語群から選べ． 解答 C

15 虚脈の特徴はどれか．語群から選べ． 解答 B

🔴 **Wang Point** 寸関尺の三部の脈が挙して無力，按じると空虚で気虚を示しています．

> A．挙で有余，重按でやや減
> B．挙で無力，按じて空虚
> C．浮大で，ねぎのごとく中空
> D．浮散で無根
> E．浮で細軟

16 疾脈の特徴はどれか．語群から選べ． 解答 A

17 洪脈の特徴はどれか．語群から選べ． 解答 E

18 実脈の特徴はどれか．語群から選べ． 解答 D

> A. 一息，七至以上
> B. 脈が来るときに円滑に流れる
> C. 一息，五至以上
> D. 三部の脈が挙按で平均して有力
> E. 脈形の幅が広く，来るときに旺盛，去るときに衰える

19 洪脈の特徴はどれか．語群から選べ． 解答 E

20 革脈の特徴はどれか．語群から選べ． 解答 A

21 滑脈の特徴はどれか．語群から選べ． 解答 B

> A. 太鼓の皮を按じているようである
> B. 盤上で転がる玉を按じているようである
> C. 刀の歯を触っているような感じである
> D. 琴の弦を按じているようである
> E. ねぎを按じているようである

22 渋脈の特徴はどれか．語群から選べ． 解答 B

23 動脈の特徴はどれか．語群から選べ． 解答 E

24 濡脈の特徴はどれか．語群から選べ． 解答 A

> A. 虚証，湿邪困脾　　B. 瘀滞，精が傷れて血が少なくなる
> C. 実熱，痰飲，食積　D. 表証，虚証
> E. 驚きや恐れ，疼痛

25 緊張度の高い脈はどれか．語群から選べ． 解答 C

26 脈の力が弱いのはどれか．語群から選べ． 解答 A

> A. 濡　B. 遅　C. 弦　D. 滑　E. 動

27 脈の位置が比較的沈んでいる脈はどれか．語群から選べ． 解答 C

28 脈の位置が比較的浮いている脈はどれか．語群から選べ． 解答 A

29 脈の速度が比較的速い脈はどれか．語群から選べ． 解答 E

> A. 濡　B. 滑　C. 弱　D. 弦　E. 結

30 弦脈の脈象の特徴はどれか．語群から選べ． 解答 D

31 細脈の脈象の特徴はどれか．語群から選べ． 解答 B

32 代脈の脈象の特徴はどれか．語群から選べ． 解答 E

> A．脈の位置　　B．脈の幅　　C．脈の力
> D．脈の緊張度　E．脈のリズム

33 代脈の主病とは何か．語群から選べ． 解答 D

34 結脈の主病とは何か．語群から選べ． 解答 C

35 促脈の主病とは何か．語群から選べ． 解答 B

> A．風寒外襲　B．陽盛実熱　C．陰盛帰結
> D．蔵気衰微　E．陽極陰竭

36 弦滑脈の主病とは何か．語群から選べ． 解答 A

🔆 Wang Point ▶▶ よく見られるその他の症状　・肝火が痰を挟んだ肝火挟痰，痰火内蘊の証

37 浮数脈の主病とは何か．語群から選べ． 解答 C

🔆 Wang Point ▶▶ よく見られるその他の症状　・風熱が表を襲撃する風熱襲表の証

38 沈遅脈の主病とは何か．語群から選べ． 解答 E

🔆 Wang Point ▶▶ よく見られるその他の症状　・脾陽虚，陰寒凝滞の証

> A．痰飲　B．気滞　C．表熱
> D．血瘀　E．裏寒

39 表熱証の脈はどれか．語群から選べ． 解答 C

40 陰虚証の脈はどれか．語群から選べ． 解答 E

41 食積化熱の脈はどれか．語群から選べ． 解答 D

> A．弦数　B．洪数　C．浮数
> D．滑数　E．細数

42 洪数脈の主病はどれか．語群から選べ． 解答 C

🔆 Wang Point ▶▶ よく見られるその他の症状　・外感熱病

43 弦細脈の主病はどれか．語群から選べ． 解答 D

44 弦数脈の主病はどれか．語群から選べ．　　解答　B

　　🔆Wang Point　▶▶　よく見られるその他の症状　・肝胆湿熱

　　　　A．気滞血瘀　　B．肝鬱化火　　C．気分実熱
　　　　D．肝腎陰虚　　E．痰飲内停

45 滑数脈の主病はどれか．語群から選べ．　　解答　A

　　🔆Wang Point　▶▶　よく見られるその他の症状　・痰熱　痰火

46 浮緊脈の主病はどれか．語群から選べ．　　解答　B

　　🔆Wang Point　▶▶　よく見られるその他の症状　・外感寒邪　風痺疼痛

47 細数脈の主病はどれか．語群から選べ．　　解答　D

　　　　A．実熱証　　B．表寒証　　C．血瘀証
　　　　D．陰虚証　　E．痰飲証

Ⅲ　当てはまるものすべてを答えなさい．

1 浮脈に含まれる脈象はどれか．

　　A．弱　　B．洪　　C．細　　D．革　　E．牢　　解答　B・D

2 弦数脈の主病に含まれるものはどれか．

　　A．肝鬱化火　　B．内熱食積　　C．肝胆湿熱
　　D．水飲内停　　E．肝陽上亢　　解答　A・C・E

　　🔆Wang Point　熱が肝にあることを考える．

3 滑数脈の主病に含まれるものはどれか．

　　A．痰火　　B．肝鬱化火　　C．内熱食積
　　D．外感風熱　　E．実熱内盛　　解答　A・C・E

　　🔆Wang Point　熱象所見があります．

4 宿食内停を主病とする脈はどれか．

　　A．弦　　B．渋　　C．緊　　D．伏　　E．滑　　解答　C・E

5 脈が跳び，速度が緩慢な脈はどれか．

A. 遅　B. 動　C. 結　D. 促　E. 緩

解答　A・C

🌓 **Wang Point**　陰盛による気機の鬱結により気滞を生じます．陰が盛んで陽がそれについていけなくなるので，脈が来るときは緩慢で一時停止します．

6 実寒証を主病とする脈はどれか．

A. 伏　B. 緊　C. 滑　D. 洪　E. 牢

解答　A・B

🌓 **Wang Point**　寒邪が阻んで塞ぎ，正気の通暢ができなくなり，脈が潜伏した状態です．もし，両手の脈がともに潜伏し，太渓と趺陽脈がともに触れることができないと危険信号です．

7 脈象を形成する素因はどれがあるか．

A. 心拍動　　　　B. 気血の充実　　　C. 肺は百脈に朝じる
D. 肝は血を蔵す　E. 脾は統血する

解答　A〜E

🌓 **Wang Point**

脈状は生理的な活動により生じます．

▶▶▶ 時間
　古人は脈診を行う最適な時間として，早朝の情緒，飲食，労働の影響を受けて正気を損なっていない状態に診るようにしています．
『素問』脈要精微論篇
診法常以平旦，陽気未動，陰気未散，飲食未進，経脈未盛，絡脈調匀，気血未乱，故可診有過之脈．
(診察は常に夜明け頃，陽気がまだ動かず，陰気が未散で飲食を行う前，経脈が未だ盛んになっていない状態で，絡脈は調和して平均し，気血が未だ乱れていないときに行う．その故にこそ誤りのない脈を診ることが可能となります．)

▶▶▶ 体位
　座らせるか，寝かせます．
　手掌を心に近い位置に持ってきて脈の拍動部を水平にします．

8 渋脈の主病はどれか．

A. 気滞血瘀　　　　　　B. 痰食膠固（粘って固い）
C. 精が傷られて血が少ない　D. 湿邪阻滞
E. 元気が離散する

🌓 **Wang Point**
気滞，傷精，貧血などもあります．

解答　A・B・C

9 滑脈が起こる病機はどれか．

A. 気機の阻滞　　B. 食積胃腸　　C. 鬱熱内蘊
D. 燥痰が肺に結する　E. 妊娠

解答　B・C・E

🌓 **Wang Point**　痰，食滞，実熱などもあります．婦人が無病のときに現すと疑うべき症状です．

10 弦脈の主病はどれか．

　　A．瘀血　　B．湿熱　　C．肝病　　D．痛症　　E．痰飲

解答　C・D・E

🔴 **Wang Point**　端直なままで長く，琴の弦を按じるような脈です．

11 気血両虚証を主病とする脈はどれか．

　　A．弱　　B．細　　C．虚　　D．微　　E．牢

解答　A・B・C・D

12 胃気の脈の特徴はどれか．

　　A．浮き沈みがない　　　B．速すぎたり遅すぎたりしない
　　C．強くも弱くもない　　D．大きくも小さくもない
　　E．従容，和緩，流利

解答　A〜E

🔴 **Wang Point**

・胃　・神　・根
1　胃気をみる：人体営衛気血の源で，人の生死は胃気の有無と関係します．
『素問』平人気象論篇
人以水穀為本，故人絶水穀則死，脈無胃気亦死．
（人は水穀を根本としています．したがって水穀が絶えると死にます．脈に胃気が無くなると死にます．）
『素問』五蔵別論篇
五蔵六府之気味，皆出於胃，変見於気口．（五蔵六府の気と味は，いずれも胃に源をもって気口に反映するのです．）
2　神をみる：脈中の神について歴代医家らの三つの見方があります．
　①胃気を神とする．
『霊枢』平人絶穀篇　**故神者，水穀之精気也．**
　②李東垣は**脈中有力，即有神也．**（脈中有力は有神なり．）
　③至数が均等して，従容，和緩，流利，有力で脈の往来が一定なもの
『霊枢』邪客篇
宗気積於胸中，出於喉…以貫心脈…．（宗気は胸中に積聚し，のどに出て，心脈を貫通する…．）
3　根をみる：腎の先天の精気が関係します．人体蔵府組織を働かす原動力．
　腎気不足は脈象の根の有無に反映する
　　①尺脈，沈取で有力
　　②六部脈が沈取で途絶えない

13 有神の脈に見られるものはどれか．

　　A．浮き沈みがない　　　B．柔軟にして有力
　　C．大きくも小さくもない　　D．リズムが一定している
　　E．沈取でも絶えることがない

解答　B・D

14 脈に根があるとはどういう意味か．

　　A．浮き沈みがない　　B．柔軟にして有力　　C．尺脈が有力
　　D．沈取でも絶えることがない　　　　　　E．従容和緩

解答　C・D

15 痛証の脈象とはどれか．

A. 滑　B. 動　C. 弦　D. 伏　E. 緊

解答　B・C・D・E

16 手関節の寸口部位の三部九候とはどれか．

A. 寸関尺　B. 天人地　　C. 浮中沈
D. 上中下　E. 人迎，気口，趺陽

解答　B・C・D・E

17 張仲景のいう三部診法とはどの部位の脈か．

A. 太渓　B. 神門　C. 寸口　D. 合谷　E. 趺陽

解答　A・C・E

☯ **Wang Point**　『傷寒論』平脈法
寸脈下不至関為陽絶．尺脈上不至関為陰絶．
（寸脈の下，関に至らないときは陽が絶え，尺脈の上，関に至らないときは陰が絶える．）

18 脈の象を構成する要素に含まれるものはどれか．

A. 脈の動き　B. 脈の力　C. 緊張度　D. 速度　E. リズム

解答　B・C・D・E

19 リズムの崩れを認めた脈はどれか．

A. 結　B. 代　C. 促　D. 動　E. 散

解答　A・B・C・E

☯ **Wang Point**
至数に問題のある脈です．
『素問』平人気象論篇
人一呼脈再動，一吸脈亦再動，呼吸定息　脈五動．
（人，一呼に脈再動，一吸に脈亦再動，呼吸（四動）と定息（一動）で脈五動．／人の脈は，一呼する間に拍動二回，一吸する間にまた拍動二回で，一呼一吸を一息といいます．一息ごとに拍動四回です，呼吸と呼吸の間に息を休む間がある．この間に脈を一回打つ．一呼吸と一休みで合計五回打つ．）

20 濡脈の主病とする証はどれか．

A. 気血両虚　B. 脾気虚　C. 湿邪困脾
D. 瘀血内阻　E. 痰飲内停

解答　A・B・C

☯ **Wang Point**　浮小で柔軟，湿証に生じます．

21 実熱証の脈象はどれか．

A. 促　B. 牢　C. 遅　D. 動　E. 滑

解答　A・E

22 気血両虚の脈象はどれか．

A．弱　B．虚　C．結　D．短　E．細

解答　A・B・E

● Wang Point　脈道内部を充足しきれないために生じます．

23 陽虚証の脈象はどれか．

A．沈遅無力　B．沈細数　C．細数無力
D．沈遅緊　E．浮にて無根

解答　A・D・E

● Wang Point　寒証の症状が出現します．

Ⅳ　○×で答えなさい．

1 弦脈と緊脈は脈の勢いと緊張を比較している脈である． 解答　×

2 脈診時には患者の呼吸を安定させる．これを「平息」という． 解答　×

3 怪脈には反関脈と飛斜脈が含まれる． 解答　×

4 沈脈は裏証を主るため，裏証には必ず沈脈が現れる． 解答　×

5 細脈は脈が細くて小さく，あるようで無いような脈をいう． 解答　×

6 浮脈は表証を主るので裏証には浮脈は認めない． 解答　×

7 脈診を行う時間帯は定められていない． 解答　○

8 脈診は時間を長くかけてみることが必要である．身体を観察する上で細心の注意を払う必要性からである． 解答　○

9 「挙」は軽取，「按」は重取，「尋」は中取のことをいう． 解答　×

10 脈の速いものはすべて数脈という． 解答　×

11 遅脈は実証を主り，熱証には現れない． 解答　×

Ⅱ 按　　診

知っておこう！ 按診の概念

按診は触診のことであり，早くは『黄帝内経』・『傷寒論』・『金匱要略』などの文献にその記載が存在しています．人体の体表に出現する反応に触れて体内の病態の情報を得る方法です．
①肌表の按診　・尺膚　・体表
②手足の按診　・寒冷　・熱盛
③胸腹の按診　・虚里　・心下　・胸脇　・積聚
④額部の按診　・発熱
⑤腧穴の按診　・背部の腧穴

鍼灸治療では経絡上の反応点として病態を知る方法に，切経，切穴があります．治療家の指頭の感覚を用いて病態を知る方法です．

ツボを用いて観察する方法として背部の腧穴診断法，各経絡に存在している井穴，栄穴，腧穴，経穴，合穴，原穴などの重要なツボを診ていく方法があります．（詳しくは「わかりやすい臨床中医臓腑学（第3版）」を参照して下さい）

『霊枢』外揣篇
　　夫日月之明，不失其影；水鏡之察，不失其形
　　（日と月の光がものを照らすと，影が生じる．水面や鏡にものを写すと，必ず形が写る．）

知っておこう！ 按診の意義

①按診は望診，聞診，問診を基礎として，より深く疾病の部位と性質などの情報を得るためのものです．
②診断による弁証をより正確に行うためのものです．
③弁証による証の決定に対して客観的な判断を行うためです．

▶▶▶ 按診の手技　・触　・摸　・按　・叩
▶▶▶ 得る情報　・乾燥　・潤い　・硬軟　・凹凸　・腫脹　・形態

『素問』調経論篇
　　実者外堅充満，不可按之，按之則痛．
　　（実証は外表が堅く充満しており，これを按じることはできず，これを按じると痛みます．）

『素問』調経論篇
　　虚者，聶辟気不足，按之則気足以温之故快然而不痛．
　　（虚証は，皮膚にしまりがなく皺ができ，気は不足します．これを按じると気は充足されて温かく，故に気持ちもよく痛みもない．）

I 該当するものを一つ選びなさい．

1 按診に属さないと思われる内容はどれか．

A. 局部の冷えや熱　B. 皮膚の潤いと乾燥
C. 局部の皮膚の色　D. 腫塊の有無
E. 圧痛の有無

> **Wang Point**
> 望診と混乱をしないようにしてください．

解答　C

2 按診に属さないと思われる内容はどれか．

A. 脈の浮沈遅数　B. 大便の質と色
C. 腫塊の硬軟と大小　D. 疼痛部位の喜按と拒按
E. 皮膚の冷えと熱，潤いと乾燥

解答　B

知っておこう！ 按診の注意事項

①患者をリラックスさせて全身の不必要な力を抜かせます．
②表情と呼吸リズムの安定を確認して行います．
③肌の色を見てから艶の観察を行い，他の部位と比較します．
④毛孔の開閉状態を見ます．
⑤治療者の指頭，指腹部を用いて体表部を軽く押したり，なぞったりしてみます．
⑥上下，左右の反応を見ます．
⑦触れているときには病態変化の確認も行います．
⑧局所の反応より弁証します．

　『霊枢』論疾診尺篇
　　審其尺之緩急，小大滑濇，肉之堅脆，而病形定矣．
　　（尺膚の緊張あるいは弛緩，脂肪がついているか痩せこけているか，滑潤であるが濇滞であるかの状態，肉が堅実であるか脆弱であるかを診察すれば，どの病にかかっているかを定めることができます．）

3 張仲景が疾病の鑑別に際し重要視した按診部位はどこか．

A. 脇肋部　B. 胸腹部　C. 胃脘部　D. 臍腹部　E. 少腹部

解答　B

> **Wang Point** 『通俗傷寒論』
> …故胸腹為五蔵六府之宮城，陰陽気血之発源．
> （胸腹は五蔵六府の宮城で，陰陽気血の発生源です．）

4 腹診において「諸病有声，鼓之如鼓」（諸病に声あり，太鼓のようである）のようなときに属するものはどれか．

A. 寒　B. 熱　C. 火　D. 湿　E. 痰

解答　B

5
腹部が大きく脹っていて，叩くと太鼓のような音がする．多くはどれに属するか．

　A．水満　　B．気脹　　C．食積（しょくしゃく）　　D．癥瘕（ちょうか）　　E．積聚（しゃくじゅ）

解答　B

6
肝気鬱結の証に含まれないものはどれか．

　A．両脇の脹痛と拒按
　B．両脇痛が少腹に及ぶ
　C．脇痛，喜按と食少
　D．脇の脹痛，よくため息が出る
　E．脇脹痛にして急躁

Wang Point
蔵府病証にあります．
詳しくは「わかりやすい臨床中医臓腑学（第3版）」を参照．

解答　C

7
陰虚発熱に見られる症状はどれか．

　A．壮熱が退かない　　　　B．身熱はそれほどでもない
　C．手足だけが熱っぽい　　D．手足と背中が熱っぽい
　E．頭面が熱っぽい

解答　C

知っておこう！　腹診の種類

　腹診は按腹とも呼ばれ，蔵府の病変を探る切診法です．
①平人無病の腹
②五蔵の腹診
③腹部経穴の按診（募穴の反応など）
④特定腹証
　・心下痞　・心下鞕　・心下軟　・結胸→心，心包の病変
　・胸脇苦満→肝胆の病変
　・小腹不仁→腎の病変
　・小腹急結→腎，肝，脾の病変
　・裏急→肝，脾，腎の病変
　・虚里の動→宗気の強弱，疾病の虚実，予後の改善を知る
　・積聚
　・癥瘕

『臨床指南医案』巻八
　　少腹堅聚有形，是閉塞不通之象．
　　（少腹部が堅く聚り有形であれば閉塞して通じなくなる．）
『中蔵経』巻上　肝之積気在脇，…（肝の積気は脇に出る．）

| 8 | 腹部に腫塊があり，押しても移動しない．痛みの部位が固定している．考えられるのはどれか．

A. 積聚　　B. 癥瘕　　C. 食積　　D. 鼓脹　　E. 痞満

解答　B

| 9 | 腹部に腫塊があるが，按じても形がない．痛むところが定まらず，散ったり，聚まったりする．考えられるのはどれか．

A. 積聚　　B. 癥瘕　　C. 食積　　D. 鼓脹　　E. 痞満

解答　A

Wang Point ▶▶ 積聚の特徴　・積…痛むところが固定している　・聚…痛むところが定まらない

| 10 | 初期には按じても熱は著しくはない．慢性化すると熱が著しくなる．考えられるのはどれか．

A. 骨蒸発熱　　B. 寒熱往来　　C. 身熱不揚
D. 虚陽浮越　　E. 陰虚発熱

解答　C

| 11 | 突発性の腹痛が現れ，塊があり，散ったり聚ったりして定まらない．考えられるのはどれか．

A. 腸痛　　B. 食積　　C. 癥瘕　　D. 虫積　　E. 疝気

解答　D

| 12 | 上巨虚に痛みを認めるものはどれか．

A. 肺痛　　B. 腸痛　　C. 胃脘痛　　D. 虫積　　E. 泄瀉

解答　B

| 13 | 中医学では腹部を区分けしている．臍下部から恥骨上縁を何というか．

A. 胃脘　　B. 少腹　　C. 小腹　　D. 大腹　　E. 心下

解答　C

| 14 | 気滞の患者に出現しない症状はどれか．

A. 腫脹を按じても陥凹がない
B. 腫脹が低い部位（下肢など）に発生する
C. 鼓脹を叩くと太鼓のようである
D. 常に脹満があるが，気がめぐると楽になる
E. 尿を出しても腫脹がとれない

解答　B

15 虚証に属する瘡瘍で，触診の際に感じるのはどれか．

   A．腫れて硬いが熱くない
   B．腫れた部位が熱く圧痛を認める
   C．硬い芯があり平らに陥凹して腫れている
   D．硬い芯があり束になって隆起している
   E．腫れる場所が軟らかくて痛みが著しい

解答　C

16 実証に属する瘡瘍で，触診の際に感じるのはどれか．

   A．腫れて硬いが熱くない
   B．腫れた部位が熱く圧痛を認める
   C．硬い芯があり平らに陥凹して腫れている
   D．硬い芯があり束になって隆起している
   E．腫れる場所が軟らかくて痛みが著しい

解答　D

17 表証の発熱の特徴はどれか．

   A．壮熱不退　　B．寒熱往来　　C．手足心熱
   D．悪寒発熱　　E．身熱不揚

解答　D

II　当てはまる言葉を書きなさい．

1 小児の手足を按じたとき，外感風寒を表現しているのはどれか．

   A．指尖が冷たい　　B．中指が熱っぽい
   C．食指が冷たい　　D．指尖に熱っぽい
   E．中指が冷たい

解答　B

2 虚里を按じてその拍動が遅くて弱いものはどれか．

解答　E

3 虚里を按じてその拍動が微弱なものはどれか．

解答　A

   A．宗気内虚　　B．宗気外泄　　C．中気不守
   D．心気已竭　　E．心陽不足

知っておこう！ 虚里のポイント

▶▶▶ 微弱な者
・宗気内虚
▶▶▶ 跳動が著しい者
・喘気急促は宗気が外部に排泄された状態で危険信号です．
▶▶▶ 拍動が数で急または一時停止
・中気が守れない
▶▶▶ 拍動が弱くて遅い
▶▶▶ 慢性病で動きが数
・心陽不足

『素問』平人気象論篇
胃之大絡，名曰虚里，…出於左乳下，其動応手（原著は衣であるが，甲乙経を基に改める），脈宗気也．
（胃の大絡を名付けて虚里といいます．左乳の下に出ます．その拍動は手で触れることができます．これが宗気です．）

4 腹部を按圧した場合，肌膚が冷たくて温めることを喜ぶものはどれか． 解答 A

5 腹部を按圧した場合，肌膚が熱くて冷やすことを喜ぶものはどれか． 解答 C

6 腹部を按圧した場合，腹部がシクシク痛み按じると喜ぶものはどれか． 解答 B

7 腹部を按圧した場合，腹部に激痛があり按じると嫌がるものはどれか． 解答 D

A．寒証　B．虚証　C．熱証
D．実証　E．飲証

知っておこう！ 按診と圧痛

▶▶▶ 拒按のもの　・実証
▶▶▶ 喜按のもの　・虚証
▶▶▶ 胃脘脹悶のもの　・痰熱が小結胸に結ばれます
▶▶▶ 胸脘腹が堅く満ち痛みがある，手を近づけることができないもの
・水熱が大結胸に互結する

8 陽気の衰えたことを表す症状はどれか． 解答 C

9 陽気が亢盛していることを表す症状はどれか． 解答 A

10 真熱仮寒を表す症状はどれか．

　　A．肌膚灼熱，体温の上昇
　　B．肌膚の寒冷，体温の低下
　　C．大汗淋漓，四肢の厥冷
　　D．油汗が出て，四肢の灼熱感がある
　　E．胸腹灼熱，四肢厥冷

解答　E

11 腹部に属さない部位はどこか．

　　A．胃脘　　B．臍腹　　C．小腹　　D．虚里　　E．少腹

解答　D

Ⅲ　○×で答えなさい．

1 腫脹を按じることによって，水腫と気腫が弁別できる．

解答　○

2 腹部を按じる目的は脾，肝胆，大腸，小腸，膀胱などの病変を診察するためである．

解答　○

3 按診とは中医の四診のうち，切診に属する．

解答　○

4 手足の寒温を按診することは，陽気の存亡を判断する上で重要な意味を持つ．

解答　○

5 腫塊を推しても移動せず，痛みが固定しているものは虫積である．

解答　×

Ⅳ　当てはまるものすべてを答えなさい．

1 腰部を激しく打ちつけたような痛みが出現するものはどれか．

　　A．肝胆疾患　　B．肝脾疾患　　C．腎疾患
　　D．胃腸疾患　　E．骨疾患

解答　C・E

2 按診に属するものはどれか．

　　A．皮膚を按じる　　B．手足を按じる　　C．胸脇を按じる
　　D．腹を按じる　　E．兪穴を按じる

解答　A～E

3 「胸脇を按じる」に属するものはどれか．

　　A．前胸部　　B．肩甲部　　C．腰背部

D. 脇肋部　　E. 肋下縁部

解答　A・D

🔆 Wang Point

脇の下は蔵府の病変がよく現れるところです．
1. 空虚で無力なもの　　▶▶▶ 肝虚
2. 腫塊，刺痛があるもの　　▶▶▶ 気滞血瘀
3. 脹痛が刺痛を兼ね，悪心を伴うもの　　▶▶▶ 黄疸・肝胆湿熱
4. 右側下に腫塊があり，堅く，筋張り，表面が凹凸　　▶▶▶ 肝癌
『脈経』巻六
悪血留内，…積於左肋下則傷肝，…（悪血が内に留まると左肋下に積もり肝が損なわれる．）

4 経穴を按じて胃病の診断に用いる経穴はどれか．

A. 胃兪　　B. 膻中　　C. 日月　　D. 足三里　　E. 環跳

解答　A・D

5 皮膚がカサカサする原因はどれか．

A. 血虚　　B. 気虚　　C. 気滞　　D. 瘀血　　E. 血熱

解答　A・D

6 胸肋部を按じて知る蔵府の病変はどれか．

A. 心病　　B. 肝病　　C. 胆病　　D. 胃病　　E. 腎病

解答　B・C

第3章 症例トレーニング

1. 主訴記載のない症例の弁証
2. ケーススタディ・病証名から症状を分析する

　本書では気血津液論，蔵象論，病因論，病機論，防治原則，経絡の基礎知識を学び，診断学では望診，聞診，問診，切診の四診を理解しました．

　しかし，ここで弁証を学ぶうえで大切なことは，症例を解いて証を導き出すことです．

　いくら基礎理論を理解しても，具体的な症例より証がみえなくては意味がありません．

　患者さまの主訴や愁訴から，診断学を基礎とし，症状の把握を的確に行い，病証名を導き出して治療の方針を具体的に定めます．

　本章では症例を使った弁証の"コツ"をトレーニングします．

こちらの症例問題は主訴を提示していません．症例にみる「症状」をみて，診断学的な所見を導き出し，「症状」と導き出した「診断学的な所見」を組み立てて弁証します．症状をどのように判断するのかを解説を加えることで基礎理論の一助となります．

❶ 主訴が書かれていない下記の症例が弁証できるか？　試してみよう！

症例1．50歳，男性，商社営業

　1年前に職場の配置転換が行われてから，ときどき顔が赤くなり，疼痛を覚え，整形外科に通院し薬物を服用するが，症状の改善を認めない．痛みは激しくはないが，口が乾いて，便秘を生じ，仕事で疲れるとイライラする日が多くなり，その時には顔面部に刺すような痛みが始まる．そのためか体は痩せてきた．

1 五蔵と五志の組み合わせで誤っているのはどれか答えなさい．

　　A．心は喜ぶ　　B．肺は驚く　　C．肝は怒り　　D．脾は思う

解答　B

2 本証の主な舌の色は次のどれか答えなさい．

　　A．紅舌　　B．淡白舌　　C．淡紅舌　　D．青舌

解答　A

3 本証における舌苔の状態は次のどれか答えなさい．

　　A．少苔か無苔　　B．白苔　　C．膩苔　　D．滑苔

解答　A

4 本証の脈の状態は次のどれか答えなさい．

　　A．細数脈　　B．沈遅脈　　C．浮滑脈　　D．弦濡脈

解答　A

5 上述の所見から考えられる本証の弁証名は次のどれかを答えなさい．

　　A．陰虚陽亢証　　B．気虚血瘀証
　　C．痰飲内停証　　D．外感表寒証

解答　A

■ 弁証チャート図

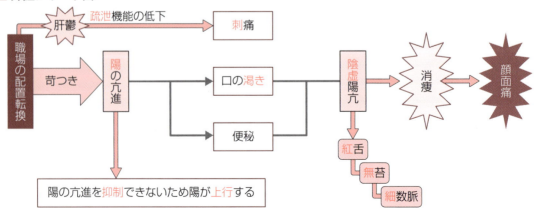

> **症例2. 45歳，男性，会社員**
>
> 　最近めまいがひどく，動くと症状が悪化する．症状が出たときは床に横になると軽減する．また，過労により症状が悪化すると，息切れがあり，多汗．さらに顔色は蒼白で，とくに唇の血色が失われて白くなる．毎晩，よく眠れず，食欲がなく困っている．

1 「気」の生成過程において重要な働きをする五蔵は次のどれか．

　　A．心　　B．肺　　C．脾　　D．腎

解答　C

2 「気」が津液を固摂できずに起こる症状の範疇に入らないものは次のどれか．

　　A．多汗　　B．多尿　　C．遺精　　D．大汗

解答　B

3 血を動かしている基本となる動力は次のどれか．

　　A．心気　　B．肺気　　C．肝気　　D．腎気

解答　A

4 本証の舌の色は次のどれか答えなさい．

　　A．淡白舌　　B．紅舌　　C．絳舌　　D．暗紅舌

解答　A

5 本証に出現する脈の状態は次のどれか．

　　A．弦細脈　　B．実数脈　　C．細無力脈　　D．洪大脈

解答　C

6 上述の所見から考えられる本証の弁証名は次のどれかを答えなさい．

　　A．心腎不交証　　B．心脾気血両虚証
　　C．脾腎陰虚証　　D．肝陽上亢証

解答　B

■ 弁証チャート図

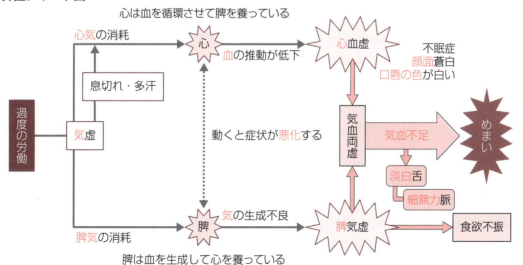

症例3．29歳，女性，商社営業
　平素より仕事で接待が多く，味の濃い食べ物や辛い刺激のあるものを口にする．また，毎日，接待では多くの種類の酒を飲んでいる．しかし，ここ半年前より鼻の調子が悪く，3日前より頭痛や片頭痛，耳鳴りを伴った鼻炎が生じる．鼻汁は黄色でねっとりしており，臭いがする．鼻詰まりがあり，嗅覚の異常を引き起こす．

1 過度の労働で引き起こされるものは次のどれか答えなさい．
　　A．津液を傷る　　B．気を消耗　　C．血を傷る　　D．筋を傷る
解答　B

2 過度の飲酒により発生するのは次のどれか答えなさい．
　　A．気滞血瘀　　B．心肝を損なう　　C．湿熱の発生　　D．肝腎の損傷
解答　C

3 冷たいもの，生ものの過食により発生するのは次のどれか答えなさい．
　　A．精血を損なう　　B．陰虚陽亢　　C．寒湿　　D．気血を損なう
解答　C

4 本証に見られる舌色は次のどれか答えなさい．
　　A．紅舌　　B．紫舌　　C．淡白舌　　D．青舌
解答　A

5 本証に見られる舌苔は次のどれか答えなさい．
　　A．白苔　　B．灰苔　　C．黄苔　　D．剥落苔
解答　C

6 本証に見られる脈の状態を答えなさい．
　　A．弦数脈　　B．浮大脈　　C．沈遅脈　　D．虚細脈
解答　A

7 上述の所見から考えられる弁証名は次のどれか答えなさい．
　　A．肝気鬱滞証　　B．肝胆鬱熱証　　C．脾腎陰虚証　　D．心腎不交証
解答　B

8 津液の生成と密接に関係しているのは次のどれか答えなさい．
　　A．脾　　B．肺　　C．腎　　D．心
解答　A

■ 弁証チャート図

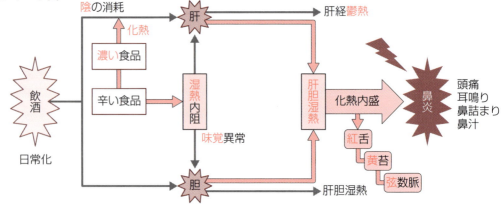

症例4．28歳，女性，公務員

　3か月前に就職のことで両親と口論となり，以来，ため息をよくつき，脇が張ったようで，むかむかしている．2週間前から体調が悪化して，乳房部に痛みが生じる．月経時には生理痛があり，苛立つことが多く，うつむくことが多く，眼目に力がない．咽喉部には異物感があって，吐いても出なく，飲み込んでも降りない．胃腸の調子も悪いが，とくに異常は認められない．
望診：舌質紅，舌苔薄白　　脈診：脈弦

1 本証の主な原因は次のどれか．

　A．肝鬱　　B．腎精不足　　C．心陰虚　　D．脾虚

解答　A

2 うつむくことが多く，眼目に力がないものは次のどれか答えなさい．

　A．宗気が衰弱している　　　B．腎気が衰弱している
　C．精気神明が衰弱している　D．筋脈が衰弱している

解答　C

3 咽喉部に異物感を覚え，はき出すことができない病理産物は次のどれか．

　A．痰飲　　B．瘀血　　C．梅核気　　D．血熱

解答　C

4 虚証に見られないのは次のどれか答えなさい．

　A．煩燥　　B．腹部脹満　　C．自汗　　D．隠痛で按じると喜ぶ

解答　A

5 七情の影響を最初に受けるのは次のどれか答えなさい．

　A．気血　　B．気機　　C．経脈　　D．蔵府

解答　B

6 上述の所見から考えられる本証の弁証名は次のどれか答えなさい．

　A．肝気鬱滞証　　B．肝腎陰虚証　　C．脾腎陽虚証　　D．脾不統血証

解答　A

■ 弁証チャート図

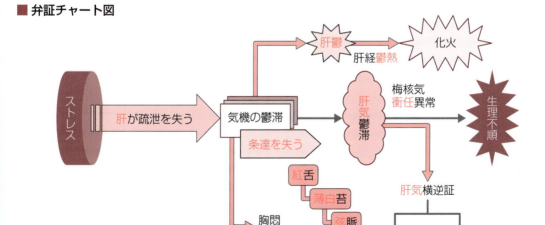

> **症例5. 55歳，女性，会社員**
> 3か月前より，仕事中や睡眠時に腰部のだるさと痛みを覚える．また，最近は物忘れが多くなり始めた．その他にも，耳鳴，不眠，月経量の減少，身体の痩せ，口と咽喉部の乾燥，夜間時の盗汗や五心煩熱といった症状も伴っている．
> 望診：舌質紅，少津　　切診：脈細数

1 盗汗の主な原因は次のどれか．

　A．陰　虚　　B．気　虚　　C．陽　虚　　D．血　虚

解答　A

2 物忘れが多いのは次のどれか答えなさい．

　A．筋脈の衰弱　　　B．肝気の衰弱
　C．精気神明の衰弱　D．宗気の衰弱

解答　C

3 陰虚内熱の症状は次のどれか．

　A．実　熱　　B．仮　熱　　C．虚　熱　　D．外　熱

解答　C

4 初期に心理的な影響を与える働きはつぎのどれか答えなさい．

　A．気　血　　B．経　脈　　C．蔵　府　　D．気　機

解答　D

5 上述の所見から考えられる本証の弁証名は次のどれか答えなさい．

　A．肝気鬱滞証　　B．腎陰虚証　　C．脾陽虚証　　D．肝血虚証

解答　B

6 女子の月経と関係しているのは次のどれか答えなさい．

　A．心　　B．肝　　C．肺　　D．腎

解答　B

■ **弁証チャート図**

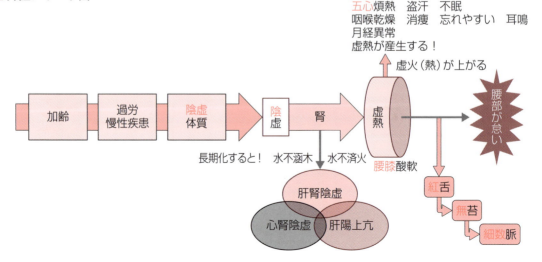

❷ ケーススタディ　弁証名から症状を分析する仕組みを覚える

ここからの症例問題は弁証を具体化する能力をつけるための症例です．症状をみて「なにをどのように考える」のかを解説することで症例から弁証名を導き出す，その"コツ"と"考え方"について学習します．

●●● 腎陽虚証 ●●●

症例1．75歳，男性，会社経営
主訴：腹部の痛み
　20日ぐらい前から，朝方にお腹に痛みが起こり，下痢が続くようになり，排便した後には腹部の痛みが軽快する．
　普段，腰や膝がよく冷えて，足腰がだるい感じが長い間つづき，顔色もよくない．
問診：寒がり
望診：舌質淡，舌苔白
切診：両手足が冷たい，脈を診ると沈んで遅く，脈には力がなく弱い　下腹部に力がない

■ 証候分析

① 本証は，高齢で命門の火が衰えたことで生じた．腎陽不足と命門の火衰が温煦作用を減退させ，朝方に下痢（五更泄瀉）を引き起こすようになる．
② 陽虚により温煦作用を失うと，畏寒（さむがり）と両手足に冷えが認められる．
③ "腰は腎の府"である．下腹部に力が入れられなり（少腹不仁），腎陽が不足すると，腎陽の不足が腰と膝を養うことができないために，腰膝に冷えとだるさ（酸冷）を生じる．
④ 淡舌，白苔，沈んで遅く，無力の脈は腎の陽気が衰えている現象である．

■ 弁証チャート図

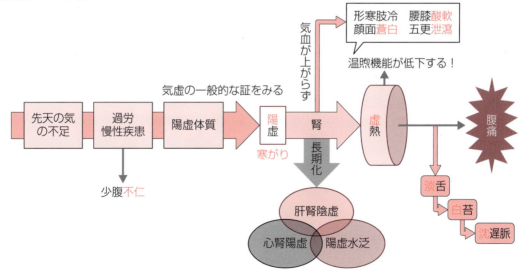

●●●脾不統血証●●●

> **症例2. 20歳，女性，大学生**
> 主訴：生理不順
> 　3日前に生理が始まったころ，部活でバレーボールの試合があり，選手として試合に参加した．ところが，その後，月経量が突然増え，10日間たっても生理が終わらなかった．以後，毎月の生理の時には，量が多く，期間も長いという状態が続いている．
> 　経色は淡紅で，精神疲労や全身の倦怠感さらにめまいを伴っている．
> 問診：少食，便溏
> 望診：顔面の血色不良，舌質淡，舌苔白
> 切診：脈細無力

■ 証候分析

① 本証は，過度の運動により気が消耗し，それが生理中であったため，衝任の二脈が傷られ，脾気が消耗を受けたために発症した．
② 脾気虚で統血作用が低下し，衝任を固めることができない．そのために経期が長く量も多くなり，経血は淡紅色を呈すようになる．
③ 脾気の虚弱は運化作用を減退させるので，食が少なく，溏便となる．
④ 脾虚に伴う化源不足や月経での過剰出血によって血虚を生じる．そのため，肌肉を養うことができずに全身の倦怠疲労感を生じ，めまいや顔面の血色が衰える．
⑤ 淡舌，白苔，細脈無力は脾気の虚弱と化源不足の象である．

■ 弁証チャート図

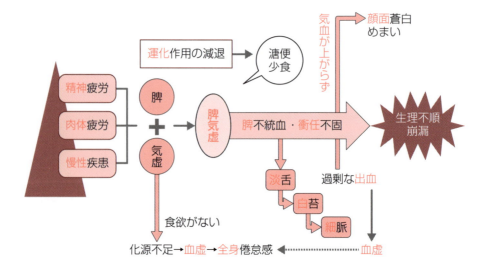

●●● 肝陽化風証 ●●●

症例3. 76歳, 男性, 自営業
主訴：めまい
　2年前より, 某院で高血圧症と診断される. 降圧剤を服用していたが, 半月前から時々, 手指にシビレが, めまい, ふらつきがあり, 日々, 症状が激しくなってきていた. 今朝, 家庭内でトラブルがあり, いらいらしていたため, 激怒したところ突然倒れ, 人事不省となったので救急車で搬送された. 咽喉部のぐる音（喉中痰鳴）, 顔面麻痺, 口が開かない（口噤不開）, 左側の半身が自由に動かないといった症状が起こっている.
望診：顔が紅い, 舌質紅, 舌苔黄膩
聞診：呼吸が荒い
切診：脈弦滑で数

■ 証候分析

① 本症はもともと, めまい, ふらつき, 高血圧症を生じていた. そこに著しい情緒の変化を生じてしまったために肝陽が偏亢して肝風を誘発させた.
② 本症は風痰が経絡を擾乱したために, 経気の流れに障害を生じることで半身不随, 顔面麻痺（口眼歪斜を）引き起こす.
③ 肝陽が上部に向かって過剰に上昇すると, 風は頭部を擾乱するため, 眩暈を引き起こす.
④ 肝と腎に陰虚を生じると, 筋脈を滋養できないために手指にシビレが発生する. また, 苛立ちや怒りにより風が暴動すると, 気血が逆乱する.
⑤ 陽が体内で擾乱すると, 顔面が紅潮となる.
⑥ 肝風が痰を挟んで清竅を閉塞したので, 卒倒して人事不省となり, 口が開かない, 痰鳴といった症状を生じる.
⑦ 紅舌, 黄膩苔, 弦滑で数脈は肝陽化風の象である.

■ 弁証チャート図

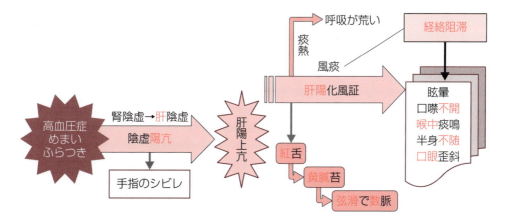

●●● 寒湿困脾証 ●●●

症例4．32歳，女性，旅行会社勤務
主訴：慢性下痢
　先日，休暇をとって海外に旅行に出た．ところが旅行中に下痢が起こり，水のような下痢で1日4〜5回トイレに行った．下痢をする直前にはゴロゴロという腸鳴があった．腹痛もあり，食欲もなく，四肢が重だるかったので，ビタミン剤を服用した．
問診：四肢の寒冷，口は乾くが飲みたくない，腹部の痞悶，納呆．
望診：舌体胖，舌苔白膩
切診：脈沈細

■ 証候分析
① 寒湿が体内で増えると中焦の陽気の活動が悪くなり，脾胃の昇降機能や運化機能が減退させる．その結果，脘腹痞悶，納呆，便溏といった症状を呈する．
② 寒の凝滞性により中焦では気滞を起こし腹痛を生じる．
③ 寒邪が陽を傷って，陽気の流れを阻み，陽が体表部まで届かないために四肢の寒冷を覚え，形寒肢冷を引き起こす．
④ 湿邪のもつ重濁性・下注性により，湿邪が四肢に流れ込むと，全身の倦怠感がみられる．
⑤ 口が乾くが飲みたがらない，胖舌，白膩苔，沈細脈は寒湿の邪が体内で強くなったために生じる寒湿内盛の現象である．

■ 弁証チャート図

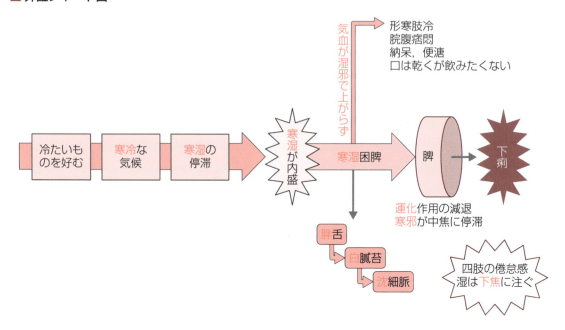

●●● 中気下陥証（脾虚気陥証）●●●

症例5. 58歳，男性，教員
主訴：胃下垂症
　1年前ぐらいから，全身の倦怠感が続き，精神疲労とめまいがある．食欲はなく，お腹が張っているような感じがする．もともと虚弱体質であったが，現在，顔色は白く，お腹の張りは，食後に著しく出現するようになっている．1か月前より腹部の症状が悪化したので来院した．
問診：倦怠，食欲不振，大便溏薄
望診：舌質淡，舌苔白
切診：脈緩弱

■ 証候分析
① 脾気が不足したために，昇清作用が衰えて，五蔵を昇挙する能力がなくなり，腹部の胃気が滞って墜脹を生じる．
② 脾胃の働きが衰えて気血の生成が不足するために顔色が白く，全身倦怠感を生じやすい．
③ 中気の下陥により，清陽が上昇して，脳を栄養しないために，精神疲労と全身倦怠感を生じる．
④ 脾胃が弱まると，脾の運化作用が低下し，食欲がなくなり，水様の便（溏便）を呈する．
⑤ 水穀の精微が不足すると，虚証タイプのめまいを発生する．
⑥ 淡舌，白苔，緩弱脈は気虚，陽の不足の象である．

■ 弁証チャート図

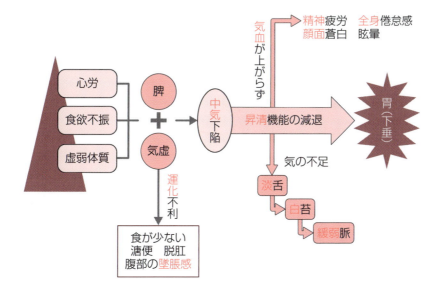

●●● 痰熱壅肺証 ●●●

> **症例6. 18歳, 女性, 学生**
> 主訴:肺炎
>   2週間前に発熱し, 痰や咳が激しいため胸痛を生じた. 痰は黄色く粘っていた.
>   某医に肺炎と診断され, 抗生物質を暫く服用したが良くならなかった.
>   現在は, 胸に痛みがあり, 咳をして, 吐き出した濃い痰は, 血が混ざり, 生臭いにおいがする. 顔は赤く, 口が渇くので飲み物が欲しくなる.
> 問診:発熱, 口渇, 便秘, 尿は少なくて紅い
> 望診:舌質紅, 舌苔黄膩
> 切診:脈滑数

■ 証候分析

① 熱と痰が結合したことで, 肺気が上逆し, 黄色く粘稠の痰が生じる.
② 痰熱が肺にこもると, 肺が粛降作用を失い, 肺気が逆上して咳喘や胸痛を生じる.
③ 熱が強いために津を傷ると, 熱のために陰が損なわれて口渇を生じる.
④ 熱により陰が不足すると腸への滋潤が失われて便秘を起こす.
⑤ 痰熱が肺絡の流れを閉塞して気滞による血壅を起こすと, 血が混ざった生臭い濃い痰を生じる.
⑥ 尿量が少なく, 尿に血が混ざるもの, 津による滋潤が充分に行われていない.
⑦ 熱により肺の津液が灼傷を受けると血痰となる.
⑧ 紅舌, 黄膩苔, 滑数脈は痰熱内盛の証である.

■ 弁証チャート図

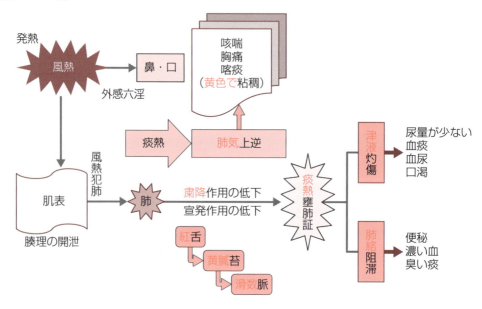

●●● 肺腎気虚証 ●●●

症例7．60歳，女性，自営業
主訴：喘息
　40代ごろより喘息を発症し，罹患歴が20年になる．毎年，季節の変わり目には症状が誘発される．昨晩，浴室内が蒸し熱く，長い時間，入浴していたせいか，呼吸をするのに苦しかった．帰宅後，薬を飲んだが効果がなく，症状も悪化してきたので受診した．受診時には喘息の発作がみられ，呼吸が速く，動くことによって著しく出現した．
問診：自汗，倦怠感，腰膝酸軟　両手足の冷え
望診：舌質淡，舌苔白
切診：脈弱

■ 証候分析

① 肺は気の主で，粛降を主り，腎は気の根で，摂納を主っている．肺と腎で粛降と摂納作用を維持しているが，肺と腎で気虚が生じると，両者の機能が低下する．そのために，気の摂納作用が乱れると，呼吸が浅くなり，喘息が生じる
② 呼気が多く，吸気が少なくなり，動くと気が消耗するので喘息を悪化させる．
③ 本証は，慢性化した咳喘（頻発で呼吸困難を伴う咳）により肺気が消耗され，長期化したことで，肺病が腎にまで波及して肺腎気虚を引き起こしている．
④ 気虚により衛陽の働きが衰えると衛表不固となり，自汗，倦怠感を生じる．
⑤ "腰は腎の府"と言われる．腎虚により，腰部を養えずに腰膝酸軟を引き起こす．
⑥ 淡舌，白苔，弱脈は気虚や陽が不足している証である．

■ 弁証チャート図

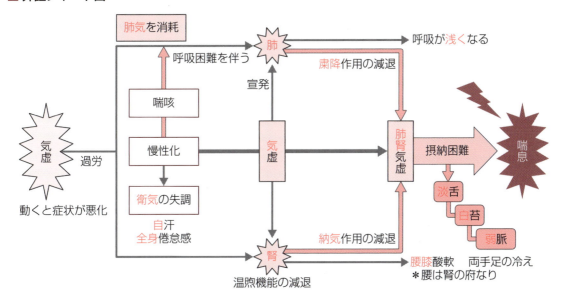

索 引

あ
按診 310

い
胃 307
畏寒 286
胃経分画法 248
溢奇邪 202
陰虚 2
陰虚火旺 182
陰虚陽亢証 320
因時制宜 198
因人制宜 198
陰盛格陽 177, 184
隠痛 272
陰脈の海 218
陰陽格拒 177
陰陽偏盛 178
陰陽両虚 185

う
運化 77
運動麻痺 4

え
栄衛 202
営気 41
栄気 41
衛気 42
益気昇提 195
疫癘 169

お
黄膩苔 254
瘀血 55, 161, 162
瘀血阻滞 283
乙癸同源 109

か
開泄 134
華蓋 75
格陰 180
革脈 295

格陽 180
仮神 226, 234
滑脈 5
火熱内生 183
化物 94
寒因寒用 193
肝火上炎 282
肝火上炎証 6
肝気鬱滞証 8, 323
寒凝肝脈 281
寒湿困脾証 328
肝腎陰虚 105
肝腎陰虚証 7
寒性凝滞 136
寒性収引 136
肝胆鬱熱証 322
肝胆湿熱 251
肝風内動 145
脘腹冷痛 158
顔面痛 6
肝陽化風証 327

き
喜 150
気 72
気陥 38
気機不暢 38
気逆 38
気虚 2
奇経八脈 215
気結 38
気血凝滞 137
気血津液 36
奇恒の府 96
喜燥悪湿 80
気滞 38
吃語 259
気閉 38
恐 150
驚 150, 151
胸脇苦満 312
嬌蔵 118
虚邪 159

虚陽浮越 313
金水相生 110
緊脈 298

く
君主 128

け
軽揚 134
経絡 201
血虚 2
結胸 312
決瀆 128
血府 100
結脈 299
血脈 68
元神の府 96, 123
健脾利水 195
玄府 107
弦脈 297

こ
厚膩 249
絞痛 272
行痺 141
合病 157
洪脈 297, 298
扣脈 295
五志化火 151
五心煩熱 287
鼓脹 313
骨蒸発熱 313
孤府 94
根 307

さ
錯語 259
数変 134
数脈 297
作強 128
三部九候 308
三部診法 308

し

思⋯151
四海⋯130
自汗⋯278
直中⋯182
四診⋯21, 222
七情⋯147
刺痛⋯272
湿性重濁⋯139
湿性粘滞⋯139
湿熱証⋯4
湿熱内阻⋯250
積聚⋯313
灼痛⋯272
重痛⋯272
州都⋯128
十二経脈の海⋯218
十問歌⋯266
受盛⋯94, 128
少火⋯145
消渇病⋯263
将軍⋯128
消穀善飢⋯273
少神⋯226, 234
昇清⋯78
小腹急結⋯312
小腹不仁⋯312
食積⋯313
諸湿腫満⋯101
女子胞⋯123
暑邪⋯162
諸風掉眩⋯85
神⋯307
腎陰虚⋯91
腎陰虚証⋯324
津液⋯49
心下鞕⋯312
心火亢盛⋯195
心下軟⋯312
心下痞⋯312
真寒仮熱⋯184
真寒仮熱証⋯177
腎気不固⋯91
神気不足⋯225
臣使⋯128
心腎不交⋯103
心腎不交証⋯3
真熱仮寒⋯184
真熱仮寒証⋯177
心脾気血両虚証⋯321
心脈瘀阻⋯195
腎陽虚⋯91
腎陽虚証⋯325

す

髄海⋯123
水火気済⋯103
水火の宅⋯113
水穀の海⋯94
水湿痰飲⋯171
水湿内停⋯250
水不涵木⋯105

せ

精血同源⋯104, 109
生痰の源⋯102
正治⋯193
掣痛⋯272
精明の府⋯108
切診⋯30, 221, 290
舌診⋯239
譫語⋯258
善行⋯134
宣散衛気⋯72

そ

壮火⋯145
宗気⋯40
蔵血⋯82
燥湿相済⋯108
蔵象⋯67
蔵神⋯69
蔵精⋯87
相傳⋯128
蔵府分画法⋯248
倉廩⋯128
塞因塞用⋯193, 196
促脈⋯299
疏泄⋯82

た

太倉⋯95
大腸湿熱⋯276
代脈⋯299
大絡⋯217
脱汗⋯278, 287
脱毛症⋯7
痰飲⋯170
痰飲内停⋯245
痰湿困脾⋯271
痰濁壅阻⋯185
但熱不寒⋯268
痰熱壅肺証⋯330

ち

治節⋯73
治病求本⋯191
着痺⋯141
中気下陥証⋯329
中正⋯128
中精の府⋯97, 108
癥瘕⋯313
脹痛⋯272
朝百脈⋯72

貯痰の器⋯103
沈脈⋯295

つ

通因通用⋯193, 197
通調水道⋯72
痛痺⋯141

て

鄭声⋯258
伝道⋯128

と

怒⋯150
盗汗⋯278
統血⋯78
統蔵失司⋯103
独語⋯259
得神⋯225

な

内生五邪⋯166
濡脈⋯298

に

日晡潮熱⋯268

ね

寝汗⋯3
熱因熱用⋯193

の

納気⋯89

は

梅核気⋯75
灰黒苔⋯254
肺腎気虚証⋯331
白膩苔⋯256
剥苔⋯256
魄門⋯130
反治⋯193

ひ

悲⋯150
脾虚気陥証⋯329
罷極⋯129
泌別清濁⋯94
脾不統血証⋯326
痞満⋯313
百病之長⋯134
標本緩急⋯192
瀕湖脈学⋯301

ふ

風火上擾⋯270
風気内動⋯182

封蔵……129	脈神章……301	余瀝……276
腹診……312	**む**	**ら**
扶正祛邪……192, 193	無神……226	譫言……262
不妊症……8	**め**	闌門……130
不眠症……3	命門……100	**り**
聞診……29, 221, 257	**も**	裏急……312
へ	問診……29, 221, 265	六淫……132, 168
弁証……10	**ゆ**	裏熱証……255
弁証論治……23	幽門……130	涼燥……166
ほ	**よ**	**る**
膀胱湿熱……281	陽気暴脱……228	瘰癧……175
望神……237	陽虚……2	**ろ**
望診……28, 221, 224	陽虚寒湿……247	牢脈……291
み	腰膝酸軟……281	六気……132
脈経……291	陽盛格陰……177, 184	
脈訣……301		
脈診……290		

【著者略歴】
王　財源
1979年　大阪医科大学麻酔学教室　初代教授　故・兵頭正義氏に師事
1981年　明治鍼灸柔道整復専門学校卒業（現 明治東洋医学院）
2003年　関西鍼灸大学　講師
2007年　関西医療大学講師，佛教大学大学院修士課程修了（中国文学）
2014年　大阪府立大学大学院博士課程修了　博士（人間科学）
2015年　関西医療大学　大学院・保健医療学部　教授
　　　　至現在

〔所属学会〕
1980年　全日本鍼灸学会
1985年　日本東洋医学会
1992年　日本良導絡自律神経学会
2011年　日本中医学会

〔主な著書〕
「わかりやすい臨床中医診断学」医歯薬出版
「わかりやすい臨床中医臓腑学」医歯薬出版
「目でみる入門臨床中医診断学」医歯薬出版
「中医学に基づく実践美容鍼灸」医歯薬出版
「美容と東洋医学」静風社
〔分担執筆〕
「鍼灸美容学」静風社
「疾患別治療大百科・シリーズ5, 耳鼻咽喉疾患」,「シリーズ6, アレルギー性疾患」
　医道の日本社
「国際統合医療元年」日本医療企画
「痛みのマネジメント」医歯薬出版
「健康美容鍼灸」BAB JAPAN
「図解・鍼灸療法技術ガイド」文光堂
「特殊鍼灸テキスト」医歯薬出版
〔分担邦訳〕
「中国刺絡療法」東洋学術出版社　ほか

わかりやすい
臨床中医実践弁証トレーニング―第2版―　ISBN978-4-263-24078-6

2003年11月10日　第1版第1刷発行
2010年 4月15日　第1版第3刷発行
2018年 2月25日　第2版第1刷発行

著　者　王　　財　源
発行者　白　石　泰　夫
発行所　医歯薬出版株式会社

〒113-8612　東京都文京区本駒込1-7-10
TEL. (03) 5395-7641（編集）・7616（販売）
FAX. (03) 5395-7624（編集）・8563（販売）
https://www.ishiyaku.co.jp/
郵便振替番号 00190-5-13816

乱丁, 落丁の際はお取り替えいたします.　　印刷・真興社／製本・愛千製本所
© Ishiyaku Publishers, Inc., 2003, 2018. Printed in Japan

本書の複製権・翻訳権・翻案権・上映権・譲渡権・貸与権・公衆送信権（送信可能化権を含む）・口述権は, 医歯薬出版（株）が保有します.
本書を無断で複製する行為（コピー, スキャン, デジタルデータ化など）は,「私的使用のための複製」などの著作権法上の限られた例外を除き禁じられています. また私的使用に該当する場合であっても, 請負業者等の第三者に依頼し上記の行為を行うことは違法となります.

JCOPY ＜(社)出版者著作権管理機構 委託出版物＞
本書をコピーやスキャン等により複製される場合は, そのつど事前に(社)出版者著作権管理機構(電話 03-3513-6969, FAX 03-3513-6979, e-mail:info@jcopy.or.jp)の許諾を得てください.

◆王 財源著　好評図書のご案内◆

わかりやすい 臨床中医診断学　第2版

●B5判　234頁　定価（本体6,400円＋税）　ISBN978-4-263-24069-4

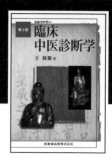

●今改訂では新たに「弁証学」（第四章）を加え，巻末に「ピラミッド弁証法」と専用の弁証シートを追加するなど，初心者でも実際の診断ができるようバージョンアップ．

入門 目でみる 臨床中医診断学

●A4判　184頁　定価（本体3,500円＋税）　ISBN978-4-263-24241-4

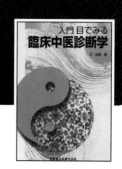

●中医学の初歩を学ぶために必要な知識を，懇切な図表を収載して解説した入門書．とりわけ望診，聞診，問診，切診の四診により病態を鑑別し，弁証を行うために欠かせない基礎理論とそのポイントを明示し，懇切に解説している．

わかりやすい 臨床中医臓腑学　第3版

●B5判　288頁　定価（本体4,200円＋税）　ISBN978-4-263-24288-9

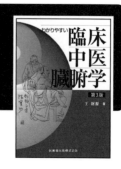

●今改訂では初学者の習熟度をさらに深めるため，多くのイラストやチャート図を大幅増．中医学・東洋医学的な感性が高められる解説書と好評の本書がさらにバージョンアップ．

中医学に基づく 実践 美容鍼灸

●A4判　144頁　定価（本体3,600＋税）　ISBN978-4-263-24260-5

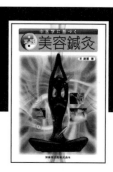

●「こころと肉体と美容との結びつき」，「健康に裏打ちされた美容」，「美容を乱す因子を探る」などを根幹とし，具体的な対策と実践方法を解説．

医歯薬出版株式会社　〒113-8612 東京都文京区本駒込1-7-10　TEL03-5395-7610　FAX03-5395-7611　https://www.ishiyaku.co.jp/

古今東西の医学・医療の歴史から，いのちの哲学，東洋医学の実践までを網羅したまったく新しい医療原論！

医療原論［第2版］
いのち・自然治癒力

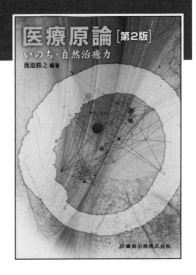

◆渡邉勝之（公益財団法人未来工学研究所　特別研究員）【編著】
◆B5判　242頁　定価（本体4,200円＋税）
　ISBN978-4-263-24074-8

- 世界各地の伝統医療や古典医書に共通する「いのち」と「自然治癒力」の「多即一の知的プロセス」をまとめたユニークな医療原論の改訂第2版．
- 改訂では，最新の研究成果を踏まえ，"いのち"に対する考察を深める2つの新章を追加．

主な目次

序章	医療原論の構想
第1章	総論
第2章	PHC・統合医学・始原医学とは
第3章	医学と医療
第4章	文字文化成立以前における医学・医療（始原医術）
第5章	西洋における医学・医療の歴史
第6章	インドにおける医学・医療の歴史
第7章	中国における医学・医療の歴史
第8章	日本における医学・医療の歴史
第9章	≪いのち≫の哲学と≪CORE≫medicineの提唱
第10章	いのち学としての全一学
第11章	いのちに立脚した『医学・医療原論』の骨子
第12章	実践・始原東洋医学
補遺：	有川医院研修録・有川貞清先生語録

≪序文より抜粋～本書の紹介～≫

　初版『医療原論』では，東西医学の融合・統合を志していたが，それまで志向していた「多から一」の統合は無理ではないかと諦めかけていた時に，ベルグソンの「一に向かうでのはなく，一から身を起こす」という言葉に触発され，それまでのアプローチは逆であったことの気づきが，執筆する原動力となった．

　全く逆の「一から多」の統合なら可能だと考え，多くに枝分かれしている世界各地の伝統醫療の「一」すなわち共通基盤を探究した．その結果，医学の祖・ヒポクラテス，看護のパイオニア・ナイチンゲール，伝統醫療の古典医書などに共通する，≪いのち≫とそのハタラキである≪自然治癒力≫に辿り着くことができた．（中略）

　今回，改訂版を出版することにした大きな理由は，始原東洋医学，プロジェクト「いのち」ならびに，いのちの医療哲学研究会の同志らと対話ならびに実践を重ね，≪いのち≫に立脚した，＜一即多の体験的プロセス＞の自感・自覚を深め，体認自証することができたことによる．そのプロセスの概略を改訂版では，第10章「いのち学として全一学」，第11章「いのちに立脚した『医学・医療原論』の骨子」として新に章を立て執筆した．

　また，第12章は，実践・始原東洋医学に関する新たな臨床研究および基礎研究の成果を加筆した．さらに有川医院研修録・有川貞清先生語録を掲載することにより，医学の理論および医療の実践の統合を明確にした．

医歯薬出版株式会社　〒113-8612 東京都文京区本駒込1-7-10　TEL03-5395-7610　FAX03-5395-7611　https://www.ishiyaku.co.jp/

医歯薬出版の 鍼灸学 好評図書

経穴は,この『カラーアトラスマップ』で簡単理解!
WHO/WPRO標準経穴部位の完全カラーイラスト版

王 暁明 帝京平成大学 ヒューマンケア学部鍼灸学科 教授 著

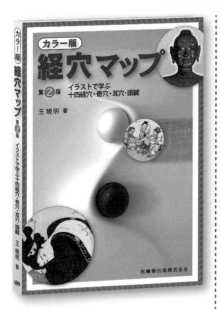

好評書のバージョンアップ カラー版!

カラー版 経穴マップ 第2版
イラストで学ぶ 十四経穴・奇穴・耳穴・頭鍼

A4判 240頁 カラー
定価(本体3,800円+税)
ISBN978-4-263-24048-9

十四経穴とその前の由来,主治から,気血・耳穴・頭鍼まで網羅.経穴と,その局所解剖を精密なカラーイラストによりわかりやすく示した,本格的な経穴アトラス.

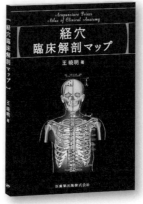

臨床ですぐ役立つ カラー版経穴アトラスマップ!

経穴臨床解剖マップ

A5判 124頁 カラー
定価(本体1,800円+税)
ISBN978-4-263-24057-1

臨床取穴のために必要な経穴の基礎となる「解剖学的体表指標」,「骨度法」,「同身寸法」をカラーイラストでわかりやすく示した臨床経穴アトラス.

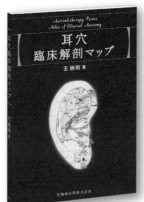

臨床耳穴に役立つ カラー版経穴アトラスマップ!

耳穴臨床解剖マップ

A5判 116頁 カラー
定価(本体2,000円+税)
ISBN978-4-263-24059-5

臨床耳穴のために必要な基礎知識である耳穴の解剖,体表解剖などをカラーイラストで示し,耳穴の臨床テクニックなど解説したアトラス書.

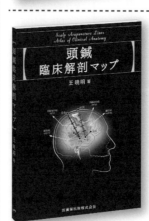

臨床頭鍼に役立つ カラー版経穴アトラスマップ!

頭鍼臨床解剖マップ

A5判 176頁 カラー
定価(本体3,000円+税)
ISBN978-4-263-24066-3

臨床頭穴を理解するために必要な基礎知識である頭穴の解剖,体表解剖などをカラーイラストで示し,頭鍼の臨床テクニックなどを解説した最新アトラス書.

医歯薬出版株式会社　〒113-8612 東京都文京区本駒込1-7-10　TEL03-5395-7610　FAX03-5395-7611　http://www.ishiyaku.co.jp/